协和名医讲堂

# 婴幼儿营养与辅食添加

按月加辅食太教条，咀嚼功能强脾胃必然好

*24*种必备营养素，*200*余道辅食、食疗菜谱

协和医院儿科泰斗　籍孝诚
协和医院营养专家　李　宁　著

U0278258

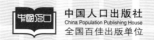

中国人口出版社
China Population Publishing House
全国百佳出版单位

**图书在版编目（CIP）数据**

婴幼儿营养与辅食添加 / 籍孝诚，李宁著. —北京：中国人口出版社，2016.8
（协和名医讲堂）
ISBN 978-7-5101-4487-5

I. ①婴…　II. ①籍…　②李…　III. ①婴幼儿—营养卫生 ②婴幼儿—食谱
IV. ①R153.2 ②TS972.162

中国版本图书馆CIP数据核字（2016）第162736号

# 婴幼儿营养与辅食添加

#### 籍孝诚　李　宁　著

| | | |
|---|---|---|
| 出版发行 | 中国人口出版社 | |
| 印　　刷 | 小森印刷（北京）有限公司 | |
| 开　　本 | 710mm×1000mm | 1/16 |
| 印　　张 | 20.5 | |
| 字　　数 | 300千字 | |
| 版　　次 | 2016年8月第1版 | |
| 印　　次 | 2016年8月第1次印刷 | |
| 书　　号 | ISBN 978-7-5101-4487-5 | |
| 定　　价 | 49.80元 | |

| | |
|---|---|
| 社　　长 | 张晓林 |
| 网　　址 | www.rkcbs.net |
| 电子信箱 | rkcbs@126.com |
| 电　　话 | （010）83519390 |
| 传　　真 | （010）83519401 |
| 地　　址 | 北京市宣武区广安门南街 80 号中加大厦 |
| 邮　　编 | 100054 |

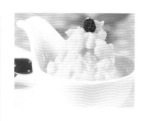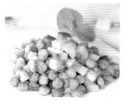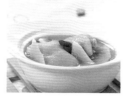
我们常说"民以食为天"，这说明吃十分重要。天有多大？它包罗万象，你要多大，它有多大。宝宝生下来是要生长的，没过些日子他就长高长壮了。然后他要动，有的妈妈发愁说："我的宝宝老动，一刻也不停，是不是多动症？"请放心，那么小的宝宝，还不会有多动症。他生下来，身上有的是劲儿，就要动，眼、耳、口、鼻、手脚都要动，动才能学会感觉，运动才能发展潜能和与外界互相呼应。这一生下来，就像炉子打开了，火苗越来越旺，煤自然不会少填，这就是营养。营养要跟上，吃得不够，生长就上不去，运动也少，发育也会不好。但吃得太多了也不行，食物在胃里多了就是"火"，"烧"得他胃口不好，不想吃。所以平时要吃七八分饱，老有点饿，最不会厌食。长得太胖也麻烦，将来长大了易得肥胖症、高血压、糖尿病、冠心病。总之，生长是前沿，营养是后盾，要想潜能开发得好，就得要热量、营养，没有营养是不行的。

"民以食为天"，五谷为养、五果为助、五畜为益、五菜为充，什么都是好的、能吃的，但有多有少，五谷为养，这是最多的吧。神农尝百草，一样一样地尝，要多少时间才能到现在这样的膳食，花费多少年、多少人，这就是文化，中国与众不同的饮食文化。地点不同，生产不同，吃的就不能一样。有诗云"长江绕郭知鱼美，好竹连山觉笋香"，这就是长江沿岸应该吃的东西，又便宜、新鲜、有营养。当他到了山区，饮食条件变了，诗人也变了，"夜雨剪春韭，新炊间黄粱"。春天的新韭菜加上小米饭，想想就觉得好吃，还有营养，这就是因地制宜，因时制宜，春天就要吃生发的东西。

这是中国人吃的哲学，我叫它"杂食"，我希望每一个中国人都能讨论并接受这个观点，并掌握一些技术，因为只有这样才能在宝宝1岁多开始吃成人饭的时候，就开始按照这个方法吃饭，这大有好处。什么都要吃，什么都不多吃。我常常被问："8个月了，扁豆能吃吗？"我说："能吃，但起头要少一点，先给两根，弄碎了，吃完不吐、不拉，吃得还很香，就可以了。以后可以再加一点，但不要多。"

在这本书中，我将就吃杂食，以及用谷、用菜、用肉、用果、纤维素用于杂食分别讨论一下，希望能为读者提供一些参考。

参加本书编写的李宁同志，曾写过小儿营养的书和文章若干，而且是协和医院营养部在菜谱制定和操作方面有实践经验的儿童营养学家，所以我很高兴她能参与，感谢她为本书的创作所做出的贡献。

籍孝诚

目录

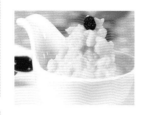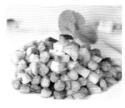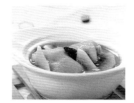

ontents

第1章  0～6个月：吞咽期
——母乳、配方奶、汤汁

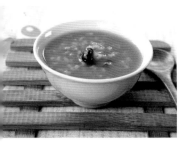

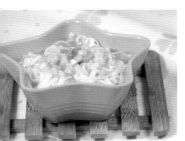

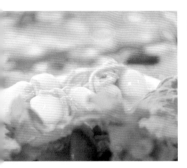

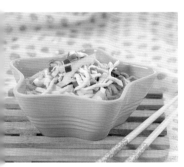

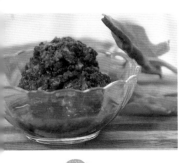

# 第2章　7~11个月：蠕嚼期—细嚼期—咀嚼期
## ——泥状、条状、块状

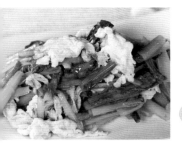

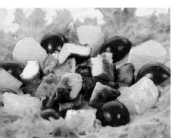

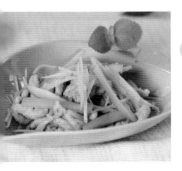

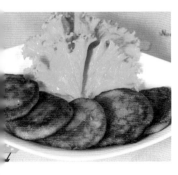

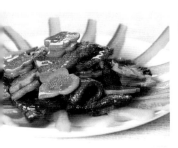

# 第3章 1~3岁：长牙期—成人饮食期
## ——地道中国饭，多样少吃

## 第4章　宝宝成长必需的24种营养素
### ——宝宝身体好，营养来护航

# 第5章　让宝宝充满活力的营养餐

## ——患病不用急，饮食来调理

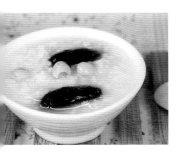

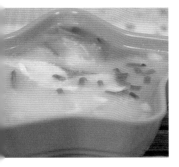

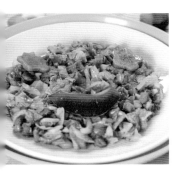

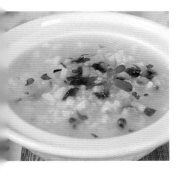

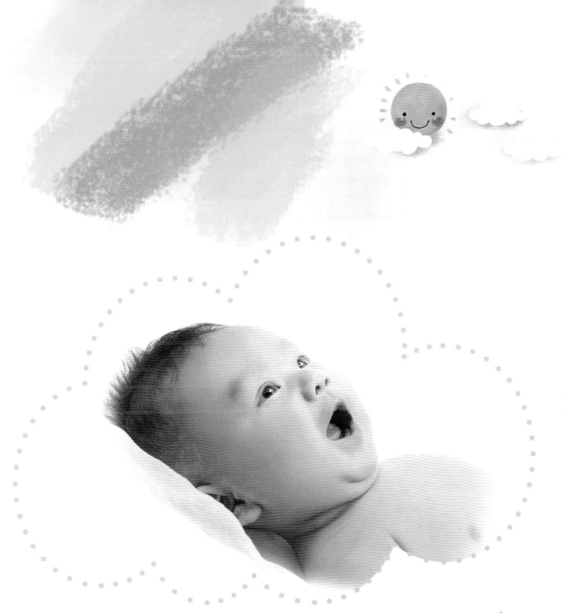

第 **1** 章

# 0~6 个月：吞咽期

## ——母乳、配方奶、汤汁

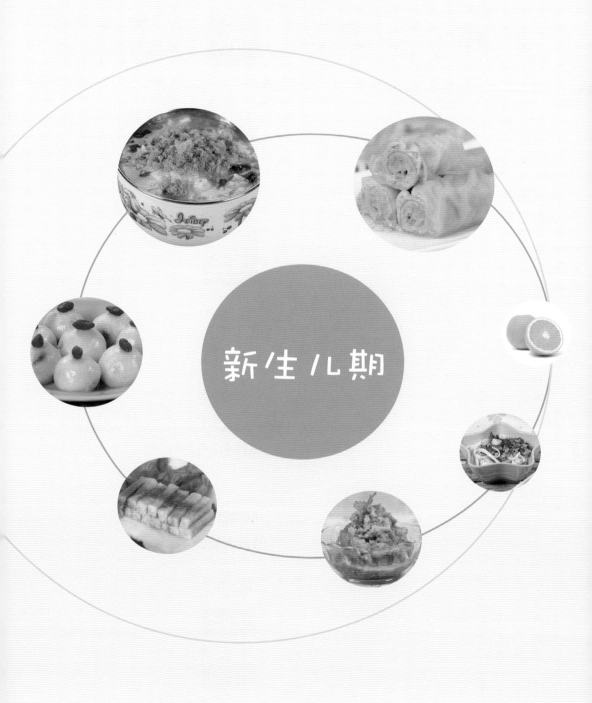

新生儿期

# 宝宝大测试

出生 1 个月之内的宝宝叫作新生儿。

## 宝宝的身长

新生儿的身长为头部、脊柱与下肢骨骼长度的总和。处于新生儿期的宝宝还无法站立，自然也就不能按常规方法测量身高。新生儿一般身长为 50 厘米左右，满 1 个月时可以达到 55 厘米左右。

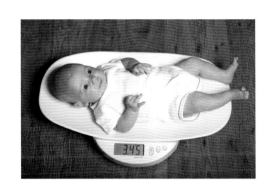

## 宝宝的体重

体重是为衡量新生儿体格生长的重要指标之一。新生儿的体重平均体重为 3.3 千克左右。然而出生后由于摄入不足、胎便排出、体表水分丢失等原因，会出现暂时性的体重下降，这种体重下降是生理性的，并不是新生儿出现了问题，且随着吃奶量的增多，很快就会得到纠正。满 1 个月时可以达到 4.2 ～ 4.5 千克。

## 宝宝的头围

新生儿头围平均 34 厘米，1 岁时达 46 厘米，脑细胞数目持续增加。从出生到 1 岁内的新生儿，大脑还处于快速生长阶段，这个阶段大脑的发育与宝宝成年后的智

### 0 ～ 1 个月宝宝的生长发育水平

|  | 身长（厘米） | 体重（千克） | 头围（厘米） | 胸围（厘米） |
|---|---|---|---|---|
| 男婴（初生） | 49.9 ± 1.9 | 3.34 ± 0.15 | 34.3 | 32.8 |
| 男婴（1月） | 54.7 ± 1.9 | 4.47 ± 0.13 | 38.1 | 37.9 |
| 女婴（初生） | 49.1 ± 1.9 | 3.23 ± 0.14 | 33.7 | 32.6 |
| 女婴（1月） | 53.7 ± 2.0 | 4.19 ± 0.14 | 37.3 | 36.9 |

力仍有很大关系。6月龄时宝宝的脑的重量是 600 ～ 700 克，是出生时的 2 倍，1 岁达 900 ～ 1000 克，是成人脑重的 2/3。

### 宝宝的胸围

新生儿的胸围比头围小 1 ～ 2 厘米，但增长速度快，到 1 岁时与头围基本相等，并开始超过头围。

## 哺乳妈妈膳食宝塔

为了让大家更好地理解这个膳食指南，营养学会还特地为哺乳妈妈做了膳食宝塔。

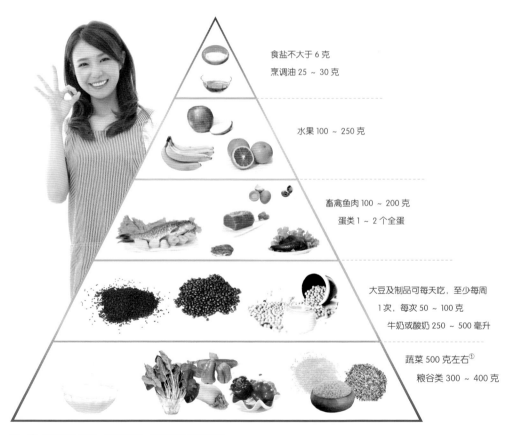

食盐不大于 6 克
烹调油 25 ～ 30 克

水果 100 ～ 250 克

畜禽鱼肉 100 ～ 200 克
蛋类 1 ～ 2 个全蛋

大豆及制品可每天吃，至少每周
1 次，每次 50 ～ 100 克
牛奶或酸奶 250 ～ 500 毫升

蔬菜 500 克左右①
粮谷类 300 ～ 400 克

注：① 多选颜色深的，如绿叶菜、红色或黄色的菜等。

# 妈妈的乳汁——宝宝的最佳食物

对于新生儿来说，在这个世界上没有比母乳更适宜的食物了。那么母乳究竟好在哪儿呢，我们首先从营养成分说起吧。

蛋白质：母乳蛋白质含量为每升11～13克，比牛乳约少3倍，但母乳中乳白蛋白占蛋白总量的60%以上，而酪蛋白只占30%（即乳白蛋白：酪蛋白＝1.5：1）。牛奶则相反，70%以上为酪蛋白，乳白蛋白低于30%。乳白蛋白遇胃酸生成的凝块较小而酪蛋白凝块较大，细小的凝块更容易消化吸收，所以对宝宝来说，母乳更易消化吸收。

脂肪：母乳中脂肪的量略高于牛乳，脂肪球小，易消化。含较多的不饱和脂肪酸和必需脂肪酸（亚油酸高于牛奶4～5倍）。胆固醇含量也高于牛乳。而必需脂肪酸和胆固醇对于宝宝神经系统的发育是很重要的。

糖类：母乳中乳糖含量高，乳糖含量约7%，高于牛乳，对宝宝大脑发育特别有利。乳糖还能够促进乳酸杆菌、双歧杆菌生长，抑制致病菌的繁殖，减少肠道感染和发生腹泻的概率。

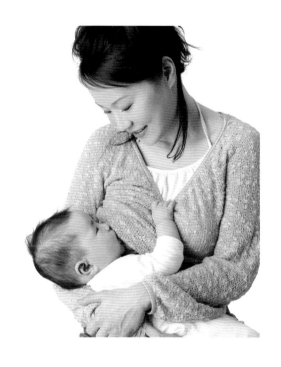

无机盐：新生儿的肾功能尚未发育完善，而母乳中无机盐含量较牛奶少，所以，母乳喂养不增加肾脏负担。且母乳钙与磷的比例更加适宜宝宝（钙：磷＝2：1）。母乳中的铁含量虽不高，每升只有1毫克，但其吸收率在50%以上，比其他乳的生物利用率都高，能适应初生儿头几个月的需要。牛乳中的铁含量仅10%。初乳中还含有很高的锌、铜，而且铜含量远高于牛乳，有利于宝宝的生长发育，同时吸收率也较好。

免疫作用：母乳特别是初乳中含有多种免疫因子如分泌型免疫球蛋白及乳铁蛋白、溶酶体等，有利于宝宝疾病的预防。

其他：牛磺酸是一种有助于宝宝神经系统发育的氨基酸衍生物，母乳中的牛磺酸含量比牛乳中要高10倍。此外，母乳卫生、安全、经济、便利，并有利于建立良好的母子关系。人乳中维生素的含量易受乳母的营养状态的影响，尤其是水溶性维生素和脂溶性的维生素A。所以要保证乳母的营养，才能提供给母乳更丰富的维生素。

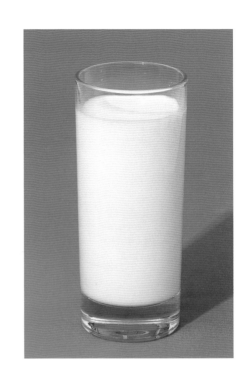

## 母乳和牛奶的营养成分比较

| 成分 | 母乳（100克） | 牛奶（100克） |
| --- | --- | --- |
| 蛋白质（克） | 1.3 | 3 |
| 脂肪（克） | 3.4 | 3.2 |
| 乳糖（克） | 7.4 | 3.4 |
| 维生素A（毫克） | 11 | 24 |
| 维生素$B_1$（毫克） | 0.01 | 0.03 |
| 维生素$B_2$（毫克） | 0.05 | 0.14 |
| 钙（毫克） | 30 | 104 |
| 磷（毫克） | 13 | 73 |
| 铁（毫克） | 0.1 | 0.3 |
| 锌（毫克） | 0.28 | 0.42 |

# 哺乳妈妈的营养需要

乳母的营养是乳汁分泌的物质基础，直接关系到乳汁分泌的质和量。

由于乳汁中各种营养成分全部来自母体，若乳母营养素摄入不足则会动用体内的营养素储备，甚至牺牲母体组织，以维持乳汁营养成分的恒定，因此，会影响母体健康。如乳母长期营养不良，则乳汁分泌量减少，质量下降，不能满足宝宝生长发育的需要，还会导致宝宝营养缺乏病。

能量。100毫升母乳中大约含有65千卡的能量，一般哺乳的妈妈每日乳汁分泌约850毫升，约含有553千卡的能量，而妈妈身体中的能量转化为乳汁的能量，转化效率为80%。所以，每天哺乳的妈妈要多消耗大约690千卡的能量。

脂类。宝宝出生后，脑发育依然处于高峰状态。而脂类与宝宝中枢神经系

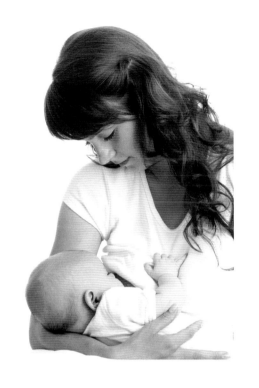

统特别是大脑发育密切相关，妈妈膳食中脂肪的含量直接影响母乳中脂肪的量，而且乳汁中各种脂肪酸的组成也与膳食脂肪种类有着紧密的关联。所以妈妈不

小叮咛

中国营养学会建议，哺乳的妈妈每天比一般女性增加500千卡的能量。这大约相当于50克米饭、1袋牛奶、1个鸡蛋再加上100克牛肉所提供的总能量。

哺乳的妈妈每天比一般女性增加25克蛋白质的摄入量。

但要吃适量的脂肪，而且要吃优质的脂肪，如各种含有多不饱和脂肪酸、单不饱和脂肪酸和 η-3 脂肪酸的油脂，如普通的植物油、橄榄油、亚麻子油及深海鱼油等。除脂肪外，鲜牛奶中含胆固醇为每 100 克 15 ～ 30 毫克，母乳中胆固醇含量稍低，约为 11 毫克 /100 克。这个量一般受乳母膳食影响较小。

碳水化合物。母乳中含有 7% 左右的碳水化合物——乳糖。乳汁中乳糖的含量一般比较稳定，不容易随哺乳妈妈的膳食成分的改变而改变。哺乳期碳水化合物所占能量的比例与一般情况一样，即占总能量的 55% ～ 60%。但由于哺乳期总能量需要增加，所以碳水化合物即主食的量也是随之增加的。

蛋白质。每 100 毫升成熟的母乳中含蛋白质 1.1 ～ 1.3 克，每天 850 毫升母乳中蛋白质含量为 9 ～ 11 克。与能量一样，妈妈体内合成乳汁蛋白质的效率为 80%，则妈妈每天需要为乳汁提供 11 ～ 13 克的蛋白质。

钙。在完成了孕育生命和哺育生命这个伟大历程后，很多妈妈有牙齿松动、骨头痛等缺钙的表现。每 100 克母乳中含有 30 毫克左右的钙，每天 850 克母乳则含有钙 255 毫克。考虑到转化率的问题，为给宝宝供应足够的钙，妈妈每天需要额外摄入 200 多毫克的钙。完全哺乳 6 个月，母体需要提供 50 ～ 60 克的钙。所以，妈妈在哺乳期的钙需求也是巨大的，特别需要注意补充。哺乳期钙摄入的推荐值是每天 1000 毫克，比一般女性每天多摄入 200 毫克。

铁。与其他奶一样，母乳中含铁量不高，每 100 毫升母乳中含铁约 0.1 毫克，但母乳中铁的吸收率高于其他乳类。母乳中含铁量稳定，研究表明，乳铁量与膳食铁无显著相关。但由于分娩时出血、产后恶露都造成铁的流失，再加上每天乳汁中需要 0.85 毫克的铁，所以哺乳妈妈必须注意补充含铁高的食物，以防发生缺铁性贫血。中国营养学会推荐哺乳期每日铁摄入量为 25 毫克，比一般成年女性每天多 3 毫克。

锌。母乳中含锌 0.28 毫克左右。母乳中锌含量与膳食中蛋白质、锌、维生素 $B_1$、维生素 $B_2$ 等多种膳食因素都

小叮咛　含铁高的食物有动物的肝脏、红色瘦肉、动物血等。植物性食物中铁的吸收率较低。所以补铁首选上述三类食物。

有正向的关联关系。锌是婴幼儿生长发育中极为重要的微量元素。哺乳妈妈推荐的摄入量为每日 12 毫克，比孕前每日增加 4.5 毫克。

碘和硒。哺乳期其他微量元素的需求量也有所增加。如碘，每天推荐量为 240 毫克，比孕前增加 120 毫克；硒推荐量为 78 毫克，比孕前增加 18 毫克。

维生素。母乳中各种维生素的量或多或少都受到哺乳妈妈膳食的影响。随着妈妈食物中维生素的摄入多少而发生着变化，所以各种维生素都应该保证足够。

水分。母乳中含有 87% 的水分，为保证乳汁正常分泌，哺乳妈妈应保证每天摄入足够的水分，包括饮水、流质食物、汤汁类食物等。一般每天需要增加水分摄入量在 1000 毫升左右。

## 哺乳期每日各种维生素的推荐量

|  | 孕前 | 孕晚期 | 哺乳期 |
| --- | --- | --- | --- |
| 维生素A（ugRE） | 700.0 | 770 | 1300 |
| 维生素D（mg） | 10 | 10 | 10 |
| 维生素B$_1$（mg） | 1.2 | 1.5 | 1.5 |
| 维生素B$_2$（mg） | 1.2 | 1.5 | 1.5 |
| 维生素B$_6$（mg） | 1.4 | 2.2 | 1.7 |
| 维生素B$_{12}$（mg） | 2.4 | 2.9 | 3.2 |
| 烟酸（mgNE） | 12 | 12 | 15 |
| 叶酸（mgDFE） | 400 | 600 | 550 |
| 维生素C（mg） | 100 | 115 | 150 |

# 哺乳妈妈每日的饮食原则

🥄 保证供给充足的优质蛋白。

🥄 多食含钙丰富的食品。

🥄 重视蔬菜和水果的摄入。

🥄 粗细粮搭配，膳食多样化。

🥄 注意烹调方法。

🥄 合理安排一日三餐。

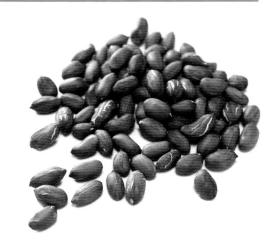

# 少乳妈妈巧选食物

每天要摄入足够多的能量，以免因为能量摄入不足而使乳汁分泌减少。各种食物的摄入量不少于孕晚期。

每天500～750毫升牛奶，多喝各种汤类。

尽量少食刺激性食物，特别是辛辣的刺激性食物可能会对乳汁分泌产生不利影响。

总之，乳母的饮食应营养丰富，多汤水，但不过于油腻。

除上述注意事项外，民间常用一些食物及食疗中药来促进乳汁分泌，少乳的妈妈不妨一试，尝试之前要咨询医生。

最常用的食疗方法主料一般是猪蹄、鱼、鸡等，煲制方法各不相同，却大同小异，如果加入一些辅料，催奶效果就会增加很多。

**平常辅料**

海带、黄豆、花生、核桃、木瓜、章鱼、干黄花菜、黑芝麻等。

**食疗中草药**

通草：中药通草，有利水、通乳、消痛等功效，不管煮什么汤，都放10克左右量即可，切记，通草有毒，不可多放。还可加入王不留行、穿山甲。

漏芦：漏芦有清热解毒、消痈散结、通经下乳之效。常用于乳汁不下、乳房胀痛、肿痛，经行不畅。乳汁不下、乳房胀痛可与穿山甲、王不留行配伍应用。乳痈初起邪盛者，可与蒲公英、瓜蒌、牛蒡子等同用，或与瓜蒌、蛇蜕相伍。

桑寄生：有祛风湿、益肝肾、安胎之效。常用于治疗风湿痹痛、腰膝酸痛、胎漏下血、胎动不安等，有很好的效果。用于产后乳汁少、乳汁不畅或乳房胀痛，可与路路通、丝瓜络配伍应用。

玉米须：应当选用成熟的玉米须，秋后剥取玉米时可获得。有利水消肿、利湿退黄之效。《滇南本草》认为其"宽肠下气，治妇人乳结、乳汁不通、红肿疼痛，怕冷发热，头痛体困"。常用量30～60克，水煎服。乳汁少、乳汁不畅，可与猪脚炖服，1日2次。

王不留行：有活血通经、下乳消痈、利尿通淋之效，被誉为妇科通乳良药。产后乳汁不通，配穿山甲可以增强通乳之力。产后气血亏虚、乳汁稀少者，则配黄芪、当归。王不留行还能补气血以增加乳汁，对乳汁不畅引起的乳腺炎也有很好的治疗效果。

穿山甲：有下乳、活血消肿、通络、排脓之效。能疏通气血而下乳，因气血壅滞而乳汁不下者，可单用，或配伍王不留行；若气血虚而乳汁稀少者，配伍黄芪、当归等补益气血药同用。

路路通：有祛风通络、利水、下乳之效。用于乳汁不通、乳房胀痛，常与王不留行、穿山甲、漏芦等配伍应用，通乳效果极佳。

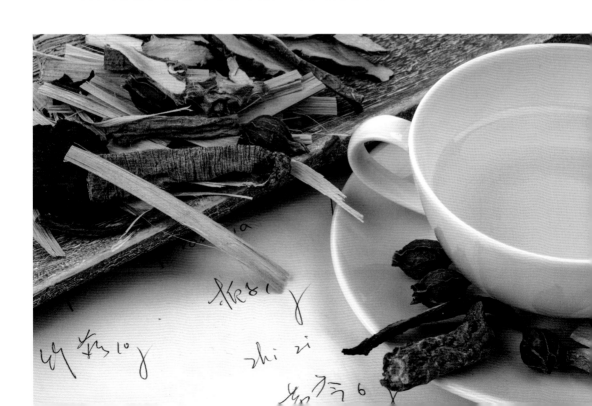

# 催乳鲤鱼汤

## 🥣 原料

鲤鱼1条，猪蹄1个，通草10克。

## 🧂 配料

葱白、盐各少许，水适量。

## 🥄 做法

① 将鲤鱼去鳞、鳃、内脏，洗净，粗切；猪蹄去毛，洗净剖开。

② 将鲤鱼、猪蹄、通草、葱白和盐一起放入锅内，加适量水，上火煮至肉熟汤浓即可。

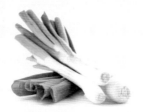
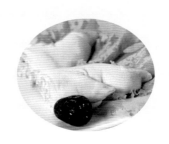

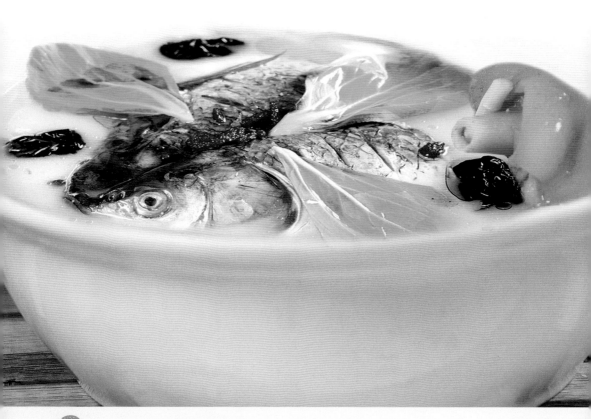

# 乌鱼通草汤

🥣 **原料**

乌鱼（又称黑鱼）1条，通草3克。

🧂 **配料**

葱、盐、料酒、水各适量。

🥄 **做法**

① 将乌鱼去鳞及内脏，洗净。

② 将通草和葱、盐、料酒、水一起下锅炖熟即可。

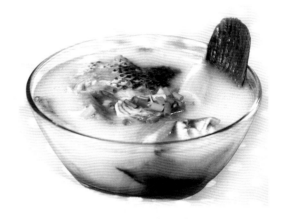

# 菜豆饭

🥣 **原料**

大米、青豆、胡萝卜、西蓝花各适量。

🧂 **配料**

开水适量。

🥄 **做法**

① 胡萝卜切小丁，西蓝花切小朵，开水烫至8分熟。

② 青豆泡4小时后，与大米一起蒸。米饭蒸到汤汁快吸干的时候拌入烫过的胡萝卜丁和西蓝花小朵，继续蒸至全熟。

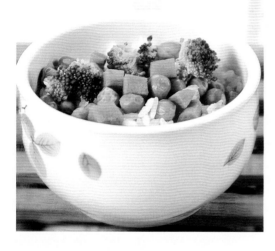

# 牛奶花生汤

🥣 **原料**

花生仁10粒，牛奶250毫升。

🧂 **配料**

白糖少许。

🥄 **做法**

① 花生仁煮软捞出，用搅拌机打碎成泥。

② 牛奶和花生泥一起煮开，放至略高于室温后加糖。

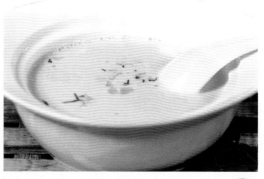

花生可以有很多吃法，炸、煮、烤，也可以用于炒菜。炸着吃很普遍，做法简单也很香，但油比较大，常吃对健康不利。炒花生米又脆又香，可以做零食，但容易上火，还是尽量少吃。煮花生米相对较好，放些大料、花椒、盐等煮成五香的，可以做成凉拌菜。但花生本身含油脂就比较大，无论怎样吃，吃多了都会导致血脂上升等。对于婴幼儿来讲，可以吃些好嚼的煮花生，或者吃些花生酱，抹在面包上，香甜可口。

# 鲤鱼汁粥

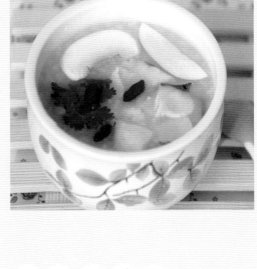

🥣 原料

鲤鱼50克，鸡腿菇20克，枸杞子2粒，大米20克，香菜少许。

🧂 配料

蛋清、水、盐各适量。

🥄 做法

① 将鲤鱼洗净，去骨、切片，放蛋清和盐腌过；鸡腿菇切片，过水余透。

② 锅里加入水和大米，煮至米熟时，下入鲤鱼、鸡腿菇一起煮熟，出锅前撒点枸杞子、香菜即可。

# 下奶猪蹄汤

🥣 原料

猪蹄200克，木瓜1个，枸杞子5克。

🧂 配料

生姜10克，盐少许，水适量。

🥄 做法

① 木瓜剖开去子、去皮、切小块；生姜洗净切成片，猪蹄洗净，砍成小块，再放入沸水中去血水。

② 将所有原料放入炖盅内，加入水大火烧开改小火炖1小时，加入少许盐调味即可。

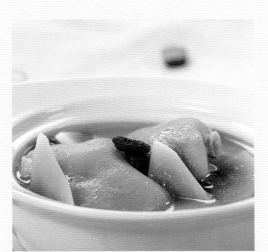

# 豆腐香菇炖猪蹄

🥣 **原料**

豆腐、丝瓜各200克，香菇50克，猪前蹄2个。

🧂 **配料**

盐10克，姜丝、葱段各5克，味精3克，水适量。

🥄 **做法**

① 将猪蹄去毛、洗净，用刀剁成小块；将丝瓜削去外皮，洗净后切成薄片；香菇先切去老蒂头，水浸软后洗净。

② 将猪蹄置于锅中，加入适量的水，煮至肉烂时放入香菇、豆腐及丝瓜，加入盐、姜丝、葱段、味精，再煮几分钟即可。

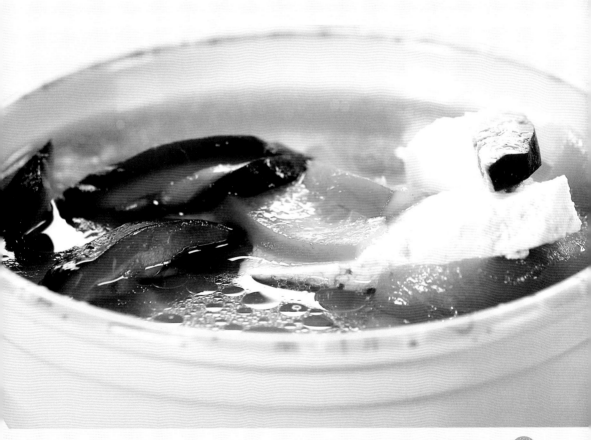

# 花生猪蹄汤

## 原料
猪蹄2个,花生150克。

## 配料
食盐、味精、水各适量。

## 做法
将猪蹄除去蹄甲和毛后洗净,和花生一起放入炖锅中,加水适量,小火炖熟,加食盐、味精调味即可食用。

## 专家解析:猪蹄是乳母的传统食物

从外观上看,猪蹄外面皮很多,下面薄薄的一层脂肪,再下面就是从上到下好多肌腱,中间夹杂着少许肌肉,再下面就是骨头。

从各层所含内容来看,外面皮肤有胶质,是养颜的好东西,也很好吃。下面脂肪很少,但总要有些,猪蹄肉才香。蹄筋含胶原蛋白,脂肪低,不含胆固醇,也能延长皮质的老化。骨头砸开煮汤可以做高汤、煮馄饨、做菜。

烹调。以前卖的猪蹄还带有猪毛,现在都把毛去掉了,只是在吃之前洗过后要先用开水浸一浸,以去其生猪味,然后切断成四瓣,炖的时间要长一些(约3小时),炖得烂烂的,葱、姜都要放一些,如果吃黄豆,可以早一些放,一起炖,放黄酒、酱油和糖。用小火慢炖,水不要放太多,没过猪蹄就够了,如果不够再加。吃前要看一看烂不烂,要烂了才好吃。

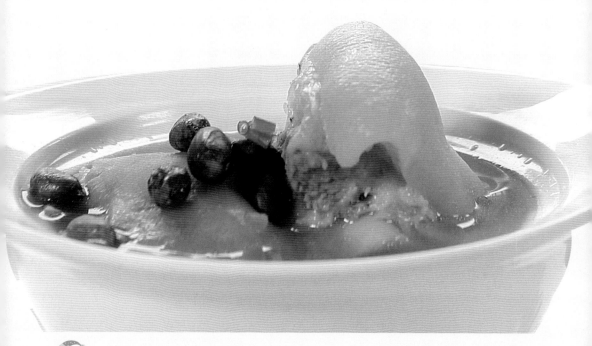

# 芙蓉鲫鱼

## 原料

鲫鱼1条，鸡蛋3个，火腿10克。

## 配料

生姜5克，香菜5克，花生油、盐、味精、胡椒粉、清水各适量。

## 做法

① 将鲫鱼洗干净；鸡蛋磕开，去掉蛋黄，留下蛋清，打散；火腿切成小丁；生姜去皮切片；香菜洗净。

② 将处理好的鲫鱼摆入鱼盘中；鸡蛋清加适量清水，调入盐、味精打匀，倒入鱼盘，摆上生姜片。

③ 蒸笼烧开水，将鱼盘放入，用小火蒸8分钟，去掉生姜，撒上胡椒粉、火腿丁，淋入熟油，撒上香菜即可。

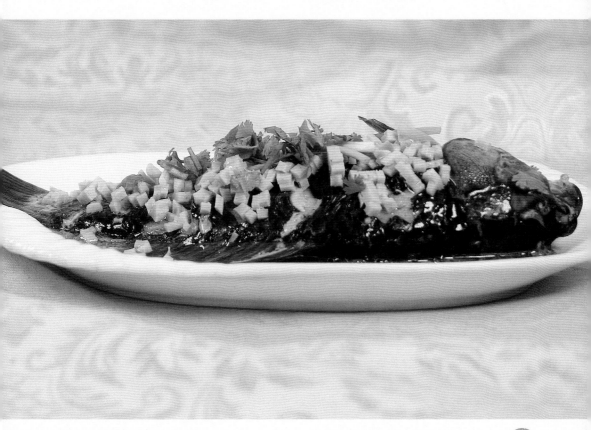

# 海米紫菜蛋汤

### 原料
海米、紫菜各10克，鸡蛋1个。

### 配料
植物油、盐、葱、香菜、水各适量。

### 做法
① 将海米用开水泡软；鸡蛋打入碗内搅匀；香菜择洗干净，切成小段；

葱择洗干净，切成葱花；紫菜撕碎，放入汤碗内。

② 炒锅置火上，放植物油烧热，下葱花炝锅，加入适量水和海米，用小火煮片刻，放盐，淋入打碎的鸡蛋，放入香菜，冲入汤碗内即可。

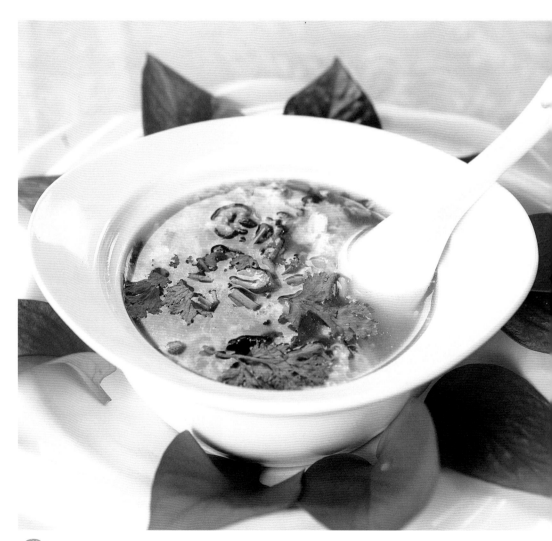

# 牛肉清圆汤

## 🥣 原料
牛肉250克，胡萝卜50克，白萝卜100克，桂圆肉5克，红枣10克。

## 🧂 配料
生姜、葱、花生油、盐、味精、花雕酒、胡椒粉、清水各适量。

## 🥄 做法
① 将牛肉切成块，胡萝卜、白萝卜去皮切成块，红枣泡透，生姜去皮、切片，葱切成长段。

② 烧锅下水，待水开时投入牛肉块、胡萝卜、白萝卜块，用中火煮片刻，倒出待用。

③ 另烧锅下油，放入姜片、葱段爆香锅，洒入花雕酒，加入牛肉块、胡萝卜块、白萝卜块，加入清水、红枣、桂圆肉煮至烂熟，加入盐、味精、胡椒粉，再煮5分钟即可食用。

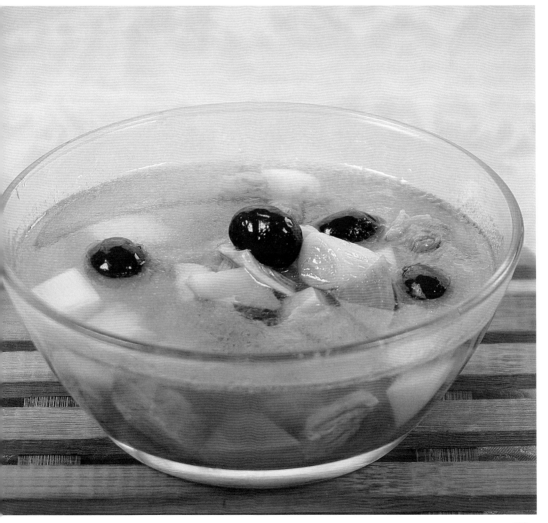

# 冬菇鸡翅

🥣 **原料**

鸡翅10只，水发冬菇10个，鸡清汤750克，红葡萄酒100克。

🧂 **配料**

花生油、酱油、料酒、精盐、味精、白糖、葱、姜各适量。

🥄 **做法**

① 将鸡翅的翅尖剁掉，用酱油、料酒腌渍片刻；冬菇去蒂洗净，切片；葱切段、姜切片。

② 炒锅置火上，放入花生油烧至七成热时，放入鸡翅，炒至金黄色时捞出沥油。

③ 炒锅置火上，放入花生油烧热，放入葱段、姜片煸香，倒入鸡翅，加红葡萄酒、酱油、白糖稍煸上色，加入鸡清汤、味精、精盐，大火烧开，盛入砂锅内，用小火焖熟。

④ 炒锅置火上，放少许油，下葱段、冬菇煸一下，倒入砂锅中，把余下的葡萄酒也倒入砂锅内，用小火焖20分钟即可。

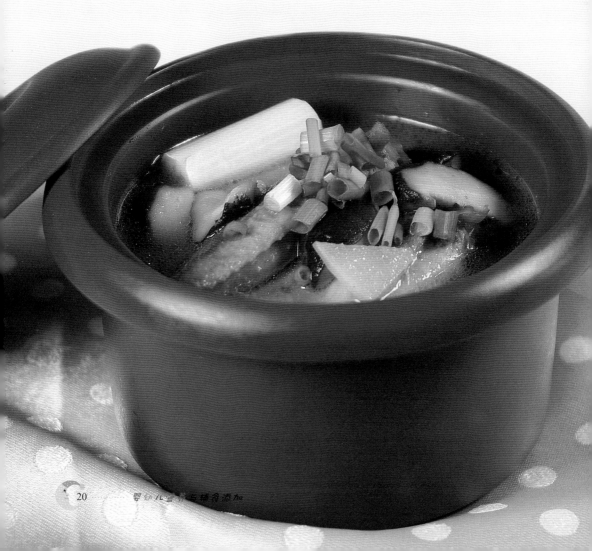

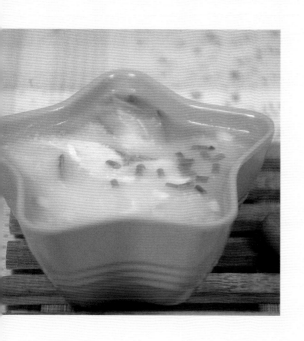

# 鲢鱼小米粥

### 🥣 原料
鲢鱼1条，丝瓜仁10克，小米100克。

### 🧂 配料
葱花、姜片、香油、精盐、清水各适量。

### 🥄 做法
① 将鲢鱼去鳞、鳃及内脏，洗净，去刺，切成片，放入盆中，加葱花、姜片、香油、精盐拌匀，腌渍片刻；小米淘洗干净；丝瓜仁洗净。

② 置火上，放入小米、适量清水煮粥，等粥将熟时，加入丝瓜仁，锅再开后，加入鱼片再煮片刻，煮熟即可。

# 鲜蘑炒豌豆

### 🥣 原料
鲜口蘑100克，鲜嫩豌豆200克。

### 🧂 配料
植物油、酱油、盐各适量。

### 🥄 做法
① 鲜嫩豌豆去壳；鲜口蘑洗净，切丁。

② 锅置火上，倒入植物油烧热，下口蘑丁、豌豆煸炒几下，加入酱油、盐，用大火快炒，炒熟即可。

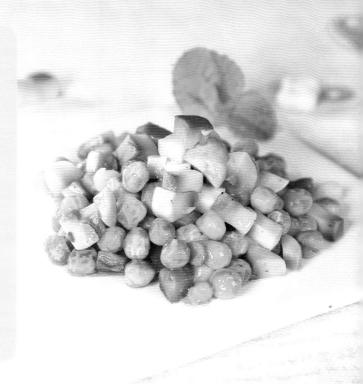

# 山药枸杞银鱼汤

## 🥣 原料
小银鱼200克，山药100克，枸杞子10克。

## 🥫 配料
盐、胡椒粉、清水各适量。

## 🥄 做法
① 将小银鱼洗净，焯水；山药去皮，洗净，切成滚刀块；枸杞子用温水浸泡。
② 汤锅加清水，放入小银鱼、胡椒粉，大火烧沸，加入山药块炖至熟烂。
③ 把枸杞子放入汤中，调入适量的盐即可。

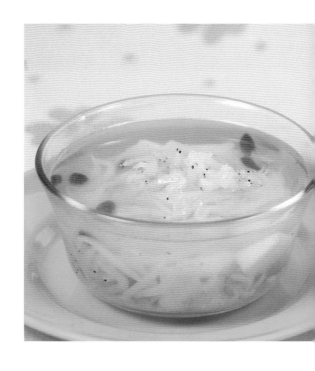

# 小米红枣粥

## 🥣 原料
小米100克，圆糯米、玉米各25克，红枣10颗。

## 🥫 配料
蜂蜜适量。

## 🥄 做法
① 小米、玉米、红枣分别洗净；圆糯米洗净后用水浸泡1小时。
② 将小米、玉米装在碗中，加入适量清水，放入蒸锅中蒸熟。
③ 锅置火上，放入清水、圆糯米，大火煮沸后转小火，放入蒸熟的小米和玉米、红枣，熬煮至黏稠，离火，稍凉，加入蜂蜜调味即可。

# 大排蘑菇汤

## 🥣 原料
大排骨200克，鲜蘑菇片、西红柿片各50克。

## 🧂 配料
料酒、盐、味精、水各适量。

## 🥄 做法
① 每块大排骨用刀背拍松，再敲断骨髓后加料酒、盐腌15分钟。

② 锅中加适量水，置火上烧煮，水沸后放入大排骨，撇去浮沫，加料酒，用小火煮30分钟。

③ 汤煮好后加入蘑菇片再煮10分钟，放入盐、味精、料酒调味，放入西红柿片，煮沸即可。

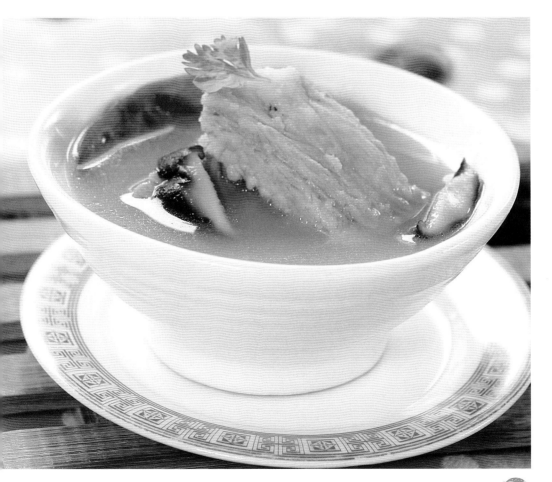

# 哺乳妈妈食谱举例

## 哺乳妈妈一日食谱举例

 **早餐**
红豆稀饭（大米50克、红豆10克）
馒头（面粉50克）
卤鸡蛋（鸡蛋1个）
拌黄瓜（黄瓜100克）

 **加餐**
牛奶250毫升，蛋糕50克

 **午餐**
米饭（大米150克）
鲫鱼汤（鲫鱼100克）
炒四季豆（四季豆200克）

 **加餐**
虾仁鸡蛋面（面条50克、鸡蛋1个、虾仁25克）

 **晚餐**
米饭（大米150克）
黑木耳炒青菜（青菜200克、黑木耳10克）
花生排骨汤（猪大排100克、花生25克）

 **加餐**
草莓100克
牛奶160毫升
全天烹调用油25克

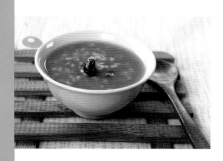
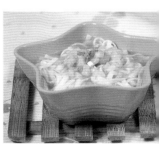

# 保护好宝宝的"粮仓"——乳房

乳头皲裂和乳腺炎是最常见的影响新妈妈哺乳的因素。发生了这两种情况如果能够正确处理，就不会妨碍宝宝吃奶。

### 乳头皲裂

新妈妈的乳头很容易被"贪得无厌"的宝宝给吸破，当然就可能造成乳头疼痛甚至皲裂。因此，最重要的是防止乳头皲裂的发生，这就需要新妈妈尽快掌握正确的喂奶姿势；喂奶前先做湿热敷；按摩乳房刺激排乳；然后挤出少许奶水使乳晕变软。

如果已经发生乳头皲裂，妈妈要控制好喂奶的时间，每次喂奶最好不超过20分钟。因为宝宝口腔中也是有细菌的，假如皲裂的乳头长时间浸泡在宝宝嘴巴里，细菌会通过破损的皮肤引发乳房感染。同时可按照下面的方式来哺乳及护理：

①先喂健侧乳房，如果两侧乳房都有皲裂，先吸吮皲裂较轻一侧，一定注意让宝宝含住乳头及大部分乳晕，并经常变换喂奶姿势，以减轻用力吸吮时对乳头的刺激。

②妈妈可挤出少量乳汁涂在乳头和乳晕上，使其自然干燥，假如能靠近窗户照射一下阳光就最好了。因为乳汁具有抑菌作用，而且有利于乳头皮肤的愈合。还可涂抹小儿鱼肝油滴剂、蛋黄油、植物油、香油或蜂蜜调成的膏，微火化开的猪油与白芨粉调成的膏等。

③裂口疼痛厉害时可暂不让宝宝吸吮，用吸乳器及时吸出奶水，或用手挤出奶水喂宝宝，以减轻症状，促进裂口愈合。

### 乳腺炎

乳腺炎发生主要由乳房过度充盈或乳腺管阻塞所导致。乳腺炎初起乳房肿胀、疼痛，肿块压痛，表面红肿，发热；若继续发展，则症状加重，乳房会有搏动性疼痛。严重者伴有高热、寒战，乳房肿痛明显，局部皮肤红肿，有硬结、压痛，患侧腋下淋巴结肿大，压痛。炎症在数天内软化，形成乳房脓肿，有波动感，脓肿深的皮肤发红及波动感不明显。临床特点为发病急，可伴有发热、畏寒，病侧乳房红肿热痛，出现硬块，

小叮咛

喂完奶取出乳头有方法，用食指轻按宝宝的下颌，待宝宝张口时乘机把乳头抽出，切不要生硬地将乳头从宝宝嘴里抽出。

最后形成脓肿等。

过去例行的方法是一旦发生乳腺炎，就立刻推荐断奶。但是实践证明，如果乳房不变得过于胀满，乳腺炎会痊愈得更快，也减少了发展成乳疮的危险。即使是暂时的断奶，对于一个生病的妈妈来说都是一种磨难。对于宝宝来说，母乳中的抗体可以保护他不受病菌的感染。所以，对一个患了轻度乳腺炎的妈妈来说，不管对自己还是对宝宝，能够做得最好的事情是继续哺乳，而且应该更加频繁地哺喂，以缓解症状。

患乳腺炎的妈妈可用手指顺乳头方向轻轻按摩，加压揉推，使乳汁流向开口，并用吸乳器吸乳，以畅通阻塞的乳腺管口。吸通后应尽量排空乳汁，勿使奶汁淤积。哺乳期要保持乳头清洁，常用温水清洗乳头，定时哺乳，每次应尽可能将乳汁排空。如果乳汁过多宝宝不能吸尽，应借助吸乳器将乳汁排空；如果妈妈出现发热，体温达39℃时则不宜喂奶。

另外，发生乳腺炎时一定要及时就医，必要时使用抗生素药物治疗。也可在中医的指导下使用芒硝、蒲公英、仙人掌等中药进行外敷。乳腺炎妈妈的饮食要清淡，易消化，忌辛辣。另外，情志不畅也与本病有关，要劝导患者解除烦恼，消除不良情绪，注意精神调理。

## 患乳腺炎的食疗方

### 蒲公英粥

🥣 **原料**
蒲公英60克，金银花30克。

🥣 **配料**
水适量，粳米50～100克。

🥄 **做法**
先加水煎蒲公英、金银花，去渣取汁，再入粳米煮作粥。

🥄 **服用方法：**
任意服食。

🥣 **功效：**
清热解毒。

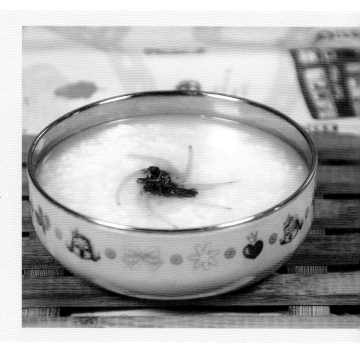

# 金针猪蹄汤

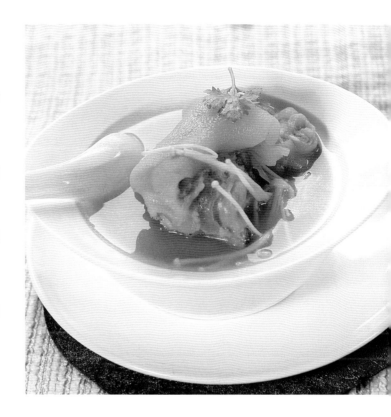

### 🥣 原料
鲜金针菜根15克（或用干金针菜24克），猪蹄1个。

### 🥄 做法
将鲜金针菜根与猪蹄加水同煮至肉烂。

### 🥄 服用方法：
吃肉，喝汤。每日1次，连吃3～4次。

### ☕ 功效：
清热消肿，通经下乳。适用于乳腺炎、乳汁不下。

# 乳鸽汤

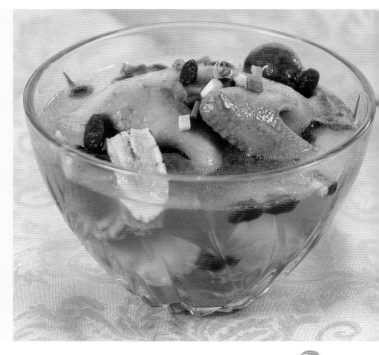

### 🥣 原料
乳鸽1只，黄芪30克，枸杞子30克。

### 🥄 做法
将乳鸽洗净，黄芪、枸杞子用纱布包好，加水与乳鸽同炖，熟后去药渣。

### 🥄 服用方法：
吃鸽肉饮汤。

### ☕ 功效：
用于乳腺炎溃破后康复期。

# 绿豆芽金针菜

🥣 **原料**

金针菜20根，绿豆芽100克。

🥣 **原料**

花生油、食盐各少许。

🖌 **做法**

① 将金针菜用水浸软，放在花生油中炒。

② 加入绿豆芽同炒，熟后加少许食盐。

🥄 **服用方法：**

每日1次，5～10日为一疗程。

🧂 **功效：**

对慢性囊性乳腺炎有辅助疗效。

👩‍⚕️ **专家解析**

中医认为，急性乳腺炎是由于内有蕴热、热毒壅结而成。因此在饮食上要少吃有刺激性或食性燥热的食物，如葱、姜、蒜、大蒜、韭菜、茴香等，以免助火生疮。在乳腺炎的成脓期，应少吃有"发奶"作用的荤腥汤水，以免加重病情。宜多吃具有清热作用的蔬菜水果，如西红柿、青菜、丝瓜、黄瓜、绿豆、鲜藕、金橘饼等。海带具有软坚散结的作用，可多吃些。同时要保持心情舒畅。

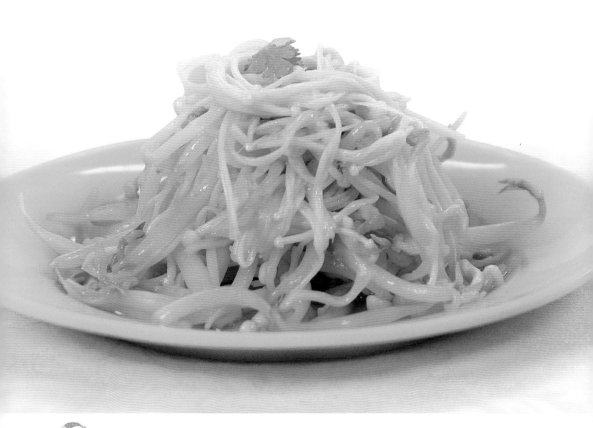

# 开奶的黄金时间指什么

中国营养学会建议产后尽早开奶。分娩后越早让新生儿吸吮乳汁，母乳分泌情况也越好。这是因为，尽管产后雌激素水平的下降和垂体催乳素的升高是乳汁分泌的基础，但乳汁分泌更主要是依靠新生儿的吸吮刺激，虽然这时一般都没有乳汁，但这种吸吮对神经－内分泌系统构成刺激，促使催乳素分泌，诱导产妇乳房泌乳，而且可迅速促进和增加乳汁分泌量，并有助于以后巩固母乳喂养。刺激越多、越早，乳汁的分泌量也会随之逐渐增加。

通常，建议产后半小时内开始哺乳。此时，乳房内乳汁量很少，但通过新生儿的吸吮，一方面可使乳头传来的感觉信号达到下丘脑，促使垂体释放泌乳激素；另一方面也能反射性刺激垂体释放催产素，使乳房泌乳。如果妈妈进行的是剖宫产，那么新生儿可能因为麻醉药而昏昏欲睡，对马上吃奶没什么兴趣。这时候，妈妈不要只是等待，要抓住新生儿稍微清醒的片刻，把乳头送进宝宝的口中，让他吸奶，因为哺乳会让新生儿快些醒来，对新生儿期宝宝的生长发育也有利。

# 喂奶采取什么样的姿势

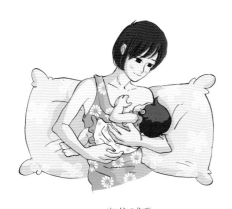

坐位哺乳

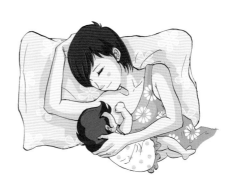

卧位哺乳

选择母乳喂养的恰当姿势。首先妈妈应选择好自己的舒适姿势，避免肌肉过度疲劳。"三贴"即宝宝的嘴及下颌部紧贴妈妈乳房；妈妈胸部与宝宝胸部紧贴；妈妈腹部紧贴宝宝腹部。

稳定宝宝头部和乳房位置用手掌根部托住宝宝颈背部，四指支撑宝宝头部，而另一手的四指和拇指分别放在乳房上方、下方，柔和握住乳房。

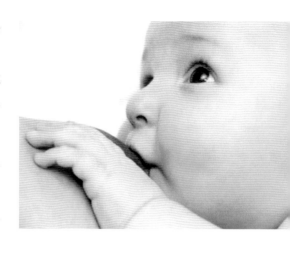

配合含吮是宝宝口腔对着乳房移动，将乳头从口的上唇掠向下唇引起宝宝觅食反射。当宝宝嘴张大、舌向下的一瞬间，手密切配合，柔和地将乳头引入宝宝口内。

以坐位为例，妈妈坐在有靠背的椅子上，与哺乳乳房同侧的下肢抬高，将脚踩在高约20厘米的小凳上，将宝宝抱在怀中，使宝宝整体侧向妈妈乳房，宝宝的脸贴着乳房。妈妈将拇指和其余四指分别放在乳房上方和下方，托起乳房，将乳头轻碰宝宝嘴唇，当宝宝口张大时将乳头及乳晕送入宝宝口中，这样宝宝能在吸吮时充分挤压乳晕下的乳窦，使乳汁排出，同时也有效刺激乳头增加乳汁分泌。

# 为什么要按需哺乳

目前有两种哺喂方法，一种是按时哺乳，就是每天定点给宝宝喂奶，另一种是按需哺乳，就是不论时间，只要宝宝饿了就喂。现在主张新生儿期是要按需哺乳的。

按需哺乳是母乳喂养取得成功的关键之一。它是指母乳喂养过程中不要严格地限制喂奶的间隔时间，尤其在宝宝出生后的头几周。新生儿每次吃到的奶量不尽相同，因此有时宝宝吃奶后1小时就饿了，而有时宝宝间隔达3小时似乎还不那么想吃。这种个体差异是很自然的生理现象，我们应该顺应宝宝的需要，而不是刻板地用时间来衡量宝宝的需要。也就是说不用定时哺喂，随时随地都可以喂。具体地说就是当宝宝饥饿性啼哭时，或妈妈感觉他要吃奶或者妈妈奶胀、想给宝宝喂奶时就可以哺乳。如果新生儿睡眠超过 3 小时，也可唤醒哺乳。

按需哺乳的好处有如下几点：

新生宝宝频繁地吸吮可以促进母乳的分泌。吸吮可以刺激妈妈乳晕下丰富的神经末梢，当这些刺激所产生的兴奋传导到中枢神经系统就可以促进泌乳激素和排乳激素的分泌，促进泌乳反射和排乳反射的形成，自然有利于宝宝获得更多的乳汁，有利于母乳喂养的成功。

按需哺乳还可预防妈妈奶胀，并使宝宝身高和体重的增长明显优于定时哺乳的宝宝。

随着哺乳妈妈乳汁越分泌越多，宝宝吃饱后，睡眠时间逐渐延长，稍大些后自然会形成规律。

# 如何保存母乳

母乳中有各种与人体免疫力密切相关的营养素，所以说它的珍贵是无可取代的。有的妈妈奶水太多宝宝吃不完、有的妈妈因为乳头皲裂不能直接哺乳、有的妈妈因为暂时要与宝宝分开而无法哺乳等，就这样宝贵的母乳就白白浪费掉了。这时就需要挤出母乳并保存起来，以便喂给宝宝。

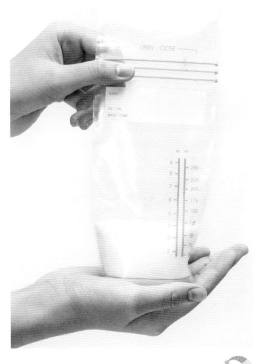

挤出的母乳倒了实在可惜，该如何储存奶水供给宝宝食用呢？家人又该怎样处理预先储备的母乳呢？

储存下来的母乳要用干净的容器装。如消毒过的塑胶筒、奶瓶、塑胶奶袋等。给装母乳的容器留点空隙，不要装得太满或把盖子盖得很紧。使用市场上有售的专用集乳袋最好。

分成小份（60～120毫升）存放，这样便于家人或保姆根据宝宝的食量喂食且不浪费，并且在每一小份母乳上贴上标签并记上日期及容量。

可将集乳袋用保鲜膜包好，放在独立的保鲜盒或密封袋内，再放入冰箱，可避免受到其他食物影响，破坏乳汁的新鲜度。

48小时内使用的可放入冰箱冷藏保存。

48小时以上才食用的母乳应放在冰箱的冷冻室。冷冻可保存2个月的时间。当然，最好还是不要保存过久。

食用前先冷藏解冻，或直接放在室温下解冻，也可直接以袋子隔温水加热，或将解冻的母乳倒入奶瓶隔水加热回温。

小叮咛

母乳可以放入冰箱冷冻，可以储存2个月。结过冰的母乳解冻后会水油分离，但基本上不影响饮用。解冻后的母乳不能再次冷冻。

不可用微波炉或煮沸法来加热母乳，以免破坏乳汁的营养成分。

解冻后应轻轻摇晃，让乳汁及脂肪混合均匀。

解冻后的母乳勿再次冷冻，应在一天内食用完，以免乳汁变质。

不要在冷冻保存的乳汁中加入新鲜乳汁。

集乳瓶使用后应清洁消毒，以免奶垢残留滋生细菌。

## 母乳储存时间

|  | 刚挤出的奶水 | 冷藏室内解冻的奶水 | 在冰箱外，以温水解冻的奶水 |
| --- | --- | --- | --- |
| 室温25℃ | 6～8小时 | 2～4小时 | 当餐使用 |
| 冷藏室0～4℃ | 5～8天 | 24小时 | 4小时 |
| 独立冷冻室 | 2个月 | 不可再冷冻 | 不可再冷冻 |
| −20℃以下冷冻室 | 6～12个月 | 不可再冷冻 | 不可再冷冻 |

# 如何挤母乳

挤母乳时也是需要一些技巧的。如果您是因为奶水太多，那就不要挤得太空，挤得太空会刺激奶量的分泌。使用吸奶器时首选电动的，它可以模拟宝宝吸吮的动作，更符合生理情况，但电动吸奶器较贵，个人可以根据具体情况来选择使用普通的负压吸奶器或直接用手挤奶。不管使用什么方法，均应将手彻底洗净，器具消毒处理后再操作。

如果是宝宝刚刚出生，从来没有吃过奶，则妈妈的乳汁量可能会较少，挤奶时一定要有耐心，时间要充分，应以20～30分钟为宜。

# 怎么判断宝宝吃饱了

对于母乳喂养的新妈妈来说，宝宝是否吃饱了是个"难解的谜"。那么究竟有没有什么办法来帮助我们判断一下呢，我们可以从以下四个方面来观察：

**听宝宝下咽的声音：**宝宝平均每吸吮2～3次可以咽下一大口，如此连续约15分钟就可以说明宝宝吃饱了。

**看宝宝吃奶后的状态：**如喂饱后宝宝对你笑，或者不哭了，或者马上入眠，说明宝宝吃饱了。

**观察宝宝的大便：**喂母乳的宝宝每天大便4～5次，呈金黄色稠便；喂配方奶的宝宝每天大便3～4次，呈淡黄色稠便，这些都可以说明奶量够了。

**称宝宝的体重：**体重增减是最能说明问题的指标。足月宝宝一般第一个月会增重720～750克，第二个月会增重600克左右。如果宝宝体重减轻，要么是身体不适，要么是喂养不当。喂奶不足或奶水太稀导致营养不足是宝宝体重减轻的重要因素之一。

# 宝宝吐奶怎么办

造成溢乳的主要原因是宝宝本身存在着的解剖特点：胃的出入口处在同一高度，使胃呈水平位；胃与食道相连入口处的肌肉比较松而与十二指肠相连的出口处肌肉发育较好，奶汁向上容易而往下相对困难，所以胃一旦收缩奶汁便容易向上溢出；吃奶的同时常常会咽入空气，空气进入体内受热膨胀，故容易将奶汁一起呕出，造成溢乳。喂奶前先将尿布换掉，喂奶后不要再翻动宝宝的身体。

注意以下几点可以尽可能减少宝宝吐奶的发生：

🐾 每次喂奶以后，都要把宝宝竖起来拍背，等打嗝后才能躺下。

🐾 宝宝躺下时头部应略微抬高，身体保持右侧卧位，这样就使胃里的奶汁能顺流而下，通过幽门直达十二指肠。

🐾 在宝宝的颈部围一条小毛巾，使呕吐物不会流到颈部刺激皮肤（呕吐物中往往含有胃酸和胃蛋白酶），引起颈部皮肤糜烂。

🐾 对溢奶十分严重的宝宝，在躺倒时上身宜抬高 30 度，也可在医生指导下每次吃奶前给予 1∶5 000 的阿托品适量，使胃的出口处肌肉放松，以利于乳汁流入十二指肠。

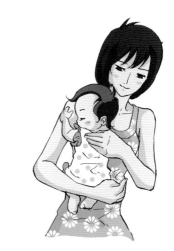

**专家解析：杜绝宝宝躺着吃奶的不良习惯**

不要让宝宝养成躺着吃奶的习惯。有的妈妈为了方便，让宝宝平躺在床上吃母乳或用奶瓶吃奶，认为这样有利于宝宝入睡，但常躺着吃奶容易引起宝宝中耳炎。人的咽部与中耳之间有一相通的管道，叫咽鼓管。宝宝的咽鼓管比成人短，但粗细相同，而且几乎成水平状态。宝宝平躺吃奶，由于其胃也呈水平位，常发生溢奶或呕吐，呕吐物容易通过咽鼓管进入中耳内，从而引起发热、耳痛和慢性中耳炎。因此，宝宝不要平躺着吃奶。

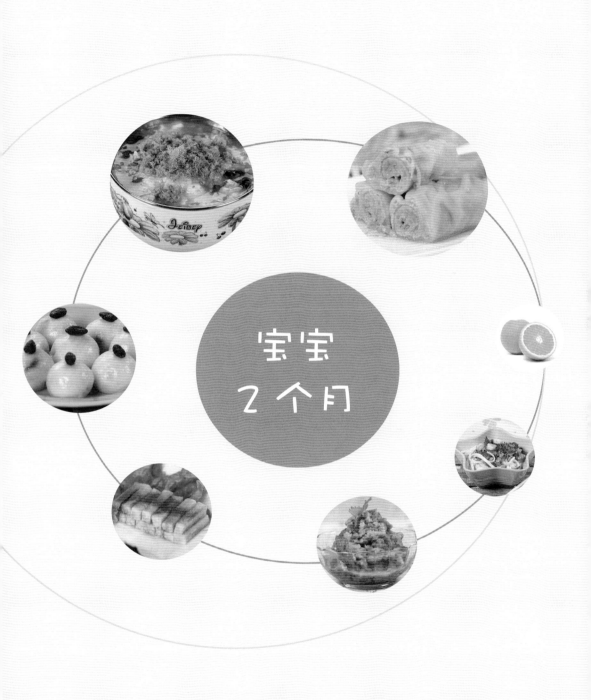

宝宝
2个月

# 宝宝大测试

宝宝出生后第二个月生长发育速度仍然保持在最高的水平。满两个月时男婴的体重一般在 3.5～6.8 千克，身长在 52.9～63.2 厘米；女婴体重在 3.3～6.1 千克，身长在 52.0～63.2 厘米。

## 2 个月宝宝生长发育水平

|  | 身长（厘米） | 体重（千克） | 头围（厘米） | 胸围（厘米） |
|---|---|---|---|---|
| 男婴 | 58.4±2.0 | 5.57±0.12 | 39.7 | 40.0 |
| 女婴 | 57.1±2.0 | 5.13±0.13 | 38.7 | 38.9 |

母乳是 6 个月以内宝宝理想的天然食品，2 个月的宝宝，仍然需要全部母乳喂养，按需喂奶，每天 6～8 次，可在医生的指导下，使用少量营养补充品，如维生素 D 或鱼肝油。

# 混合喂养讲方法

混合喂养是在确定母乳不足的情况下，以其他乳类或代乳品来补充喂养宝宝。首先我们应该明确，此阶段母乳仍然是宝宝最理想的食物。这时如果由于母乳不足或其他原因不能完全进行纯母乳喂养，我们可以使用母乳的替代品来进行喂养。但首要的原则是以母乳喂养为基础，最大限度地使用母乳，不足部分用母乳替品来补充。混合喂养在一定程度上能保证妈妈的乳房按时受到宝宝吸吮的刺激，维持乳汁的正常分泌，宝宝每天能吃到一定量的母乳，对宝宝的健康仍然有很多好处。

混合喂养有两种方法：代授法和补授法。前者是母乳与牛奶交替喂养；后者是先喂母乳，不足部分用牛奶补充。补授法更适于 6 个月以前的宝宝，也更有利于刺

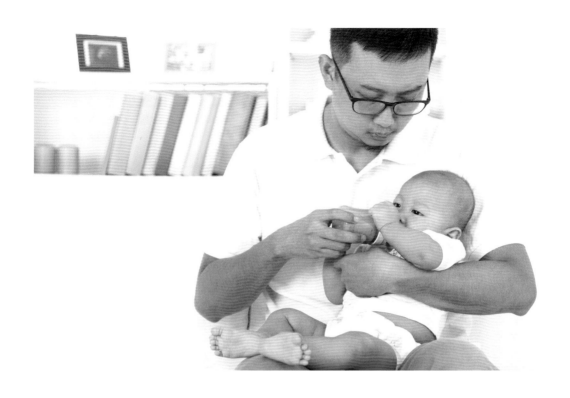

激母乳分泌。

补授法就是每次喂奶时，先让宝宝吃母乳，等宝宝吸吮完两侧乳房后，再添加配方奶。如果下次母乳量够了，就不必用配方奶了。这是因为一来母乳的味道相对较淡，而配方奶更甜一些；二来宝宝吸吮母乳比吃配方奶更费力一些。所以如果让宝宝先吃配方奶的话，宝宝可能不愿意继续吮吸母乳，那样会导致母乳分泌进一步减少。而补授法混合喂养则保证了对乳房足够的刺激，这样实施的最终结果可能会重新回归到纯母乳喂养。所以建议如果条件允许尽量采用

补授法，对 6 个月以下的宝宝尤其建议采用补授法。

代授法则是一天中在固定时间有几次全母乳喂养，其他几次用配方奶代替母乳喂养。这种喂养方式的缺点是会减少母乳的分泌量，但可以部分解放妈妈的时间，比较适合宝宝稍大些上班的妈妈。同时代授法适合添加辅食的宝宝，帮助宝宝提高咀嚼能力。因为家长在为宝宝选择代授食品时，除配方奶外，还可选择如稀饭、烂面等食品，咀嚼这些食品会加强宝宝口腔肌肉的锻炼，同时为以后断奶做好准备。

## 混合喂养注意补水

水是很重要的营养素，我们经常用"水灵灵"来形容宝宝，这是有原因的。在宝宝体内含水量高于成年人，所以对于宝宝来说水显得更为重要。如果是纯母乳喂养的宝宝，可以不用给水，因为母乳含水量高，且适合宝宝。但如果是混合喂养特别是纯人工喂养的宝宝，就需要补充一定量的水分。如果混合喂养，喂水的量可以少一些，而人工喂养则水的补充相对多一些。给宝宝喂水最好在两次喂奶之间，一般来说每次喝水量是喝奶量的一半。

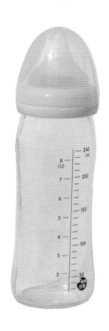

## 宝宝适合喝什么水

装在暖水瓶中已经一天甚至几天的"温吞"水，显然不适合喂给宝宝；在锅炉中或饮水机中反复煮沸的水也同样不适合给宝宝喝。

至于矿泉水，它是纯天然的地下水，富含各种人体所必需的元素；但对于肾脏尚未发育完善的小宝宝来说，过多的元素可能会增加其肾脏排泄的负担。所以对于年龄非常小的宝宝，建议暂不使用矿泉水。

瓶装的纯净水干净、卫生且方便。但有人认为，纯净水的矿物质含量过低，长期饮用会使得宝宝缺乏某种矿物质。如果宝宝摄入了足够量的奶，他就可以从中得到足够的矿物质，而不必依赖水来提供，所以纯净水是可以选择的。

性价比最高的水是我们平时饮用的自来水。自来水烧开后再冷却至室温，最为方便经济。经过烧开后的水，其中所含的气体减少了一半，水分子之间的凝聚力增加，与人体细胞内水的特性最为接近，因此容易透过细胞膜而为人体吸收。

另外，如果更讲究一些，可以不用铝壶或饮水机烧水，而使用不锈钢或玻璃壶来给宝宝烧水，既可以避免宝宝摄入铝，也比饮水机更容易清洁，得到更为放心的饮用水。

## 补充维生素K

天然的维生素K是一种脂溶性维生素，具有促进血液凝固的功能。所以维生素K又被称为止血维生素、凝血维生素、抗出血维生素。人体如果缺乏就会出现凝血功能障碍，还可能出现全身多部位出血，甚至颅内出血，从而危及生命。

人体维生素K有两个来源，一是食物，二是肠道细菌合成。而宝宝刚出生时肠道没有细菌，维生素K的合成很少（几乎没有），所以刚出生不久的宝宝有

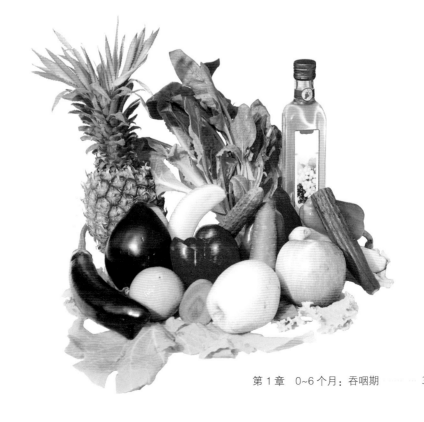

可能因维生素 K 缺乏而发生出血。最严重的颅内出血会导致宝宝致残甚至可以危及宝宝的生命。所以医生多半会视情况为新生宝宝注射维生素 K。此外，要想预防宝宝维生素 K 缺乏，妈妈可以多吃富含维生素 K 的食物，使乳汁中有充足的维生素 K 供宝宝使用。

富含维生素 K 的食物有：菠菜、酸奶酪、紫花苜蓿、蛋黄、红花油、大豆油、鱼肝油、海藻类、西蓝花、椰菜花、椰菜绿叶蔬菜、胡萝卜、番茄酱、南瓜及蛋黄鱼、鱼卵、肝、蛋黄、奶油、黄油、干酪、肉类、奶、水果、坚果、蔬菜及谷物、稞麦等。

# 预防佝偻病的鱼肝油

2 个多月的宝宝生长发育速度非常快，需要钙和维生素 D 来促进骨骼的发育。母乳和牛奶中含钙量虽然较高，但维生素 D 的含量很少。可以通过适量添加鱼肝油来给宝宝补充维生素 D。宝宝补充鱼肝油最佳的时间是在出生后半个月到 2 周岁。

人体维生素 D 有两个来源，一是食物或鱼肝油，二是多晒太阳，太阳中的紫外线可以将人体皮肤中的 7-脱氢胆固醇转变为维生素 D。所以应该让宝宝多到户外去晒晒太阳，如果天气不太冷，可以让宝宝裸露出更多的皮肤面积，如手、脚、头，以增加接触阳光的面积，这样效果更好。如果宝宝有足够的日晒，可以少补充或不补充维生素 D。但同时也要注意，晒太阳的最佳时间是上午

8:00 ~ 10:00，下午 4:00 ~ 5:00，不要让宝宝在正午强烈的阳光下直射，以免灼伤宝宝娇嫩的皮肤。

正常母乳喂养儿每天喂维生素 D 400 ~ 800IU（南方 400 ~ 600IU），早产儿要加至每天 600 ~ 800IU。如果每天服用维生素 D 有困难，可以每月给宝宝口服一次维生素 D 50000 ~ 100000IU。对于人工喂养的宝宝，要首选适合 0 ~ 6

小叮咛　严格按医嘱或药品说明书补充鱼肝油一般很少会引起中毒，但如果一次性超量补充或长期大量补充，则可能引起维生素D中毒。如有上述情况发生，则应及时去医院检查，以免发生严重损害宝宝健康的情况。

个月宝宝的婴儿配方奶粉，因为根据国家规定，这类奶粉中每100克一般添加200～400IU 维生素 D。

# 如何通过大便看宝宝健康

宝宝的大便可以从一定程度上反映宝宝的健康，特别是消化吸收情况，妈妈们应注意观察。

## 宝宝大便情况

| | | 次　数 | 气　味 | 颜　色 | 形　状 |
|---|---|---|---|---|---|
| 0～4个月 | 母乳喂养 | 新生儿比较多，每天6～7次，甚至10次也有可能。月龄增加以后，一天3～5次 | 无臭味，可能有酸甜气味 | 金黄色、黄色、棕色 | 新生儿的大便都比较稀，呈糊状或水样，可能有黏液或奶瓣。2～3个月以后，宝宝的大便会慢慢变软、变厚，不干硬 |
| | 人工喂养 | 新生儿一天2～3次，基本上1～3天1次都是正常的 | 无明显臭味 | 淡黄色，如果吃的奶粉含铁量高，可能呈绿色 | 大便比母乳喂养的宝宝干燥，质地较硬，基本成形，为条状。但相对成人来说还是比较软的 |
| 5个月添辅食后 | 母乳喂养 | 明显减少，1～2天1次或3天以内1次都正常 | 添加碳水化合物后会有发酵的臭味，7～8个月添加荤腥后会变更臭 | 颜色受到辅食的影响 | 慢慢过渡到成形 |
| | 人工喂养 | 1～2天1次或3天以内1次都正常 | | | 成形 |

墨绿色：刚生下来的宝宝，出生后6～12小时会拉出墨绿色胎便。胎便通常没有臭味、状态黏稠、颜色近墨绿色，主要由胎内吞入的羊水和胎儿脱落的分泌物等组成。

绿色大便：蔬菜喂食过多不能被宝宝完全消化时会出现绿色大便。此外，婴幼儿在腹泻和消化不良时常有绿色大便，可能伴有水样或糊状，多泡沫，有酸臭味症状。

白色油脂状大便：若同时伴有大便量多，并有恶臭，多见于脂肪消化吸收不良。

灰白色大便：由于胆汁的排泄受到阻碍而产生，可提示胆汁分泌有问题。

深黄色大便：多见于溶血性黄疸（即红细胞大量被破坏所产生的黄疸），它常伴有溶血性贫血。

鲜红色血便：多见于下消化道如直肠、肛门等部位的出血性疾病。

红褐色、浅黑色大便：为肠道疾病如痢疾、肠套叠、坏死性小肠结肠炎等疾病。但如果宝宝食用了大量铁剂、动物血液等大便也会有此颜色，应注意区别。

乳凝块状大便：常见于婴幼儿，是由未被消化吸收的脂肪与钙或镁化合而形成，为消化不良的症状。大便要看实际大体，显微镜只是辅助。

# 如何通过体重、身长测营养

宝宝营养是否摄入得足够不能只看宝宝吃奶的量，特别是母乳喂养的宝宝，每天究竟吃了多少奶并不十分清楚。而且每个宝宝的食量差异也较大。所以观察宝宝营养是否充足最好的方法是掌握宝宝的身体发育情况，如身长、体重、头围、胸围等指标。如果宝宝没有哭闹等饥饿的表示，发育又十分正常，就说明宝宝吃得很好。

**体重**

体重可以反映宝宝的身体营养状况，也是最容易得到的营养状况数据。通过称量便可以得知宝宝的营养够不够。

测量方法：

每次测试时先让宝宝空腹，并且排

可以通过下面的简易公式推算一下宝宝的大概体重：

6个月内体重＝出生体重＋月龄×600克

7~12个月体重＝出生体重＋月龄×500克

去大小便，否则容易与宝宝的净重出现误差。

为了避免宝宝受凉，测试时可以连衣物和尿布等一同称重。不过，测试完后要减去衣物和尿布的重量，这样才能够得到宝宝的净重。

在1岁之内要每个月测试一次宝宝的体重。如果有条件，最好把每次的测试结果记录在宝宝生长发育曲线上。生长发育曲线是通过检测众多正常婴幼儿发育过程后描绘出来的，整个曲线图由5条连续曲线组成。中间的绿线是宝宝体重的平均值，如果宝宝体重落在绿色线上，则表明宝宝的体重是标准的；如果宝宝体重落在绿线上下两条黄线的范围内，则表明宝宝的体重是正常的。如果宝宝的体重在黄线范围外而在红线范围内，则表明宝宝的体重偏轻（下面的黄线以下）或偏重（上面的黄线以上），如果宝宝的体重在上下两条红线的外面则表明宝宝的体重不正常，需要请儿科医生检查原因及进行医学干预。

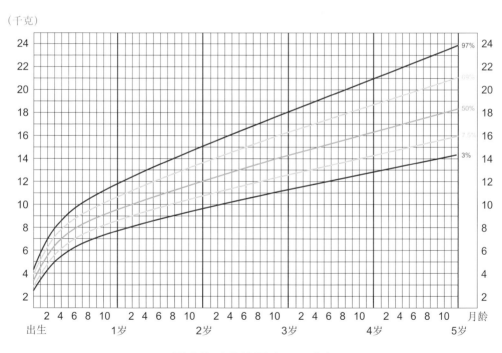

男孩体重曲线图（0~5岁）

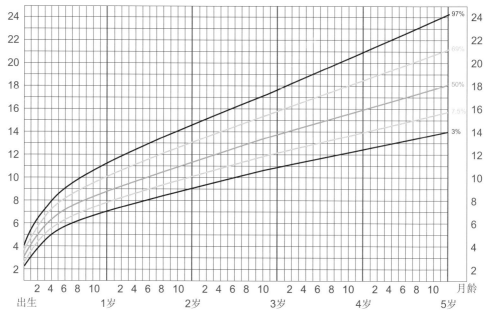

（千克）

女孩体重曲线图（0~5岁）

测试提示：

一般情况下，同龄的男孩要比女孩重一些，即使同一性别、同一年龄宝宝之间也会有差异，但体重只要在正常范围内即是正常。

❧ 不要简单地认为宝宝的体重低于平均值就是不正常，而是要连续进行体重测试。只要宝宝的体重按照一定的规律增长即属于正常。

❧ 宝宝的体重增长与季节有关。天气炎热时胃口较差，睡眠时间短，体重增长要慢一些；冬季宝宝食欲较好，睡眠时间长，体重增加会快一些。

❧ 如果宝宝的体重增长不符合正常增长规律，则需尽快到医生那里查找原因。异常原因引起的体重不增，需要进行饮食调整或其他治疗。

❧ 如果宝宝的体重超过同龄、同性别宝宝体重的 20% 为肥胖，大多是因过食而又缺少活动引起，少数是由内分泌和脑部疾病所致。也应找儿科医生诊治。

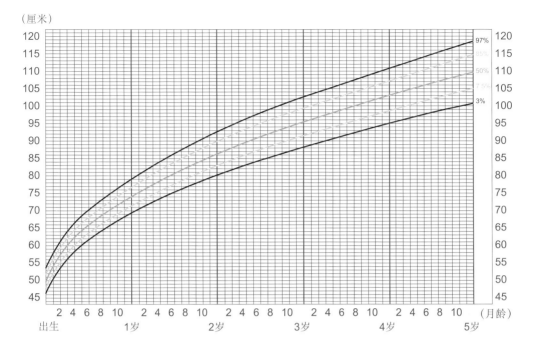

（厘米）

女孩身长／身高曲线图（0~5岁）

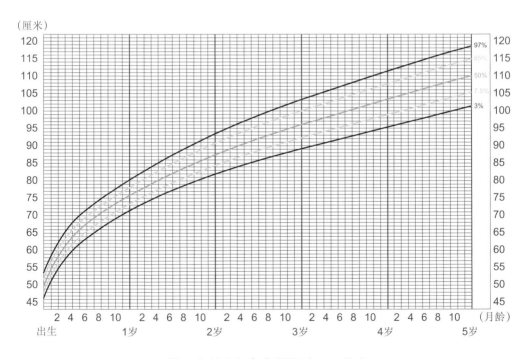

（厘米）

男孩身长／身高曲线图（0~5岁）

## 身长

身长（能够站立后宝宝测量为身高）也是衡量宝宝生长发育的非常重要的指标。

测量方法：

在家里用两本书（最好是字典，比较厚重，不易移动）、一把卷尺就可以为宝宝来测量身长了。

- 在宝宝熟睡时，把一本书轻轻抵住宝宝的头。
- 将宝宝的身体放平直。
- 用手轻压宝宝的双膝，同时将另一本书抵在宝宝的脚掌后。
- 把两本书都立稳之后，将宝宝轻轻移开。
- 用卷尺测量书与书的距离就是宝宝的身长值了。

画出身长曲线图：

可以通过查看宝宝生长发育表来看自己宝宝的身高是否正常，也可以通过增长规律简单推算宝宝的身长。

出生时：平均身长约50厘米；1～6个月内：每个月平均增长2.5厘米；7～12个月内：每个月平均长1.5厘米；周岁时：比出生时增长25厘米，大约是出生时的1.5倍。出生第2年后：从第2年开始增长速度减慢，全年增长10～12厘米。

测试提示：

- 宝宝在测量身高时，不应当穿鞋，而应该光脚或只穿袜子，头上不要戴帽子，否则量出来的身高数值就不会准确。
- 宝宝的身高测量一般在他熟睡时进行比较方便，如果宝宝醒着时妈妈也想测量，就要有另一个人配合进行了。宝宝的小脑袋特别爱动，这时，其中一个人可以负责将宝宝的脑袋放平直，另一个人则负责测量。
- 测量宝宝的身高没必要太频繁，那样既没有效果又会让妈妈着急，徒增烦恼。每个月在固定的日期（如宝宝出生的日期）测量一次就可以了，并记录下来，就会看到宝宝的变化了。

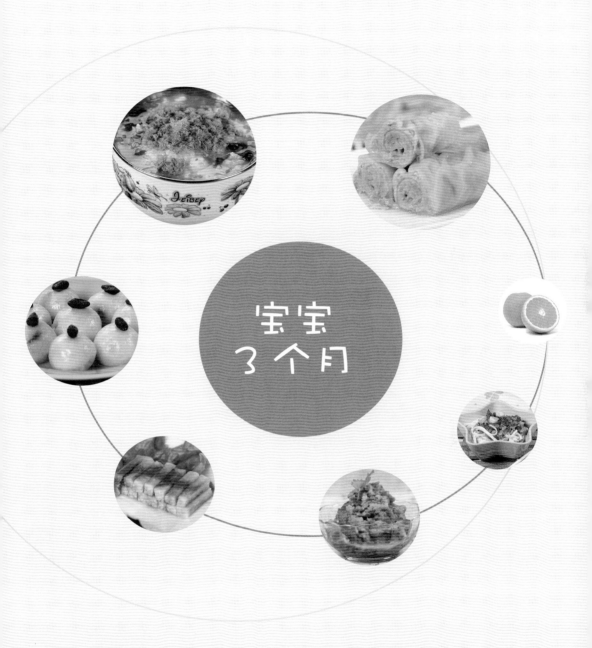

宝宝
3个月

# 宝宝大测试

3 个月的宝宝生长发育速度仍处于一生中最快的阶段，这个月宝宝体重增长约 1 千克，身高增长约 4 厘米。动作将更加细致准确，会把双手放在胸前玩，但精细动作还不完善。

### 3 个月宝宝生长发育水平

|  | 身长（厘米） | 体重（千克） | 头围（厘米） | 胸围（厘米） |
|---|---|---|---|---|
| 男婴 | 61.4+2.0 | 6.38 ± 0.12 | 41.0 | 41.3 |
| 女婴 | 59.8 ± 2.1 | 5.85+0.13 | 40.0 | 40.3 |

# 宝宝膳食需求

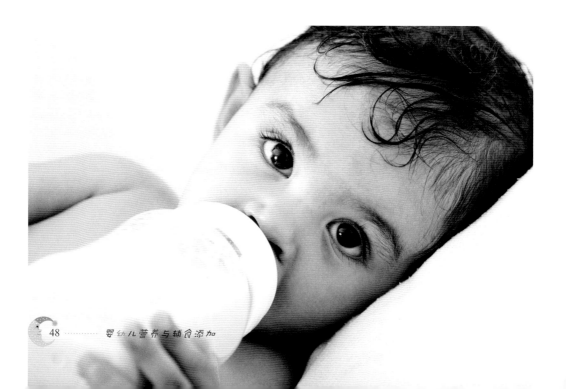

3个月的宝宝，仍然需要全部母乳喂养，按需喂奶，每天可以减少喂奶次数，同时增加每次喂奶的量，一般3个月的宝宝喂5次左右就可以了。除了继续使用鱼肝油外，母乳喂养仍不必添加其他食物，混合喂养和人工喂养可以适当增加果汁和菜水的种类。

# 人工喂养——不得已的选择

由于妈妈或宝宝生病，以及其他原因，不能进行母乳喂养的，只好选择人工喂养。人工喂养的宝宝奶的选择以母乳化配方奶粉为首选，如果因为各种原因不能使用配方奶粉，可以考虑使用普通奶粉和鲜奶。

配方奶粉人工喂养的要求是奶的质量要尽可能地接近人乳，并适合宝宝的消化能力。仿母乳配方的奶粉是我们所首选的，这是目前母乳最好的替代品，是仿照母乳的成分调整奶粉中各营养素的量。降低了某些矿物质，如钠的量，强化了铁及一些维生素含量，改善了钙磷比例，调整了脂肪的成分等。总之，通过这些调整可使配方奶粉的成分更加接近母乳，其中的营养素更易于宝宝的吸收，同时尽可能减少胃肠道不适并减轻肾脏负担，通常价格高于普通奶粉。

 **专家解析：人工喂养宝宝需要注意的问题**

- 喂奶时温度要合适。喂前可将奶滴在手背或将盛奶的奶瓶贴在脸颊上试温度，以不感到烫也不感到凉为宜。
- 奶嘴孔大小要合适。在奶嘴上扎1～2个孔，以宝宝在10～15分钟吃完为适宜。喂奶时要随时注意将奶汁充满奶嘴，以免宝宝吸进空气。
- 大点儿的宝宝用鲜奶喂养时，吃奶的次数比母乳喂养的次数少，其原因在于鲜奶需要较长的时间才能消化。鲜奶中含有较多的蛋白质，可以提供较多的热量，所以也比较耐饿。
- 用鲜奶喂养的宝宝应注意宝宝大小便情况。蛋白质太多时大便干燥，尿量少而发黄；加糖太多时大便有泡沫或酸味。及时了解宝宝大便的情况，有利于喂养调配。

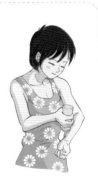

# 宝宝拒吃奶怎么办

宝宝有时候出现拒绝吃奶的情况，让妈妈很着急。这种情况的发生一般都是有原因的，妈妈可以仔细观察一下，找出原因，对症处理。

宝宝是否在长牙？宝宝是否感冒了？嗓子疼或者鼻子堵都会让他在吃奶的时候不舒服。

宝宝是否耳朵疼？吃奶的时候更加疼。

你自己是否对什么事情感到焦虑或者难过？宝宝对妈妈的情绪很敏感。

吃奶的时候是否外界干扰过多？

你是否没有让宝宝对吃奶时间做主，而是自我主张规定宝宝应该什么时候吃奶、什么时候停？

宝宝是否过多依赖安抚奶嘴或者自己的手指头，吸吮他物时间过长？

你最近的哺乳方式是否有所变化，给宝宝造成混淆？

宝宝是否奶瓶吃多了？

宝宝是否和保姆在一起的时间过长，和妈妈在一起的时间不够？

你是否多次在宝宝哭着要吃奶的时候拒绝哺乳？

有时候宝宝在吃奶时咬了妈妈的乳头，妈妈疼得叫唤，宝宝被妈妈强烈的反应吓着了，就不再吃奶，以免再次受到惊吓。

小叮咛

也有一些意外事故会导致宝宝暂时无法吃奶，比如，跌破了嘴唇或者伤着了舌头，有时这些伤痛妈妈不一定马上能够看出来。

# 宝宝吃奶困难怎么回事

宝宝吃奶困难最常见的因素是鼻塞。鼻子是小宝宝呼吸新鲜空气的主要通道，一旦发生堵塞，就会让宝宝呼吸困难，所以要多关注宝宝的鼻子，不要让他的呼吸通道发生堵塞。宝宝发生鼻塞，症状轻的话只是在呼吸时发出点声音，症状严重的会影响宝宝呼吸，尤其在吃奶的时候情况更加明显，吃奶的时候，由于鼻子不通气，会发生喂哺困难。宝宝可能因此啼哭，甚至还会出现烦躁、哭闹不休的情况，容易呛到。同时会影响宝宝的睡眠。

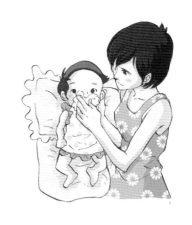

多数情况下，宝宝鼻塞算不上什么大毛病，但宝宝呼吸时老是出现呼啦呼啦的声音，甚至影响睡眠和吃奶，父母还是有必要加以重视和处理。

宝宝的鼻塞是由于受冷而引起。要及时给宝宝保温，如提高环境温度或给宝宝添加衣物。还可以用温水把毛巾浸湿，放在鼻部进行热敷，使鼻部血流通畅，从而缓解鼻塞。

宝宝的鼻腔分泌物积聚形成的鼻痂黏附于鼻黏膜。宝宝不会像成人那样擤鼻涕，这些分泌物或鼻痂阻塞而导致鼻塞。可以滴 1～2 滴生理盐水或冷开水，将鼻垢湿润软化，再轻挤鼻翼，使鼻痂逐渐松脱，再用消毒小棉签卷除。

宝宝的鼻塞是由于炎症引起。可在医生指导下使用 5% 麻黄素呋喃西林滴剂，但麻黄素对小宝宝有不良反应，不宜过多使用。

其他原因。如长牙、打预防针、生病、贪玩等都可能导致宝宝厌奶。不要盲目地强迫宝宝吃奶，先要找到宝宝厌奶的原因，然后有针对性地去处理。如果宝宝厌奶严重，影响了生长发育，而自己又找不到原因或无法处理，要及时就医。

# 如何通过舌头看营养

每位妈妈都时时关心宝宝是否吃饱穿暖，如果宝宝吃奶不好或稍有不适，很快就会被细心的妈妈发现，但很多妈妈没有注意留心观察一下宝宝的舌头有什么变化。其实妈妈可以通过观察宝宝舌头的变化对宝宝的营养和健康状况有所了解。

正常健康宝宝的舌体应该是大小适中、舌体柔软、淡红润泽、伸缩活动自如，而且舌面有干湿适中的淡淡的薄苔，口中没有气味。一旦宝宝患了病，舌质和舌苔就会相应地发生变化。妈妈应及早发现宝宝的异常，防患于未然。这样就可使宝宝减少生病，更加健康地成长。

腻苔舌：如果宝宝舌上有一层厚厚的黄白色垢物，舌苔黏厚，不易刮去，同时口中会有一种又酸又臭的秽气味道，就可能是发生了消化不良或积食，这时可以适当减少宝宝喂奶的量，宝宝不想吃时不要强喂。千万不要以为宝宝吃得越多越好。

地图舌（剥苔）：是指舌体淡白，舌苔有一处或多处剥脱，剥脱的边高突如框，形如地图。患有地图舌的宝宝，往往吃饭不好，较小一点的宝宝则易于哭闹，大一些的宝宝多有挑食、偏食、爱食冷饮的习惯。这样的宝宝往往有潮热多汗、体弱消瘦、手心发热等症状。对小一点的宝宝最好应坚持母乳喂养，如不能母乳喂养则需采用母乳配方奶粉喂养。大一些的宝宝应选择多样化、易消化的软食喂养，也可以用适量的龙眼肉、山药、白扁豆、大红枣，与薏米、小米同煮粥给宝宝食用，并且每周补充一次肝泥。

镜面舌：有些经常发热，反复感冒、食欲不好或有慢性腹泻的宝宝，会出现舌质绛红如鲜肉，舌苔全部脱落，舌面光滑如镜子，医学上称之为"镜面红舌"。出现镜面红舌的宝宝，往往还会伴有食欲不振，口干多饮或腹胀的症状。母乳喂养的妈妈应少吃油腻煎炸食物，不吃刺激性调味品，以免影响宝宝的消化。可以吃辅食的宝宝应吃适量菜泥、果泥，同时不能吃太多油脂类食物。

此外，新生儿的舌质红、无苔和母乳喂养宝宝的乳白色苔属于正常现象，妈妈不要过于紧张。

# 上班后如何坚持母乳喂养

母乳对宝宝来说是很珍贵的。妈妈如果工作忙，不能全天在家哺喂宝宝，妈妈可以在家的时候用挤奶器存一点下来放冰箱，当妈妈不在时可以由其他人喂给宝宝。喂之前提前拿出来恢复到常温再给宝宝喝。妈妈下班在家时可直接哺乳宝宝。

# 怎样调配方奶粉

## 冲调配方奶粉

仔细阅读说明，按标准加水冲调。用奶粉罐内特殊量勺取出所需的奶粉量，每取一勺要刮平，勺中奶粉不要堆高也不要压实。否则浓度过低会使宝宝营养不够，体重增长缓慢；浓度过高会导致宝宝消化不良、腹泻、便秘或肥胖。

要用 40～60℃的温开水冲调，水量用带刻度的量杯量好，并将奶粉加入水中。水温过高会使其中强化的营养素分解。

由于配好的牛奶不能煮沸消毒，所以整个操作过程要保持清洁。

如果配好的牛奶需要加温，可把奶瓶泡在热水中加热。

## 冲调普通奶粉

一般奶粉加水量可按如下比例：若

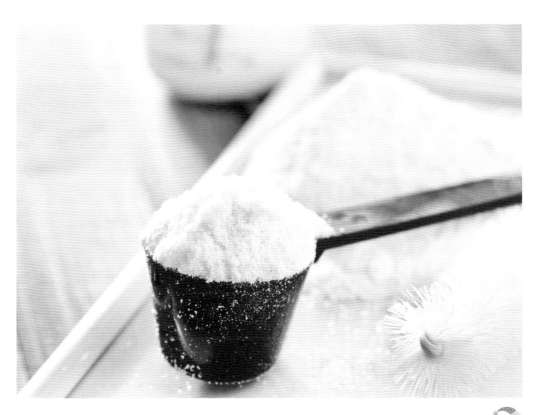

是按重量比应是 1 份奶粉配 8 份水。若按容积比应是 1 份奶粉配 4 份水，按此比例冲调比较方便。

配制鲜牛奶：鲜牛奶含乳糖低于母乳，喂哺时应加 5% ～ 8% 的糖。牛奶蛋白质及矿物质成分较高，不仅使宝宝胃酸下降，而且加重肾脏负荷，不利于新生儿、早产儿、肾功能较差的宝宝。所以牛奶需要经过稀释。此外，牛奶蛋白质煮沸后更容易为宝宝消化吸收，所以为宝宝准备鲜牛奶喂养要经过稀释、煮沸、加糖 3 个步骤来调整其营养素含量，使其更适合较小的宝宝。一般出生后 1 ～ 2 周的新生儿可先喂 2：1 牛奶，即鲜奶 2 份加 1 份水，以后逐渐增加浓度，吃 3：1 ～ 4：1 的鲜奶到满月后，如果宝宝消化能力好，大便正常，可直接喂哺全奶。

# 如何挑选配方奶

即食型配方奶，无须冲泡搅拌。将配方奶倒入干净的奶瓶。如果不确定水质如何，请使用即食型配方奶。一旦打开，请在 72 小时内食用。这种配方奶的价格最高。

流质浓缩型配方奶粉，需要与等量

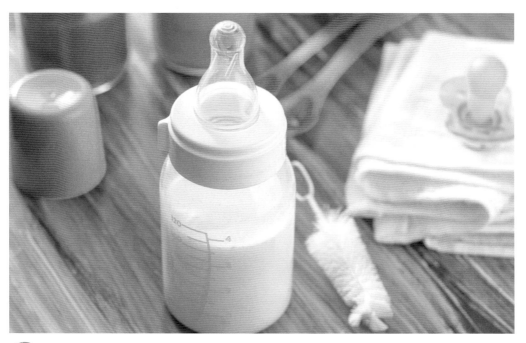

的水混合。一旦与水混合，请在48小时内食用。这种配方奶粉的价格比即食型配方奶粉低。

配方奶粉，需要与水混合。水与奶粉的配比，请参照包装上的说明，每一家品牌的配比方案不完全相同。一旦与水混合，请在24小时内食用。这种配方奶粉的价格相对低，也是我们最常用的人工喂养品。

目前市场上配方奶粉产品有很多，我们在选择时应本着以下的原则：

选年龄段：现在的婴幼儿奶粉都是分阶段的。有的分为小宝宝（0～6个月）奶粉和较大宝宝（6～12个月）奶粉。有些分为1段（0～6个月）、2段（6～12个月）和3段（1～3岁），它们在营养素的组成上是有差别的，分别适合不同年龄（月龄）的宝宝。所以家长要根据宝宝的月龄、年龄选择适合其生长阶段的产品。

选品牌：一定要在正规的超市，选择有信誉的厂家生产的产品，也要注意厂商是否有足够大的生产规模，有无先进的工艺设备和严格的生产流程以及强大的研发能力。其中奶源、工艺和配方是三个关键点：奶源的安全与优越保证了新鲜原奶的各项营养素指标占优；先进的生产工艺可以使强化的营养素均衡稳定精准分配，奶粉溶解度等指标更好；接近母乳配比标准的配方奶粉更适合宝宝食用。

看标签：在挑选配方奶粉时，要仔细观看产品的成分标识，是否符合婴幼儿营养需要；是否符合婴幼儿配方奶粉国家标准或有关规定，是否有可靠的、独特的功能。

看需要：如果宝宝对奶粉有特殊要求，如乳糖不耐受或牛乳过敏等，新妈妈应向医生咨询，选用适合自己宝宝体质的配方奶粉。

看反应：要注意宝宝食后的反应，当发现所食用的婴儿配方奶粉与宝宝的体质不合时，应立即停止食用原配方奶粉，改用其他品牌配方奶粉。

# 人工喂养如何计算喂奶量

宝宝出生的头几天，奶量可按宝宝每千克体重计算，每千克体重每天100～120毫升，每隔3～3.5小时喂一次，一天要喂7～8次。

如宝宝体重为3千克，则需奶3×100（或120）毫升=300（或360）

## 专家解析：人工喂养的宝宝更易患肥胖症

目前，患有肥胖症的儿童越来越多，儿童肥胖症已经成为 21 世纪儿童期严重的健康问题，这个问题也得到了许多人的关注。我国儿童的肥胖率从过去的 15 年间增加了 9.5 倍，根本原因是对母乳喂养的重要性认识不够。

### 我国儿童的体重各个阶段均高于世界卫生组织的标准

2005 年世界卫生组织（WHO）发表了《儿童体格发育与营养评价——2005 儿童生长发育新标准》，这份数据历时 6 年的时间，对美国等 6 个国家的 8440 名儿童进行了跟踪测量，同时对儿童的生长环境也作了严格的限定，要求一定是母乳喂养，并且是在无烟环境中生长的健康儿童。之后，世界卫生组织将实测数值得出的身高、体重等相应指标作为新标准，推荐各国参照应用。

与此同时，我国在哈尔滨、北京、上海等 9 市及郊区农村对 138775 名 7 岁以下儿童所作的体格发育调查也有了结果。通过比较，在各个年龄段上的体重我国都高于世界卫生组织的标准。

### 喂养方式不同导致我国儿童整体体重偏高

WHO 体重数值普遍低于国内测值，这又是怎么回事呢？细作分析，其根本差别在于我国的资料来自于不确定喂养方式的儿童，其中既有母乳喂养的宝宝也有人工喂养的。而世界卫生组织的数据是以母乳喂养的宝宝数据作为参照标准。一般来讲，人工喂养的宝宝比母乳喂养的宝宝体重超标的情况更多。还有我国的喂养习惯一直认为儿胖为福，生怕宝宝吃得不够，觉得宝宝长得胖一点并没有什么不妥，甚至认为是健壮。这样一来我国儿童的超重率就悄然上升。

### 肥胖的根源起始于婴幼儿时期

肥胖的根源其实起源于婴幼儿时期，在宝宝体重增加的同时，体内的脂肪细胞数量及其含脂量都同时增加，而成年以后的肥胖则只增加脂肪细胞中脂肪的量，而不再增加脂肪细胞的数目。所以婴幼儿时期的肥胖更容易成为成人期肥胖症的基础。

毫升奶，加水后配出的总量再除以顿数，可得出每顿用奶量。

宝宝 15 天到满月，如消化正常，可吃每千克体重的 100 ～ 150 毫升奶量，每顿吃 60 ～ 100 毫升奶量。

宝宝满月后到两个月，奶量按体重逐渐增加，每日喂 6 ～ 7 次，每次间隔 3.5 ～ 4 小时，每顿吃 80 ～ 120 毫升奶量。最多可吃到150毫升奶量。

2～3个月，每天喂5～6次，每隔4小时一次，每次吃奶150～200毫升。

3～6个月，每天喂5次，每隔4小时一次，每顿喂奶量为150～200毫升。

5～6个月，每次吃200～250毫升奶量，应掌握吃奶总量，每天不超过1000毫升，每顿奶量不超过250毫升。4～6个月开始在吃奶前喂辅助食物。

6～9个月，每四小时喂一次奶，每次吃200～250毫升，从每天由四顿奶逐渐改为三顿奶，逐渐增加辅食的次数及量。

9～12个月，全天由吃三顿奶减到吃两顿奶，每次250毫升，仍掌握隔四小时吃一次，其他时候全吃辅食。每两顿奶中间要喂水。

混合喂养宝宝摄入的母乳量可通过哺乳前后宝宝体重的差别来确定，知道了宝宝所吃的母乳的量后即可确定应配制的牛奶的量。

# 如何清洁奶具

为了宝宝的健康，必须要在每次宝宝吃奶之后将奶瓶进行清洗和消毒，以消灭残留在奶瓶里的细菌。具体步骤和做法是：

## 清洗

先将奶瓶冲净，然后分别洗一下奶嘴和瓶身，用一把小刷子把残余物刷净。可以准备专用的奶瓶刷，需要大小两个，大的用来刷瓶身，小的用来刷奶瓶的"螺丝口"部位以及奶嘴。将奶嘴翻转过来，看看吸孔有没有堵塞。再用清水冲洗一遍，然后给奶瓶和奶嘴消毒。

## 消毒

家里最常用的方法。将奶瓶和其他喂奶的工具放入一口深锅中，使工具完全浸在水中，然后煮沸10～15分钟。也可以使用蒸汽消毒机或微波炉为奶具消毒。蒸汽消毒机消毒是一种电动设备，只需加入水就可产生足够的蒸汽来为奶瓶消毒，操作简单，大约需要10分钟，消毒完毕会自动关闭。不过打开消毒器后应马上使用奶瓶。微波消毒装置是将喂奶用具放入专用的微波炉消毒盒，用微波炉消毒、方便、清洁、快速。但使用前必须先确定奶瓶和其他工具可以用微波消毒时，方可运用。

**专家解析：如何选择奶瓶和奶嘴**

奶瓶有玻璃奶瓶和塑制奶瓶两种，我们推荐的是玻璃奶瓶，因为它可以蒸煮消毒、容易洗涮干净，也可以放微波炉消毒或加热牛奶，而不致产生不利健康的化学元素。但塑制奶瓶有便利携带、不致打碎的好处，所以最好买多个玻璃奶瓶，买一两个塑制奶瓶以备外出时用。

奶嘴通常有橡胶和硅胶两种。橡胶奶嘴是一种天然柔软的原料，能让宝宝感觉到奶的温度，就像母乳喂养时的感觉。缺点是使用一段时间后容易变形，需及时更换。而硅胶奶嘴不易变形、不易受潮、易于清洗，但是不易传热。

注意！奶嘴也分大小号，通常小号适合0～4个月宝宝，中号适合宝宝4个月到断奶期间使用，还有大号奶嘴适合于习惯于用大奶嘴的宝宝。

奶嘴不同的孔型决定奶的流速，奶嘴买来后可根据宝宝的食欲，用烧红的针或奶嘴打孔器为奶嘴打孔或根据需要将奶嘴上现有的孔扩大，满足喂饮需要。食欲大宝宝的孔多一两个，食欲小的宝宝孔少一两个。注意眼别挨得太近，以免宝宝用力吸吮时会发生破裂，破裂易引起宝宝一下吸入过多牛奶而呛着。

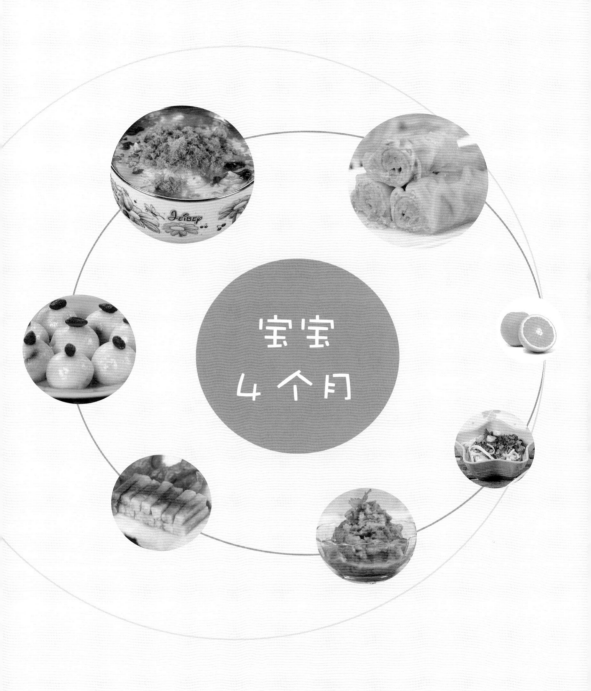

宝宝
4个月

# 宝宝大测试

宝宝到第 4 个月时，后囟门将慢慢闭合。头部以及身体的生长发育速度会逐渐放缓。但仍处于一生中生长发育最快的时期。

到满 4 个月时：男婴的体重在 4.7～8.5 千克范围内，身长在 58.3～69.1 厘米范围内；女婴体重有 4.5～7.7 千克范围内，身长在 56.9～67.1 厘米范围内。

表 4-1　4 个月宝宝生长发育水平

|  | 身长（厘米） | 体重（千克） | 头围（厘米） | 胸围（厘米） |
|---|---|---|---|---|
| 男婴 | 63.9±2.1 | 7.00±0.11 | 42.0 | 42.3 |
| 女婴 | 62.1±2.2 | 6.42±0.12 | 41.0 | 41.1 |

# 宝宝膳食需求

4 个月宝宝每天能量的需要大约为每千克体重 90 千卡；蛋白质需要量为 9g/d。如果体重 7 千克的宝宝，则每天大约需要能量 630 千卡，蛋白质约 9 克。另外，年龄越小的宝宝对脂肪的需求相对较多，以保证大脑及身体的发育。

# 及时添加辅食保证宝宝的营养

4 个月以后随着宝宝的长大，体重的增加，对能量及各种营养素的需求增加，但母乳分泌量和母乳中营养物质的含量不能随之增加，所以单靠母乳和其他乳类已不

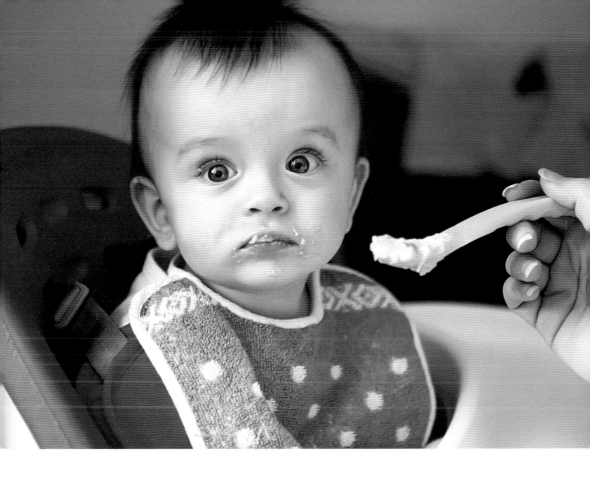

能完全满足宝宝的营养需要了。而且，4个月后宝宝体内铁的储备也已大部分被利用，而乳类本身缺乏铁质，需要及时从食物中补充。否则，宝宝易发生营养不良性贫血。因此，在继续用母乳的同时，逐步添加辅助食品是十分必要的。

**辅食添加时间应符合宝宝生理特点：** 过早添加不适合消化的辅食，会造成宝宝的消化功能紊乱；过晚添加辅食，会使宝宝营养缺乏，同时不利于培养宝宝吃固体食物的能力。

**添加辅食的品种由一种到多种：** 先试一种辅食，过3天至1星期后，如果宝宝没有消化不良或过敏反应再添加第二种辅食。辅食的添加也可以半餐半餐地加，如每一餐先加一部分辅食，再喝一部分奶。一定要先加辅食，后喝奶，因为这时宝宝还不太适应和喜爱辅食的味道，宝宝在饥饿状态下对新食物的接受更容易一些。当宝宝6～7个月后，已经能够接受并喜爱上辅食时，应先喝奶，后喂辅食。

**辅食添加的数量由少量到多量：** 待宝宝对一种食品耐受后逐渐加量，以免引起消化功能紊乱。如喂宝宝鸡蛋黄时可先从1/8个蛋黄开始，逐渐增加至全蛋黄。

**食物的做法应精细，从流质开始：**逐步过渡到半流，再逐步到固体食物，让宝宝有个适应过程。

　　**注意辅食添加的时间：**天气过热和宝宝身体不适时应暂缓添加新辅食以免引起消化功能紊乱。还应注意食品的卫生，以免发生腹泻。

# 宝宝可以添加哪些辅食

　　宝宝的辅食可以是多种多样，但一般为流质、半流质和糊状食物。可以作为辅食的食物与成人食物没什么大的区别，如米、面、肉、蛋、奶、蔬菜和水果等。只是在做法方面符合宝宝的咀嚼和消化、吸收能力。

　　宝宝在 4 个月时唾液分泌增加，唾液中的酶开始能消化淀粉类食物，所以宝宝最早添加的辅食一般是米粉或米糊，因为米粉是最不易于引起过敏，且宝宝最易于消化的辅食，刚开始时可以一天加一次，每次两勺就可以的，且最好是用勺子喂养，不要与奶粉混在一起吃。

　　然后可以逐渐增加辅食的种类。接下来可以添加的是蔬菜和水果，蛋黄从 1/8 个开始，逐渐增至整个蛋黄。6 个月左右开始出牙并练习咀嚼，可添加烂面片、稀粥、菜泥、果泥等。以后可以逐渐添加鱼泥、豆腐、动物血、菜泥、水果泥、肝泥、肉泥等。

　　宝宝可以添加的食物应从液体到半固体再过渡到固体为主的食物；种类从谷类食物（米糊、米粉）开始→蔬菜汁（泥）→水果汁（泥）→蛋黄泥、鱼泥、肝泥→全蛋、肉类（蛋羹、鱼、禽、畜肉泥／肉松）。

# 按什么顺序添加辅食

　　刚开始加辅食的时候，每天喂一次，如果宝宝没有出现抗拒的反应，可慢慢增加次数。

　　**不宜久吃流质食品：**如果长时间给

宝宝辅食的添加，既不是可有可无，也不是随心所欲，而是有一定规则的。对于不同月龄的宝宝来说，可添加的食物和营养素是不同的，一定要按顺序逐步添加。做父母的千万不要心急，"拔苗助长"有害无益。

辅食的添加应该坚持一个循序渐进原则，从一种到多种、从流质到固体、从少量到多量，逐渐过渡到成人，一直到能够吃成人饮食。

**从一种到多种：**不可一次给宝宝添加好几种辅食，那样很容易引起不良反应。开始只添加一样，如果1周内宝宝没有出现不良反应，排便正常，就可以让宝宝尝试另外一种。

**从流质到固体：**按照流质食品—半流质食品—固体食品的顺序添加辅食。如果一开始就给宝宝添加固体或半固体的食品，宝宝的肠胃无法负担，难以消化，会导致腹泻。

**量从少到多：**可以一开始只给宝宝喂一两勺，然后到四五勺，再到小半碗。

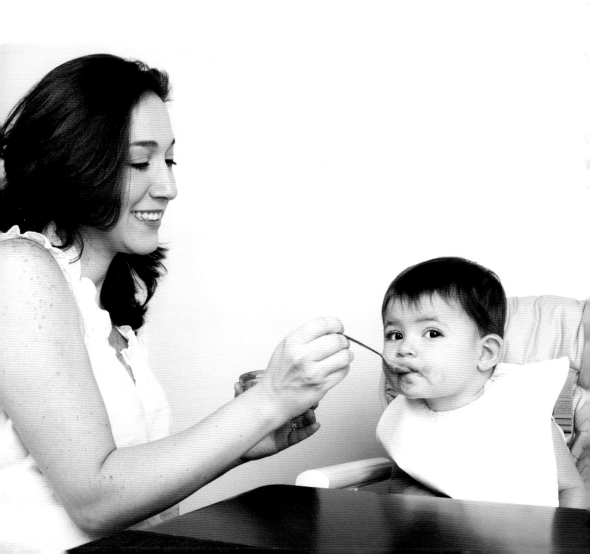

宝宝吃流质或泥状的食品，会使宝宝错过咀嚼能力发展的关键期。从6个月起就应提供机会让宝宝学习咀嚼。

**辅食不可替代乳类：**有的妈妈认为宝宝既然已经可以吃辅食了，从6个月就开始减少宝宝对母乳或其他乳类的摄入，这是错误的。这时宝宝仍应以母乳或牛奶为主食，辅食只能作为一种补充食品，否则会影响宝宝健康成长。

**遇到不适即停止：**给宝宝添加辅食的时候，如果宝宝出现过敏、腹泻或大便里有较多的黏液等状况，要立即停止给宝宝喂辅食，待恢复正常后再开始（过敏的食物不可再添加）。

**不要添加剂：**辅食中尽量少加或不加盐和糖，以免养成宝宝嗜盐或嗜糖的不良习惯。更不宜添加味精和人工色素等，以免增加宝宝肾脏的负担，损害肾功能。

**保持愉快的进食氛围：**选在宝宝心情愉快和清醒的时候喂辅食，当宝宝表示不愿吃时，不可采取强迫手段。给宝宝添加辅食不仅仅为了补充营养，同时也是培养宝宝健康的进食习惯和礼仪，促进宝宝正常的味觉发育，如果宝宝在接受辅食时心理受挫，会给他带来很多负面影响。

# 如何判断辅食添加正确

是否按照正确的方法、顺序和种类给宝宝添加辅食。

宝宝每餐是否吃饱了。如果宝宝身体向后靠在椅子上，把头从食物的方向转开，开始玩勺子，或者不愿意张嘴再吃一口，这就说明宝宝很可能已经吃饱了。

宝宝生长发育速度是否与年龄相符。可以通过查询宝宝生长发育量表，只要宝宝的身高、体重等指标落在其相应年龄正常的范围内就表示宝宝生长

发育正常。

宝宝是否有贫血、缺钙等现象。可以每年或每半年为宝宝检查一下血色素，看看有没有贫血的情况。也要经常观察宝宝骨骼的发育情况。

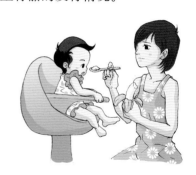

# 对付宝宝拒吃辅食的妙招

示范如何咀嚼食物。当宝宝将食物用舌头往外推，可以示范给宝宝看如何咀嚼食物吞下去。不妨再多试几次，让他有更多的学习机会。

勿喂太多或太快。按宝宝的食量喂食，喂食的速度不要太快，喂完食物后，应让宝宝休息一下，不要有剧烈的运动，也不要马上喂奶。

品尝各种新口味。常常吃同一种食物，会令宝宝倒胃口，饮食有变化才能刺激宝宝的食欲。在宝宝原本喜欢吃的食物中，加入新的原料，分量和种类均由少而多，便可增加食物摄取的种类，找出更多宝宝喜欢吃的食物。宝宝不喜欢的食物或烹调方法，可减少供应量和次数，但应逐渐增加辅食的种类，让宝宝学习接受，养成不挑食的好习惯，而且均衡摄取各类食物才能帮助宝宝的发育及成长。

改变烹调法。宝宝讨厌某种食物，有时不在于他的味道，而是烹调的方法。如长牙之后喜欢有咬和嚼感的食物，会拒吃苹果泥，不妨改成苹果片；色彩鲜艳的食物可促进宝宝的食欲，太冷或太热的食物也会使宝宝感觉害怕。此外，口味不宜太浓、避免刺激性食物，食物的切割方式应可轻易让宝宝入口，形状也必须经常变化，提高宝宝进食的兴趣。

注意点心的质与量。点心的分量不可太多，时间不能与正餐太近，以免正餐吃不下。要选择营养价值高的食品当点心，不要吃太甜或油炸等的垃圾食物。

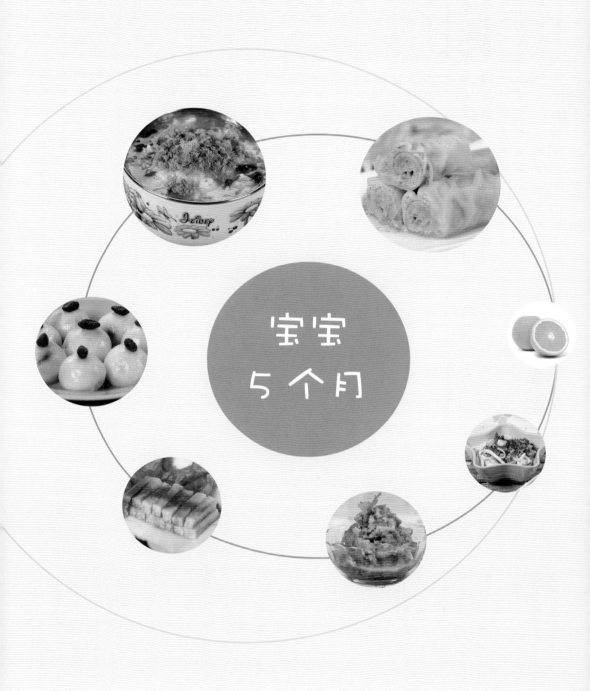

宝宝
5 个月

# 宝宝大测试

5 个月的宝宝已经"像模像样"了,越来越活泼、可爱。开始学习坐起,眼睛对颜色也更加敏感,小嘴开始咿咿呀呀地说个不停,跟大人有越来越紧密的交流了。个头和体重也在不断地长大。

## 5 个月宝宝生长发育水平

|  | 身长(厘米) | 体重(千克) | 头围(厘米) | 胸围(厘米) |
|---|---|---|---|---|
| 男婴 | 65.9 ± 2.1 | 7.51 ± 0.11 | 42.9 | 42.9 |
| 女婴 | 64.0 ± 2.2 | 6.90 ± 0.12 | 41.9 | 41.9 |

# 宝宝膳食需求

5 个月宝宝每天能量的需要大约为每千克体重 95 千卡;蛋白质需要量为每千克体重 1.5 ~ 3 克。大多数宝宝从 4 个半月起就已经开始添加辅食了,5 ~ 6 个月的宝宝几乎全部都已经添加辅食了。

# 让宝宝健康成长的果蔬

**西红柿**

西红柿含有大量西红柿红素,味道酸甜可口。此外,胡萝卜素和维生素 E 的含量也较多。这些都是具有抗氧化作用的营养素,对于宝宝的生长发育也是非常有益处的。去皮去子的西红柿也属

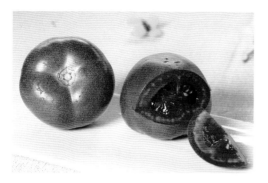

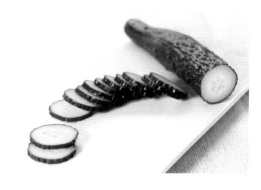

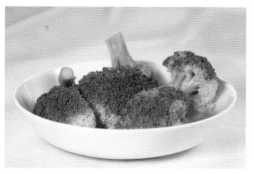

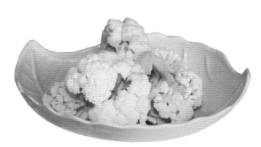

于软嫩易于咀嚼的蔬菜，加上鲜艳的颜色，非常适合作为宝宝的食物。

### 黄瓜

黄瓜可以为宝宝提供维生素 C 及可溶性膳食纤维。此外，黄瓜口味清香，易于贮存和做法，口感柔软。也是宝宝必备的蔬菜之一。

### 菜花和西蓝花

菜花和西蓝花同属十字花科蔬菜，这类蔬菜中含有一些抵抗肿瘤的物质，对健康非常有好处，而且无论是凉拌还是热炒，都可以做得软嫩。非常适合年龄小的宝宝食用。

# 如何给宝宝选择餐具

不锈钢餐具：不锈钢餐具好清洗，不容易孳生细菌，不含有害的有机化合物，不怕摔，双层不锈钢小碗不烫手，适合宝宝使用。但选用时妈妈应注意，不锈钢餐具有"13-0"、"18-0"、"18-8"三种代号。代号前面的数字表示铬含量，后面的代表镍含量。铬是使产品不生锈的原料，镍是耐腐蚀原料，镍含量越高，质量就越好。但是镍、铬是重金属，所以一定要选择技术过硬、质量过关、符合国家标准的产品。还要注意不能用不锈钢餐具长时间盛酸性食物，而且不锈钢餐具不能用于微波炉。

**搪瓷餐具：**搪瓷餐具是较为传统的餐具，优点是保温好，有害物质含量少。但怕摔，不能用于微波炉。使用搪瓷餐具的妈妈应注意搪瓷餐具很适合宝宝，但也不能用得太久，一段时间必须更换，以防止掉瓷误食。也要注意不要买内壁有花纹的。

**陶瓷、玻璃餐具：**玻璃和陶瓷是大人们主要使用的餐具，比较环保，大部分可以用于微波炉。但容易摔碎，并可能割破宝宝的手指。所以，给宝宝使用时应特别注意。此外，陶瓷的餐具要买釉下彩，选择的方法很简单，就是表面光滑的，摸不出花纹感的陶瓷餐具。当然，纯色无花纹且表面光滑的陶瓷餐具更好。

**仿瓷餐具：**仿瓷餐具质地柔和，光滑如瓷器却又很轻薄，不怕摔不变形，保温性能也很好，而且不烫手。但仿瓷餐具在高温下有可能产生有害物质，且不适用于微波炉。妈妈如果给宝宝使用这类餐具，应注意正规仿瓷餐具的底部都有企业详细信息及生产许可证 QS 标志和编号。还要看产品是否上色均匀，是否有变形，表面是否光滑。买回家以后用开水煮半小时，晾半小时后再煮半小时，反复四次，若有发白和黑点，则是质量不过关的次品。

**塑胶餐具：**塑胶餐具样子好看，能让宝宝对吃饭更有兴趣，而且防摔。妈妈应该注意，塑胶餐具不适合吃需要保温和太油的食物。最好选择无色透明或素色的。如果想吸引宝宝注意，餐具外面可以带花，但是内侧不可以带花。千万别买有气味的、色彩杂乱的塑胶餐具。

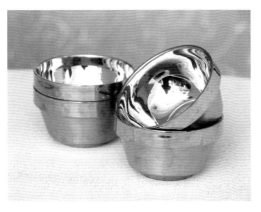

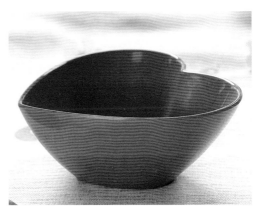

# 给宝宝做辅食时如何使用调味品

盐。有人说"盐是百味之首"，这句话非常有道理。饭菜没有盐就没有滋味。宝宝的饭菜也不例外。但吃盐过多会导致成年后高血压等疾病发生率增加。所以妈妈一定要在宝宝的食物中少放盐，1岁以内最好不加盐，让宝宝从小就养成口味清淡的好习惯。

虾油。虾油是将鲜虾加工成干货制品前煮虾的汤汁，滤去渣后加入香料、盐等制成的液体调味品。它色泽黄亮、汁液浓稠、滋味鲜美。它可取代食盐及味精使用，也可作为蘸料。

 **专家解析：杜绝宝宝吃饭的4大坏习惯**

吃饭时看电视或边玩边吃。边吃饭边看电视或边吃边玩会分散宝宝的注意力，使宝宝吃饭的量减少或吃饭时间大大延长。所以吃饭时最好不要分散宝宝的注意力，把电视关了或饭厅不放电视，吃饭的地方也不放玩具。在规定的地方和时间吃饭。如果宝宝特别喜欢的节目在吃饭时间，可暂时提前或推迟吃饭时间。

只吃零食不吃饭。有些宝宝吃零食过多，而且过于频繁，宝宝小肚子容量有限，乱吃零食会影响食欲，所以，不要让宝宝养成饭前吃零食的坏习惯，到正餐时，即使饭菜做得再美味，宝宝也会没有胃口。因此宝宝每次用餐的时间应尽量固定。固定用餐的结果是，一旦到了相应的时间，"咕咕"叫的小肚子就会提醒宝宝："吃饭时间到。"

挑食。宝宝的饮食应该全面均衡，但有些爸爸妈妈只顾着告诉宝宝吃青菜有营养，或者硬往宝宝嘴里塞，这些做法反而容易造成宝宝挑食。其实，宝宝还不知道什么叫作营养，你还不如告诉宝宝，多吃蔬菜个子高高，吃鱼眼睛亮亮……而且，爸爸妈妈还可以多花些心思在宝宝菜肴的烹调上，听着好听的歌谣，看着色香味俱全的饭菜。相信宝宝肯定会胃口大开，好好吃饭的。

追着吃饭。有些宝宝吃饭时到处乱跑，需要大人追着一口一口地喂。这种做法也不足取，这样会让宝宝产生错觉，以为吃饭就像是做游戏。一定让宝宝养成在固定地点安心就餐的好习惯。

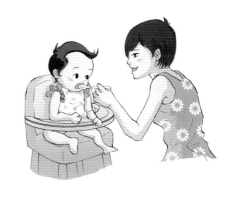

鱼露。鱼露是以小杂鱼为原料，腌制发酵后经提炼制成的一种调味品。其为棕红色或橙黄色，具有别具一格的鲜味，适用于拌、炖、烧、炒、炝等烹调方法，烹调时直接加入即可。

蚝油。蚝油是将鲜牡蛎（一种海产品）熬煮成汤汁，经浓缩、调味、勾芡等工序后，制成的一种较稠的鲜味调味品。它含有牡蛎的各种鲜味成分，具有色泽棕褐、汁稠滋润、鲜味浓厚、气味芳香的特点。蚝油在烹饪中可广泛应用于烧、炒、煲、蒸的菜肴中，也可作为蘸料，可直接加入即将熟的菜肴中，略加热即可。要注意它在使用中，不宜长时间加热，否则鲜味易降低。

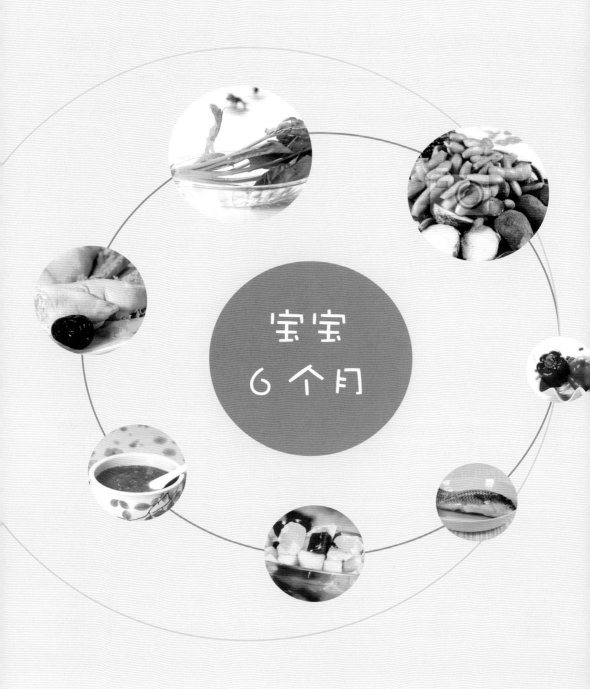

宝宝
6个月

# 宝宝大测试

6个月的宝宝体格发育越来越完善，神经系统也日趋成熟，各项能力越来越强。这个月龄的宝宝两眼可以对准焦点，会调整自己的姿势，以便能够看清楚想要看的东西。有些宝宝已经开始长出乳牙。此时的宝宝比较容易发生缺铁性贫血，家长要及时添加含铁较多的辅助食品。

## 6个月宝宝生长发育水平

|  | 身长（厘米） | 体重（千克） | 头围（厘米） | 胸围（厘米） |
|---|---|---|---|---|
| 男婴 | 67.6 ± 2.1 | 7.93 ± 0.11 | 43.9 | 43.8 |
| 女婴 | 65.7 ± 2.3 | 7.30 ± 0.12 | 42.8 | 42.7 |

# 宝宝膳食需求

6个月的宝宝的主食仍以乳类为食品为主，增加半固体的辅食，如米粥或面条，也可以试着逐渐添加鱼泥、肉泥、猪肝泥等辅食。还可以准备一些粗颗粒的食物，通过咀嚼这些食物来训练宝宝的咀嚼功能。

# 让宝宝健康成长的水果

## 苹果

苹果称得上是金水果，它含有较多的钾，较少的钠，可降低血压，使心血管更健康；苹果的果胶可以降低胆固醇；苹果含有类黄酮，可以减少冠心病的发生和诱发心脏病；苹果含有非常丰富的抗氧化物可降低癌症发生的机会。苹果不论滋味、形状还是颜色均可列为水果之冠，且是一年四季常年供应的水果之一。苹果是营养丰富的水果，而且可以调理肠胃、止泻、通便，有预防和缓解疲劳的功效。

苹果富含维 C、维生素 E、多酚和黄酮类物质，它们都是天然抗氧化剂，对预防心脑血管疾病尤其有效。苹果含有丰富的可溶性膳食纤维，有助于预防宝宝便秘。

### 香蕉

香蕉肉质软糯，香甜可口，并且营养丰富。香蕉属于淀粉丰富的水果，可以从一定程度上代替部分主食。香蕉中还含有较多的钾和镁。香蕉易于咀嚼和消化吸收，因此从小孩到老年人，都能安心地食用。从中医学角度去分析，香蕉味甘性寒，可清热润肠，促进肠胃蠕动。对于便秘的宝宝更是适合。

### 西瓜

西瓜又甜又沙，易于咀嚼吞咽，是适于宝宝食用的水果。西瓜中含有大量的水分，容易挤出西瓜汁，对于较小的宝宝也很适用。另外，中医认为，西瓜可清热解暑，除烦止渴；比较适合夏天出汗多时宝宝食用。

### 梨

梨属于汁多的水果，含有较多的水分、维生素 C、膳食纤维等营养。梨可以有多种吃法，肉质细嫩的梨可以去皮削成小块，直接给大一些的宝宝吃。而哺喂年龄小的宝宝可以把梨榨成汁或煮成梨水食用。中医认为梨有清凉祛火、止咳化痰的作用，咳嗽的宝宝可以多选用。

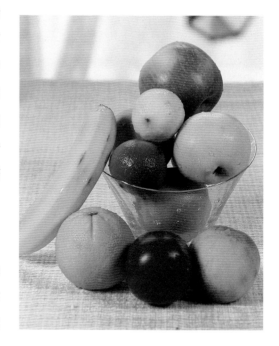

# 什锦果羹

适合 6 个月以上宝宝。

## 🥣 原料

苹果、梨、香蕉、橘子各半个，糖莲子5颗，山楂糕10克。

## 🧂 配料

白糖25克，桂花少许，藕粉15克，清水适量。

## 🥄 做法

① 苹果、梨、香蕉、橘子去皮，去核，用刀切成小丁儿，放入盘中。

② 山楂糕切成同样大小的丁儿，另装碗待用。

③ 藕粉用少量清水调好。

④ 锅内放入清水烧开，下入白糖、糖莲子和苹果、梨、香蕉、橘子丁儿。

⑤ 再烧开后，用小火煨1～2分钟，并用调好的藕粉勾成羹。

⑥ 最后加入桂花离火，拌入山楂糕丁，凉凉即可。

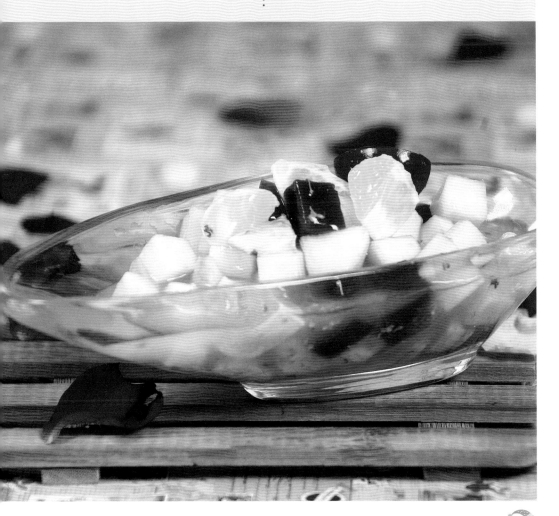

# 香蕉羹

适合 4 个月以上宝宝。

🥣 **原料**

香蕉25克，牛奶20克。

🫙 **配料**

白糖5克，藕粉5克，清水适量。

🥄 **做法**

① 香蕉剥去外皮，用刀切成小片。

② 藕粉用少许清水调好待用。

③ 将牛奶倒入锅内，兑入少量清水，置火上烧开，然后加入香蕉片，白糖。

④ 再烧开后，将调好的藕粉徐徐倒入锅内搅匀，开锅后离火冷却即成。

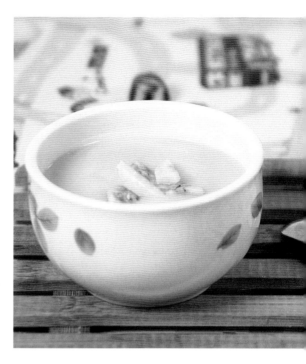

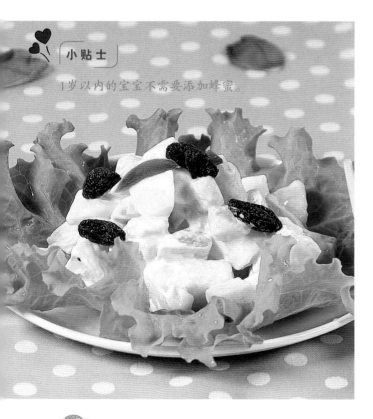

💗 **小贴士**

1岁以内的宝宝不需要添加蜂蜜。

# 苹果色拉

适合 6 个月以上宝宝。

🥣 **原料**

苹果20克，橘子2瓣，葡萄干5克。

🫙 **配料**

酸奶酪、蜂蜜各5克。

🥄 **做法**

① 将苹果洗净，去皮后切碎；橘瓣去皮、核，切碎；葡萄干温水泡软后切碎。

② 将苹果、橘子、葡萄干放入小碗内，加入酸奶酪和蜂蜜，拌匀即可喂食。

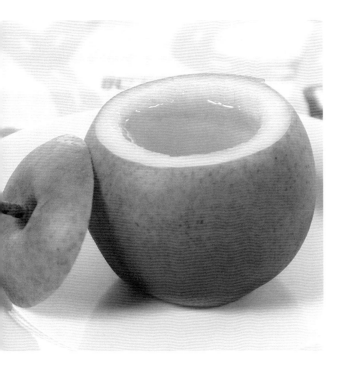

# 冰糖梨水

适合 4 个月以上宝宝。

🥣 **原料**
梨1个。

🧂 **配料**
冰糖10克。

🥄 **做法**
① 将生梨从中间剖开。
② 将生梨的核挖去。
③ 将冰糖放入半个生梨心中。
④ 用牙签将两个半个生梨"恢复"原样。
⑤ 隔水蒸或者用电蒸锅蒸30分钟。

# 宝宝不宜多吃哪些食物

**糕点**：糕点中糖和油所占的比例远远高于一般的食品，而维生素、矿物质和膳食纤维的含量很低。经常食用各种糕点是不符合营养学要求的，特别是对正处于生长发育期的宝宝更是如此。

**果冻**：果冻不是用水和果汁加糖制成的，而用增稠剂、香精、酸味剂、着色剂、甜味剂配制而成。这些物质对人体没有什么营养价值，吃多或常吃会影响宝宝的生长发育和智力健康。

**添加食用色素的彩色食品**：绝大多数的彩色食品不是它们本身所具有的色彩，而是在食品加工中人为添加进去的食用色素。宝宝摄入少量允许使用的食用染料，虽然不会立即引起临床可见的反应，但会对机体产生一定的影响。合成色素还能积蓄在体内，导致慢性中毒。宝宝体内各器官组织比较脆弱，对化学物质较为敏感，如过多食用合成色素，会影响神经系统，容易引起好动或多动症。

**糖果**：主要成分是糖，属于能量高，营养素单一的食品，过多食用会抑制宝宝的食欲，影响其他营养素的摄入。所以宝宝不宜多吃。

罐头：罐头食品都经过了高温杀菌，食品中的营养素特别是维生素会有很大的损失。所以宝宝不要以罐头食品作为日常食品。

方便面：由于做法工艺的原因，方便面绝大多数是经过油炸的，为了防止脂肪氧化，延长保质期，炸方便面的油都是饱和脂肪，而过多的摄入饱和脂肪对身体健康是不利的。另外，方便面中都加入了一定量的抗氧化剂。而且方便面中没有新鲜蔬菜。所以说，方便面是一种高饱和脂肪、高热量的营养素单一的食品。我们不提倡宝宝过于频繁地食用。

熏烤食品：熏烤食品在熏烤过程中食物中的蛋白质会发生变化，产生致癌物质。宝宝常吃这类焦化食品，可在体内积蓄，使成年后患癌症的概率增加。

## 专家解析：有颜色的蔬菜好

许多水果长得红红绿绿的很好看，这是为了吸引小动物们接近它，这样有利于传播和生殖，其中有些蔬菜，如红椒、西红柿、南瓜也都带有颜色，但同时这些色素又都有一定的生物作用。

红色：红色或者黄色的蔬菜中含有番茄红素，如西红柿、红椒、红南瓜、红辣椒等。番茄红素是自然界中最强的天然抗氧化剂，有保护细胞；清除自由基，减少自由基的损害；抗衰老；提高免疫力；保护心血管等作用，又能增强巨噬细胞的功能，巨噬细胞是感冒病毒等微生物的杀手，所以体质较弱的人感冒时做一些含有番茄红素的菜来吃，如西红柿汤面等，可以促进身体早些痊愈。要注意的是番茄红素一定要在热的时候才会发挥作用。

绿色：绿色蔬菜中都含有叶绿素，叶绿素中富含微量元素铁，尤其是深绿色蔬菜，是天然的造血原料；它还含有大量的维生素C与无机盐，可以保持体液的弱碱性，有利于健康；它可以维持体内各种酶的活性，使其发挥出极强的抗氧化作用，抵抗自由基，延缓衰老；它还是最好的天然解毒剂，可以中和食品中含有的防腐剂、添加剂和香精等在体内积存的毒素，并将其排出体外，起到净化血液的作用。叶绿素中含有的叶酸可以预防神经管畸形，所以在怀孕后要补充叶酸。绿色蔬菜还可以稳定情绪，预防偏头疼，它含有的纤维素可以清理肠道，防治便秘，减少结直肠癌的发生。绿色蔬菜中还含有大量的叶黄素，叶黄素对视网膜中的黄斑有重要保护作用，缺乏时易引起黄斑退化和视力模糊，进而出现视力退化，近视等症状，其抗氧化作用可抑制有害自由基的形成。

黄色：黄色蔬菜主要有胡萝卜、黄豆芽、黄彩椒、玉米、黄花菜、南瓜等。黄色蔬菜中含有β—胡萝卜素、玉米黄质等营养素。β—胡萝卜素是一种极其有效的生物抗氧化剂，它能够清除体内氧自由基，从而提高人体免疫力。玉米黄质是β—胡萝卜素的衍生物，它对保护视网膜、抗癌很有好处。

紫色：紫色蔬菜主要有茄子、紫甘蓝、紫薯、紫洋葱、紫玉米等，它们富含的花青素是一种强有力的抗氧化剂，可以保护人体免受自由基的损伤，减少癌症的发生；还能够增强血管弹性，抗血管硬化；可以改善循环系统，保护心脏；可以增进皮肤的光滑度，使皮肤富有弹性等等。

白色：白色蔬菜主要有冬瓜、白萝卜、大白菜、白洋葱、菜花、荸荠、百合、茭白等，大白菜、菜花、白萝卜则是十字花科蔬菜的代表，它特别含有一种硫苷类活性物质，具有抗癌防衰老作用。从中医的角度来说，白色蔬菜润肺，尤其是秋季，可以起到润燥的作用。白色蔬菜可以炖汤熬粥，滋阴润泽效果更佳。白萝卜是我们常吃的一种蔬菜，它的水分特别多，新鲜的时候切成片，蘸着芝麻酱，非常好吃。它含有芥子油，所以有点辣，它还含有淀粉酶和粗纤维，这些都能促进消化，增加食欲，加快肠蠕动。另外，萝卜中还含有木质素，可以提高巨噬细胞的活性，还有各种酶分解致癌的亚硝酸盐等有害物质。但这些营养素大多不耐高温，所以白萝卜尽量生吃，很爽口。俗话说"萝卜就热茶，气得大夫满街爬"，说的就是普通的菜可以预防疾病的道理。白萝卜和蜂蜜一起煮熟，一起吃，可以止咳、化痰、润肺，效果很好。萝卜和羊肉一起炖，放些生姜，是冬天的温补菜。

# 断奶前要做哪些准备

接受新餐具：宝宝断母乳并不意味着不吃奶，不再吃母乳的宝宝一定要试着接受配方奶粉或牛奶。这就需要宝宝适应使用奶瓶。可以花几天的时间让宝宝逐渐接受用奶瓶喝奶。

喂母乳的宝宝对妈妈有很强的依赖，在妈妈怀里很难接受奶瓶。所以，可以换个人给宝宝喂奶，宝宝找不到妈妈就会逐渐接受奶瓶。

如果宝宝已经6～7个月，开始接受很多辅食了，这时断母乳就不用再使用奶瓶了，直接训练宝宝用小碗、小勺喝牛奶或用杯子喝牛奶。

断母乳在时机的选择上一定选择宝宝身体状况较好的时间段。

# 断奶准备期如何添加辅食

6个月的宝宝，如果能够坚持母乳喂养，完全可以继续母乳喂养，一直到1岁。如果因为各种原因不能继续母乳喂养，已经添加辅食的6个月的宝宝可以断奶。但应当注意，所谓断奶是指断母乳，而不是不用吃奶了。这时应及时用配方奶粉或牛奶来代替母乳。并且在断母乳前应做好充分的准备工作。首先，宝宝添加辅食应该有一段时间了，基本的品种都已经使用过了。宝宝的肠胃有一个逐步适应的过程，并且能保证宝宝足够的营养摄入。

断母乳期食品的选择：

首先，一天能保证500～600毫升的配方奶或牛奶。一开始由于不清楚宝宝的奶量，所以想喝奶就给喝，慢慢地再养成定时定量的习惯。

半夜醒来的时候最好不要喝奶，喝水安抚比较好。

宝宝的辅食要营养素种类齐全、比例恰当；不含任何添加剂：如糖精、色素、味精等；口感良好、容易消化吸收；每2～7天添加一种新食品。

## 胡萝卜粥

适合6个月以上宝宝。

🥣 **原料**
大米25克，胡萝卜5克。

🍶 **配料**
水120毫升。

🥄 **做法**
① 把大米洗干净用水泡1～2小时，然后放锅内用微火煮40～50分钟。
② 加入切碎的胡萝卜，再煮10分钟。

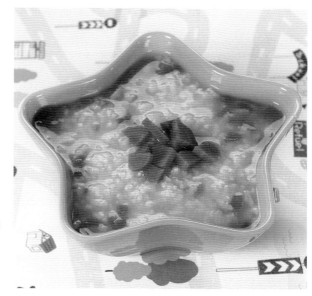

# 鱼肉松粥

适合 6 个月以上宝宝。

🥣 **原料**

大米25克，鱼肉松15克，菠菜10克。

🥫 **配料**

清水250毫升，盐少许。

🥄 **做法**

① 大米熬成粥，菠菜用开水烫一下，切成碎末。

② 与鱼肉松、盐一起放入粥内微火熬几分钟即可。

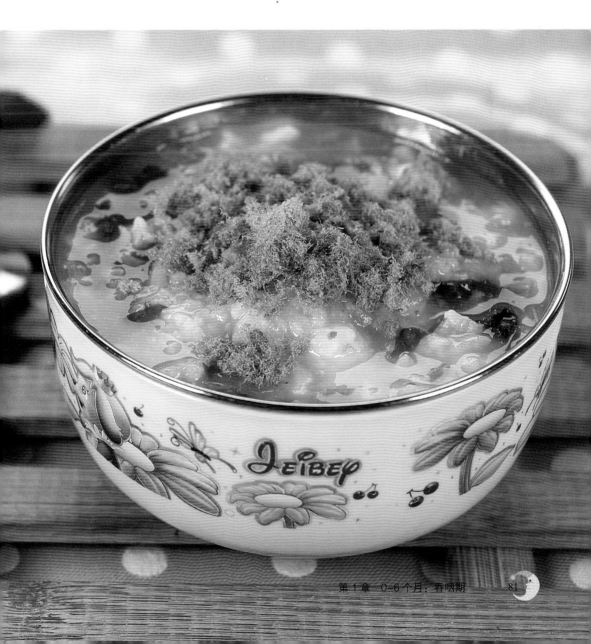

# 宝宝出牙应多吃哪些食物

宝宝出牙时应多吃一些需要稍微咀嚼的食物，可以锻炼宝宝的咀嚼能力，但由于此时宝宝还很小，食物不能过硬或纤维太高，否则超过了宝宝的咀嚼能力，将导致宝宝无法食用。可以选择一些泥糊类食品，如马铃薯泥、蛋黄泥、麦片粥、菜末面片汤、烂面、苹果泥、鲜虾麦片粥等。

## 奶酪芝麻粥

适合 4 个月以上宝宝。

🥣 **原料**
大米30克，奶酪20克，黑芝麻15克。

🧂 **配料**
水适量。

🥄 **做法**
① 大米淘洗干净，加入适量开水熬煮成粥。
② 黑芝麻炒香后研碎。
③ 米粥煮好后加入黑芝麻粉，煮开。
④ 加入奶酪搅拌均匀，略煮即可。

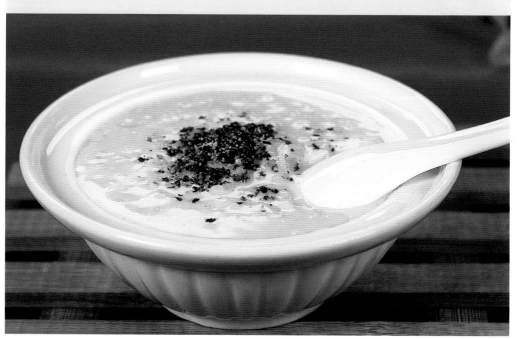

# 鱼肉泥

适合 6 个月以上宝宝。

🥣 **原料**

鲈鱼肉60克，西红柿50克。

🍶 **配料**

芝麻油3克，精盐1克，高汤适量。

🥄 **做法**

① 鲈鱼肉洗净，蒸熟，去除鱼刺和鱼皮，碾压成鱼泥。

② 西红柿洗净、去皮，切细末。

③ 汤锅中加入适量高汤，倒入鲈鱼肉泥，煮开后加入西红柿末、精盐，煮开至西红柿成酱状。

④ 调入芝麻油，出锅即可。

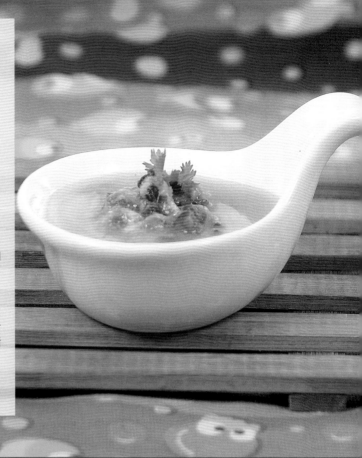

# 油菜粥

适合 4 个月以上宝宝。

🥣 **原料**

大米30克，油菜叶5片。

🍶 **配料**

水适量。

🥄 **做法**

① 大米洗净加水煮至米熟烂。

② 油菜叶洗净，剁碎。

③ 油菜放入粥中，再煮5分钟。

# 辅食添加有阶段

吞咽型辅食

## 米 粉 糊

适合 4 个月以上宝宝。

🥣 **原料**
米粉25克。

🧂 **配料**
牛奶50毫升。

🥄 **做法**
将牛奶温热后放入米粉，搅匀，即可。

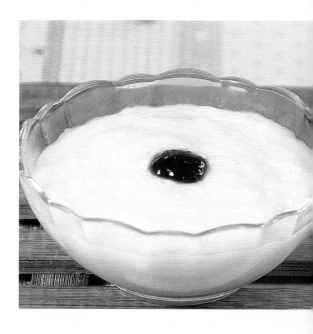

## 菜 汁 藕 粉

适合 4 个月以上宝宝。

🥣 **原料**
青菜（如菠菜、生菜、小白菜等）
100克，藕粉25克。

🧂 **配料**
白糖少量。

🥄 **做法**
① 青菜洗净，放水中煮烂，取菜
   汁，凉凉。
② 放入藕粉和菜汁调浆，再放火上
   加热，不断搅拌，直至藕粉熬熟
   成糊状。可放入少量白糖调味。

# 燕麦南瓜泥

适合 6 个月以上宝宝。

🥣 原料

燕麦片、南瓜各30克。

🧂 配料

水适量。

🥄 做法

① 燕麦片加适量水熬成糊，南瓜放锅中蒸熟。

② 将燕麦糊和南瓜分别用勺碾成泥，合并在一起搅匀即成。

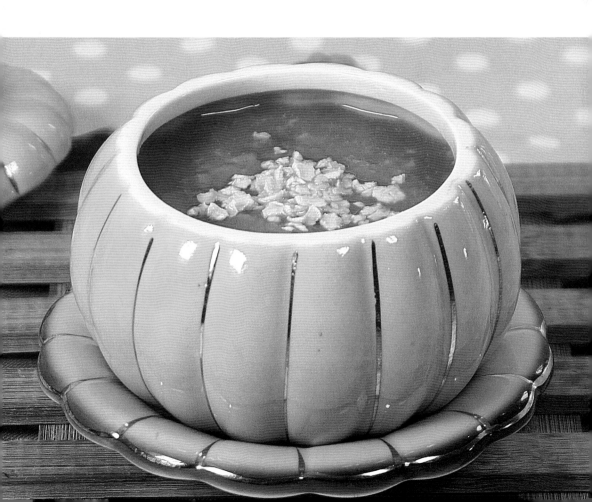

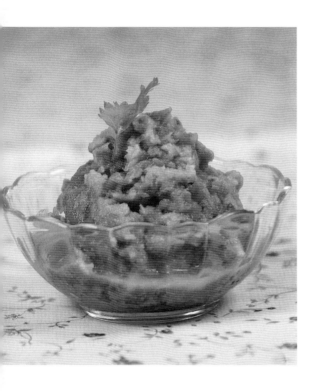

# 鱼泥胡萝卜泥

适合 6 个月以上宝宝。

🥣 **原料**

新鲜的河鱼或海鱼1小条，胡萝卜1根。

🥄 **做法**

① 将鱼蒸熟，取肉去鱼刺，压成泥。

② 将胡萝卜洗净，蒸熟，压成泥。

③ 将做好的鱼泥连同胡萝卜泥拌在一起
即可。

# 牛奶红薯泥

适合 6 个月以上宝宝。

🥣 **原料**

红薯1块，奶粉1勺。

🧂 **配料**

水适量。

🥄 **做法**

① 将红薯洗净去皮蒸熟，用筛碗或
勺子碾成泥。

② 将奶粉加入温水中搅匀，倒入红
薯泥中，调匀即可。

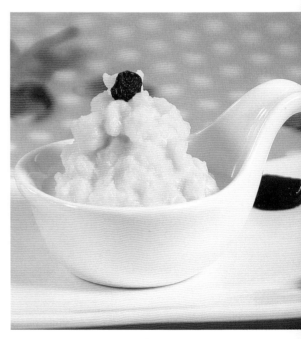

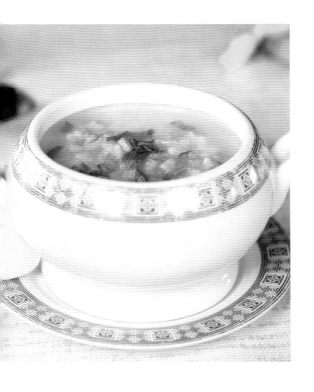

# 肉末碎粥

适合 7 个月以上宝宝。

## 🥣 原料
新鲜猪肉25克，大米50克，青菜叶25克。

## 🍄 配料
水适量。

## 🥄 做法
① 将猪肉整块煮烂，取出剁成碎末。
② 青菜叶洗净，切碎末。
③ 大米淘洗干净，加水煮成粥。
④ 将猪肉末和碎菜末加入粥中，再次煮沸即可。

# 肉汤青菜鸡肝

适合 7 个月以上宝宝。

## 🥣 原料
鸡肝10克左右，洋葱1/4个，3~4棵菠菜的菜叶。

## 🍄 配料
鸡架汤10克。

## 🥄 做法
① 鸡肝煮熟碾成碎末；洋葱和菠菜切成碎末。
② 把切碎的洋葱放入锅内加鸡架汤煮，煮熟后加入菠菜末和肝末，再煮片刻即可。

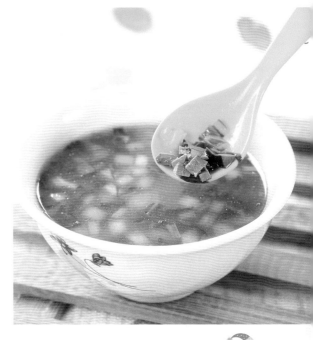

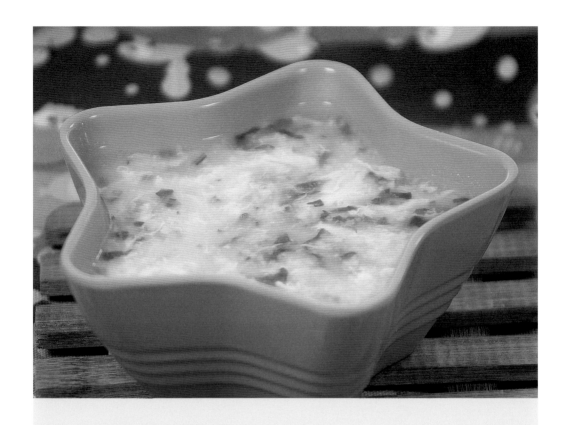

# 蛋花碎菜疙瘩汤

适合 7 个月以上宝宝。

🥣 原料
面粉50克，鸡蛋1个，菠菜20克。

🧂 配料
高汤200克，香油2克，精盐1克。

🥄 做法
① 面粉放碗中，用点水的方式，边点边搅，直到碗中的面粉成为小疙瘩，把小疙瘩放面板上，再切得更细碎，放些干面让面疙瘩彼此分开。
② 将鸡蛋打在碗中，搅成蛋浆。
③ 菠菜洗净，用开水烫一下，切末。
④ 将高汤放入锅内，锅开后下入面疙瘩，煮熟，淋入鸡蛋浆，加入菠菜末，淋入香油，加精盐即可。

# 三色肝末

◯ 原料

猪肝25克，葱头、胡萝卜、番茄、菠菜各10克。

🧂 配料

精盐2克，肉汤适量。

🥄 做法

① 将猪肝洗净切碎，葱头剥去外皮切碎，胡萝卜切碎，番茄用开水烫一下，剥去皮切碎，菠菜择洗干净，用开水烫一下，切碎备用。

② 将切碎的猪肝、葱头放入锅内，加入肉汤煮熟，最后加入番茄碎、菠菜碎、精盐煮片刻即成。

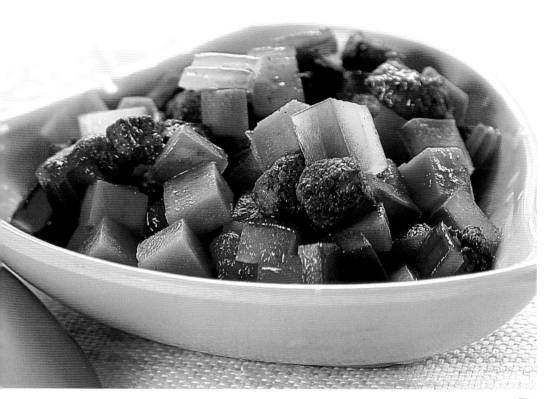

# 西红柿牛肉

适合 10 个月以上宝宝。

**原料**

牛肉20克，葱头1/4个，西红柿1/4个。

**配料**

黄油2克。

**做法**

① 取脂肪较少的牛肉切碎，加水煮熟烂后待用；葱头、西红柿均切碎待用。

② 把黄油放锅内加热后，放入切碎的葱头和西红柿翻炒出香味。

③ 加入牛肉碎，煮至牛肉入味即可。

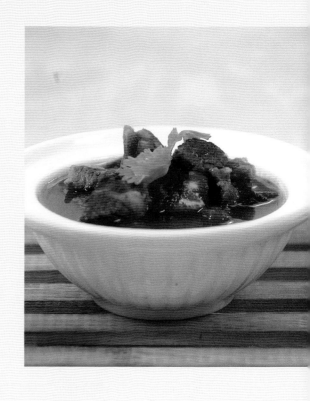

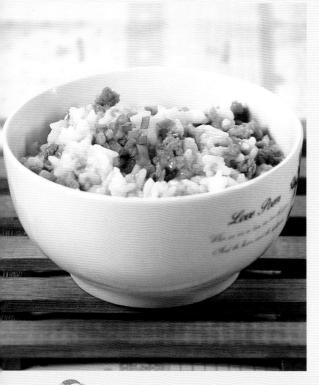

# 肉松饭

适合 1 岁以上宝宝。

**原料**

软米饭75克，鸡肉20克。

**配料**

酱油、白糖、料酒各少许。

**做法**

① 鸡肉剁成细末，放入锅内，加入酱油、白糖、料酒，边煮边用筷子搅拌，使其均匀混合。

② 煮好后放在软米饭上面一起焖5分钟。

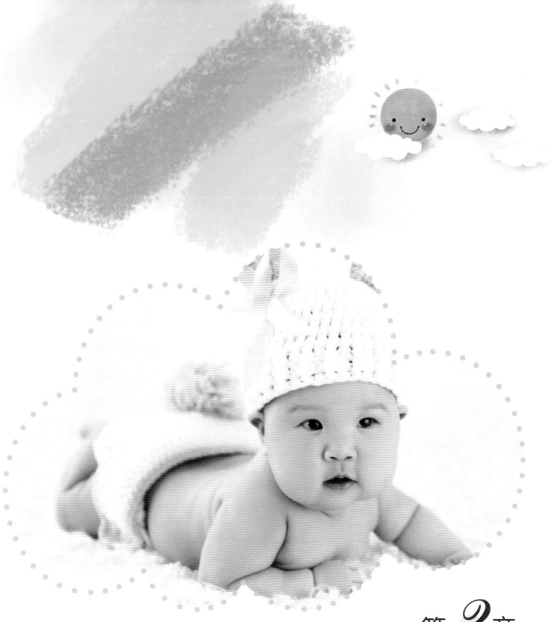

第 $\mathcal{2}$ 章

# 7~11 个月：
# 蠕嚼期—细嚼期—咀嚼期
## ——泥状、条状、块状

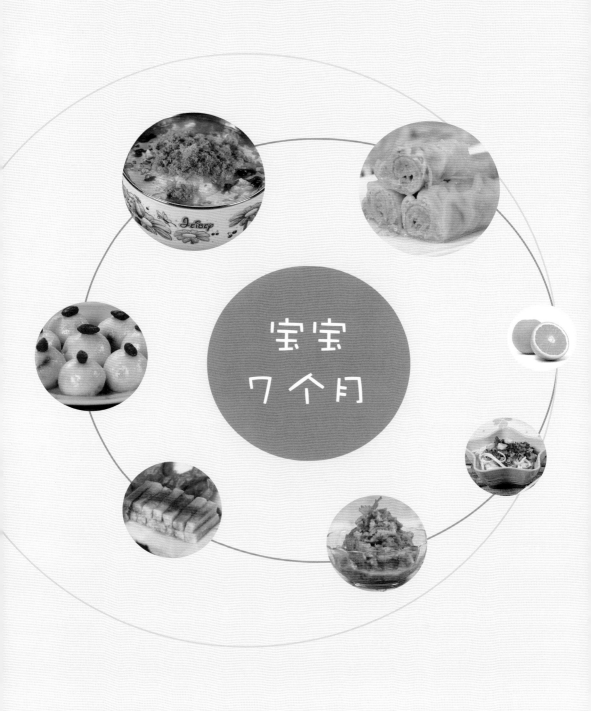

宝宝
7个月

# 宝宝大测试

7个月的宝宝已经可以稳稳地坐起来了，手已经能够比较准确地抓物品了；也懂得大人用不同语言、语调和表情表达的表扬和批评。7个月时，宝宝一般已经长出2～4颗牙齿；男婴体重达6.4～10.3千克，身高在64.1～74.8厘米范围；女婴体重5.9～9.6千克、身高62.2～72.9厘米的范围。

## 7个月宝宝生长发育水平

|  | 身长（厘米） | 体重（千克） | 头围（厘米） | 胸围（厘米） |
|---|---|---|---|---|
| 男婴 | 69.2±2.2 | 8.30±0.11 | 43.9～44.9 | 43.8～44.7 |
| 女婴 | 67.3±2.3 | 7.64±0.12 | 42.8～43.7 | 42.7～43.4 |

# 宝宝膳食需求

可以给7个月的宝宝添加肉泥、猪肝泥和炖蛋，还可添加杂粮做的粥。尽量让宝宝养成好的饮食习惯，少让宝宝吃不健康的零食。如果宝宝想要吃零食，可以喂一些切碎的水果，或是给他喝点白开水。

# 让宝宝健康成长的肉和海产品

猪肉：猪肉属于红色肉类，瘦猪肉可以为宝宝提供优质蛋白，并且，瘦猪肉中含有较多的B族维生素和铁，很适合为6个月以上的宝宝提供蛋白质、维生素及铁等营养。

鸡肉：鸡肉蛋白质含量高，且较细嫩，易于咀嚼和消化。脂肪中含有较多的不饱和脂肪酸，其中包括人体必需的脂肪。能够为宝宝提供良好的营养。适合正在添加辅食、刚开始吃肉类的宝宝食用。

鱼肉：鱼类蛋白质含水量高，肌肉纤维细软，蛋白质包含各种必需的氨基酸，是人类的优质蛋白食物。鱼肉脂肪含量一般不高，但亚油酸等人体必需脂肪酸和二十碳五烯酸（EPA）、二十二碳六烯酸（DHA）的含量高于陆地动物。非常适合宝宝选用。

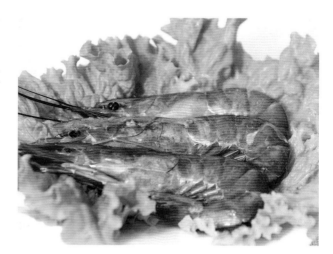

虾类：虾蛋白质含量比较高，脂肪含量低于畜肉和禽肉。肉质细嫩，味道鲜美，脂肪中含有较高比例的不饱和脂肪酸，也包括二十碳五烯酸（EPA）、二十二碳六烯酸（DHA），也是适于宝宝辅食的肉类。

 **专家解析：鸡肉更适合宝宝**

吃鸡肉是比较健康的，鸡脯肉蛋白质高，脂肪、能量和胆固醇较低（胆固醇没有列入，因为上下差不多）。鸡肉偏白，人们通常叫它白肉，它的纤维短，比较好消化；猪牛羊肉颜色偏红，所以称为红肉，牛肉蛋白质较高，脂肪低，但是它的纤维长，不好消化。小孩没有多少牙，咬起来比较困难，要切细才行。鸡肉味道比较淡，可以稍稍放点盐来补偿。可以给宝宝做鸡丸、鸡丝挂面、鸡肉馄饨等。

### 鸡肉、猪肉和牛羊肉的营养对比

| 食物（100克） | 蛋白质（克） | 脂肪（克） | 能量（卡路里） |
| --- | --- | --- | --- |
| 鸡胸 | 19.4 | 5.0 | 133.0 |
| 猪后臀尖 | 14.6 | 30.8 | 336.0 |
| 牛后腿肉 | 20.9 | 2.0 | 106.0 |
| 羊后腿肉 | 19.5 | 3.4 | 110.0 |

# 为什么要吃杂食

各种食物都有自己的营养特点，有的维生素 C 多、有的有营养素、有的抗氧化……什么都吃就什么都有，古人云"五谷为养，五果为助，五畜为益，五菜为充"，多种食物搭配起来，营养就会丰富，这是个经济的办法。

对中国的文化要继承发扬，饮食的文化是几千年来老祖宗留下来的，神农尝百草，什么能吃，什么不能吃，怎么吃都是经过实践体验留下来的，所以才有美食家之称。

不是大鱼大肉，吃得过饱，而是千种饭菜有千种味，吃起来百食不厌，避免了的厌食症。

杂食自然少油多菜，人就不至于长成肥胖，这是自然减肥的办法。中国过去肥胖就少，日本鱼和豆腐吃得多，肥胖也少。

吃饭也要精雕细作，每吃一样东西都要考虑吃它有什么好处，要用少量的食材得到最大的美味和营养价值。

杂食多取自老百姓常吃的东西，就可以避免过分奢侈，减少浪费开支。

为什么从婴幼儿起就要强调吃杂食呢？因为饮食习惯就要从小建立，晚了一旦出现偏食的习惯就很难改过来。

# 哪些食物能促进牙齿萌出

大部分宝宝已经开始出牙了，因此具备了一定的咀嚼基础。需要及时添加一些固体食物，如磨牙餐，以进一步锻炼宝宝的咀嚼能力。此阶段在选择食物时应注意：

食物不要太软：食物太软不利于牙齿的萌出，还可能引起牙齿不齐。许多父母怕宝宝喉咙太细，咽不下固体食物或容易被卡住，就喜欢将切得细细的食物喂给宝宝，或者一直用肉泥、胡萝卜泥等泥状食物喂养 1 岁的宝宝。因为饮食过于细软，宝宝的牙龈缺乏刺激，不

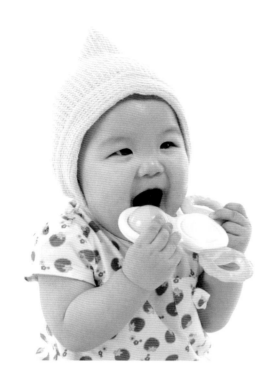

出了牙齿，唾液的分泌功能也越来越好。宝宝在咀嚼食物的时候，唾液就会同时分泌，把食物泡软，方便吞咽，就具备了吃固体食物的基础。同时，宝宝由于牙齿萌出，经常出现牙根发痒，会抓取身边的东西放到嘴里咬。这时候为宝宝准备一些磨牙食品，可以帮助宝宝缓解不适，并锻炼宝宝牙齿的咀嚼能力，可以使宝宝牙齿长得更结实、更整齐，为恒齿的萌出做好准备。

宝宝的磨牙餐：宝宝的磨牙餐应选择一些质地脆硬，但比较容易咀嚼或在唾液的作用下又能变得很软的固体食物，最好是容易抓握的条形，如手指饼干、烤馒头条、黄瓜条、胡萝卜条、地瓜干等。但如果宝宝体重超标，就不适合过多地吃主食类食物，可以吃上述的蔬菜条，也可以为宝宝准备磨牙胶或磨牙棒。

仅导致牙齿发育迟缓，还容易造成牙齿排列不齐。因此，妈妈要根据宝宝牙齿萌出情况，调整食物的粗细。

尝试固体食物：此时的宝宝不但长

# 哪些食物能提高宝宝的免疫力

动物性食物：蛋白质是保障机体正常免疫力必不可少的物质，身体里很多重要的生理活性物质如激素、酶和抗体等都是由蛋白质构成的。而动物性食物，如肉、蛋、奶可以为宝宝提供优质蛋白。所以，开始吃饭的宝宝要按时补充足够

的动物性食物。

蔬菜、水果和菌藻类：蔬菜和水果中含有丰富的维生素、矿物质及膳食纤维，且容易消化和吸收。它们已是许多宝宝食物的重要组成部分，尤其是部分蔬菜、水果中所含有抗氧化物，可以帮

助宝宝提高免疫力，使宝宝不易生病。蘑菇、黑木耳、海带等菌藻类食物含有的多糖类物质，都对身体的免疫系统有好的影响，宝宝在咀嚼力和消化力能够承受的范围内也应该选用。

 **专家解析：抵抗力弱可用食疗辅助治疗**

人体对细菌、病毒等的抵抗力是由免疫系统主导的。免疫系统是机体防卫病原体入侵最有效的武器，它能发现并清除细菌、病毒等致病微生物以及其他影响身体健康的异物。免疫系统由骨髓、脾脏、淋巴结、扁桃体、胸腺等免疫器官和淋巴细胞、单核吞噬细胞、粒细胞、肥大细胞等免疫细胞以及补体、免疫球蛋白、干扰素、白介素、肿瘤坏死因子等细胞因子组成。

营养是否良好对免疫功能的影响较大。其中蛋白质、必需脂肪酸以及很多矿物质和维生素与免疫系统的功能有着直接的联系。日常饮食调理是增强宝宝抵抗力的有效方法。

宝宝每日要保证充分的蛋白质、维生素和矿物质的摄入。坚持均衡饮食；每天有牛奶特别是酸奶；每天给宝宝喝足够量的水，最好是白开水；适当地摄入蛋类及肉类，特别是鱼等海鲜；定期吃些动物的肝脏以补充维生素A和铁；绿叶菜也是宝宝健康必不可少的食物。此外，红薯、南瓜、胡萝卜、山药、燕麦等都是提升宝宝抵抗力不可缺少的食物。

# 水果面包粥

适合6个月以上的宝宝。

🥣 **原料**
面包1/3个，苹果汁适量，切碎的桃、橘子、杨梅等各15克。

🥄 **做法**
① 把面包切成均匀的小碎块，与苹果汁一起放入锅内煮软。
② 把切碎的桃、橘子和杨梅混合物一起放入锅内，再煮片刻即可。

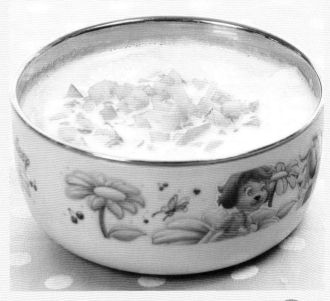

# 南瓜豆腐糊

适合 4 个月以上的宝宝。

**原料**
豆腐15克，南瓜15克，肉汤10克、黄油2克。

**做法**
① 把豆腐放热水中煮后过滤；把南瓜煮软过滤。
② 将豆腐、南瓜放入锅内，再加肉汤均匀混合后放火上煮开，加入黄油煮开即可。

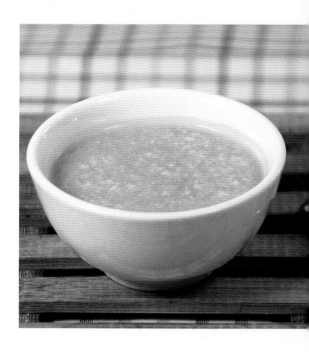

# 什锦猪肉菜末

适合 8 个月以上的宝宝。

**原料**
猪肉15克，番茄、胡萝卜、葱头、柿子椒各10克。

**配料**
精盐和肉汤各适量。

**做法**
① 将猪肉、番茄、胡萝卜、葱头、柿子椒分别切成碎末。
② 将猪肉末、胡萝卜末、柿子椒末、葱头末一起放入锅内，加肉汤煮软，再加入番茄末略煮。加入少许精盐，使其有淡淡的咸味。

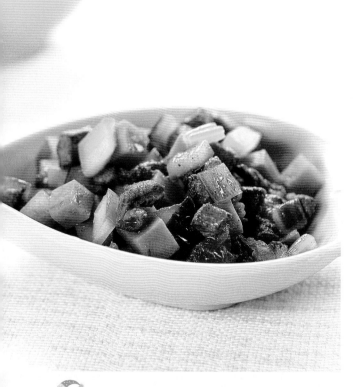

# 肉末卷心菜

适合 8 个月以上的宝宝。

### 原料

猪肉末15克，卷心菜10克，葱头5克。

### 配料

植物油10克，酱油少许，精盐适量，水淀粉适量，葱末、姜末各5克，水适量。

### 做法

① 将卷心菜用开水烫一下，切碎；葱头切成碎末待用。

② 将植物油放入锅内，然后下入猪肉末煸炒断生，加入葱末、姜末、酱油搅炒两下，加入切碎的葱头、水，煮软后再加入卷心菜稍煮片刻，加入精盐，用水淀粉勾芡即成。

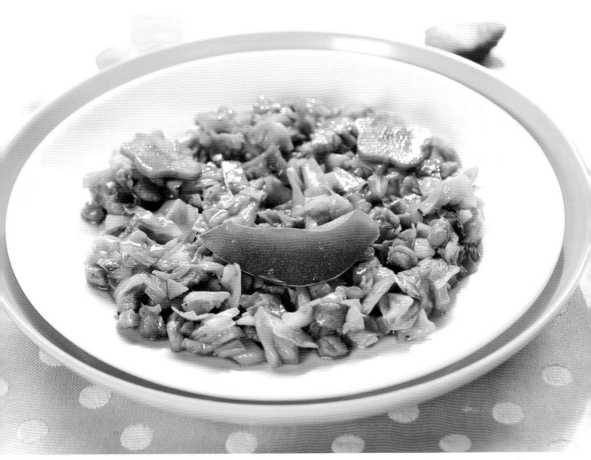

专家解析：蘑菇好处多

蘑菇中含有多种膳食纤维，可保持肠内水分平衡，还可吸收余下的胆固醇、糖分，将其排出体外，对预防便秘、肠癌、动脉硬化、糖尿病等都十分有利。另外，蘑菇中除了普通的营养素外，还含有一些多糖类物质，如香菇中的香菇多糖。这些多糖类可增强 T 淋巴细胞功能，从而提高机体抵御各种疾病的免疫力。对于各年龄段的人来说，蘑菇都是一种健康的食物，对宝宝也是非常适用的。建议给宝宝吃蘑菇最好用鲜蘑，鲜蘑更加软嫩，易于宝宝咀嚼和消化。

# 为什么不要阻止宝宝用手抓食物

在宝宝还不擅长使用勺子等餐具时，爱用手去抓食物。很多妈妈出于卫生等考虑都会阻止宝宝用手抓食物。但宝宝用手抓食物对宝宝的生长发育有很多的

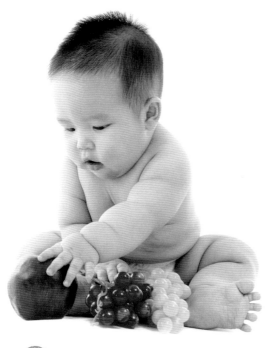

益处。所以，对于一些固体的食物，如馒头、包子，甚至饺子等应该允许宝宝用手抓。

训练宝宝用手抓物体的益处：

训练双手的灵巧性。

培养手、眼协调和平衡能力。

通过抚摩、接触的方式来熟悉食物，使宝宝对食物不陌生。

减少将来挑食的可能，经常频繁亲手接触的食物，也就不再抗拒了。所以宝宝自己接触的食物越多，挑食的可能性就越小。

增强自信，让宝宝自己用手抓食物吃或是自己拿勺子喝汤、吃饭，满足他们急切地想自己动手的愿望，这样会使他们对吃饭这件事更有兴趣，对自己进食更是充满自信。

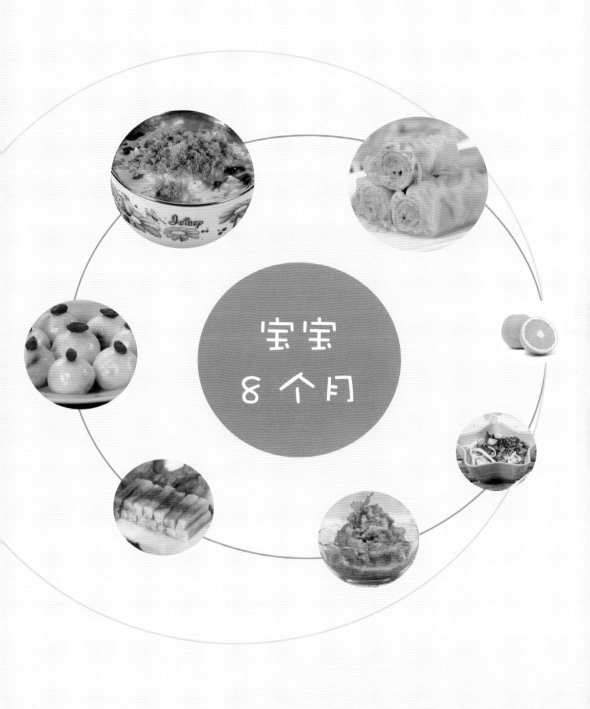

宝宝
8个月

# 宝宝大测试

8个月的宝宝一般能熟练地爬行了，而且在爬行的过程中能自如地变换方向。8个月大的宝宝会认生了，对与母亲分开会有恐惧感，这是宝宝心理发育越来越成熟的表现，同时还说明宝宝对生人、熟人能准确、敏锐地分辨清楚，这也是宝宝大脑发育进步的结果。

宝宝8个月时，男婴体重达 6.9 ~ 10.8 千克，身长 65.7 ~ 76.3 厘米；女婴体重达 6.3 ~ 10.1 千克，身长 63.7 ~ 74.5 厘米。到本月宝宝可长出 2 ~ 4 颗牙齿。

## 8个月宝宝生长发育水平

|  | 身长（厘米） | 体重（千克） | 头围（厘米） | 胸围（厘米） |
|---|---|---|---|---|
| 男婴 | 70.6 ± 2.2 | 8.62 ± 0.11 | 44.9 | 44.7 |
| 女婴 | 68.7 ± 2.4 | 7.95 ± 0.12 | 43.7 | 43.4 |

# 宝宝膳食需求

8个月的宝宝处于从婴儿期向幼儿期的过渡阶段，此时的饮食也处于以奶类为主向普通饮食过渡的阶段。母乳或配方奶粉喂养减少到 3 ~ 4 次，一天的哺乳量为 600 ~ 800 毫升。主食为大米、面粉，同时可搭配少量粗粮；豆制品以豆腐为主，可试着给宝宝吃豆干；鸡蛋每日 1 个；肉、鱼每日 50 克。食物的制作应以柔嫩的半流质食物为好，清淡为宜。每日菜谱尽量做到多轮换、多翻新，注意荤素搭配，避免餐餐相同。

# 宝宝健康成长的副食

## 豆腐

豆腐是含蛋白质最为丰富的植物性食物，还含有较多的钙和植物脂肪，素有"植物肉"之美称。豆腐软嫩，易于咀嚼及消化，是宝宝辅食的好选择。

# 豆腐丸子

**适合8个月以上宝宝。**

### 🥣 原料
南豆腐一小块，猪肉里脊、荸荠各适量。

### 🧂 配料
小香葱或香菜少许，盐少许，水、淀粉各适量。

### 🥄 做法
① 所有原料都切碎，混合均匀，加少许盐、适量水淀粉。用手团成丸子，放入盘中，放入蒸锅蒸8分钟。把蒸好的丸子取出放到小碗里。

② 将蒸丸子盘中的汤放入锅中再加少许水煮开，开锅后放入一点水淀粉，搅动。起锅前撒上切碎的小香葱或者香菜，把汤淋在豆腐丸子上。

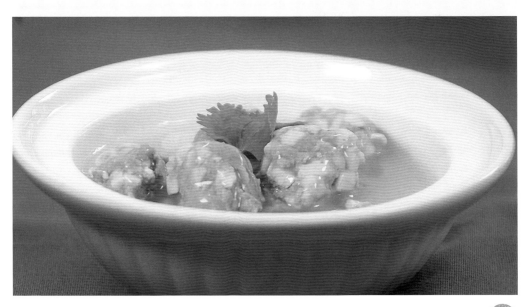

### 鸡蛋

每 100 克鸡蛋含蛋白质 14.7 克，主要为卵白蛋白和卵球蛋白，其中含有人体必需的 8 种氨基酸，并与人体蛋白的组成极为近似，人体对鸡蛋蛋白质的吸收率可高达 98%。每 100 克鸡蛋含脂肪 11 ~ 15 克，主要集中在蛋黄里，也极易被人体消化吸收，蛋黄中含有丰富的卵磷脂、固醇类、蛋黄素以及钙、磷、铁、维生素 A、维生素 D 及 B 族维生素。这些成分对增进神经系统的功能大有裨益，因此，鸡蛋在为宝宝提供蛋白质的同时又是较好的健脑食品。

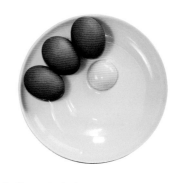

### 藻类

藻类食物的无机盐与维生素含量丰富，其中的佼佼者是海带，日本人称其为长寿菜、健康菜。海带以碘含量高最为著称，另外，海带中也含有比较多的可溶性膳食纤维以及藻类多糖等。可以给稍大一些的宝宝选用。

### 菌类

菌类食物中也含有多糖等复合成分，如香菇中的香菇多糖等。此外，还含有蛋白质、氨基酸、不饱和脂肪酸营养物质，可以为宝宝提供更加全面的营养。

## 如何让宝宝爱吃蔬菜

4 ~ 6 个月是宝宝接受非乳类食物即菜汁菜汤的关键年龄，如果家长忽略了，没有在这个月龄按时添加，过了这个关键阶段，他就比较难以接受，结果就会导致他将来不喜欢吃菜。宝宝不爱吃蔬菜将会引起便秘；维生素 C 摄入不足，热能摄入过多，常常胃口不佳等问题；特别是到了 1 岁以后，宝宝对蔬菜已经流露出明显的好恶感，不爱吃菜的宝宝逐渐多起来，妈妈很着急。因此，培养爱吃蔬菜的习惯一定要从婴儿时期开始，避免日后厌食蔬菜。

**小叮咛** 不吃蔬菜，纤维素摄取不足，对肠壁的刺激性小，致使肠肌蠕动减弱，粪便在肠道停留的时间过长，从而引发便秘。

- 在味觉敏感期及时添加蔬菜辅食。
- 吃蔬菜要先茎后叶，可以选用各色蔬菜。
- 添加顺序从菜汁、菜水、菜泥、碎菜、普通做法的蔬菜。
- 告诉宝宝吃菜的益处，不强制宝宝吃不喜欢的蔬菜。
- 把各种各样的蔬菜剁碎后放入粥或软米饭、面条中。这种循序渐进的培养方法，使宝宝很容易接受。
- 不断尝试新口味，以更适合宝贝口味的方法烹调。

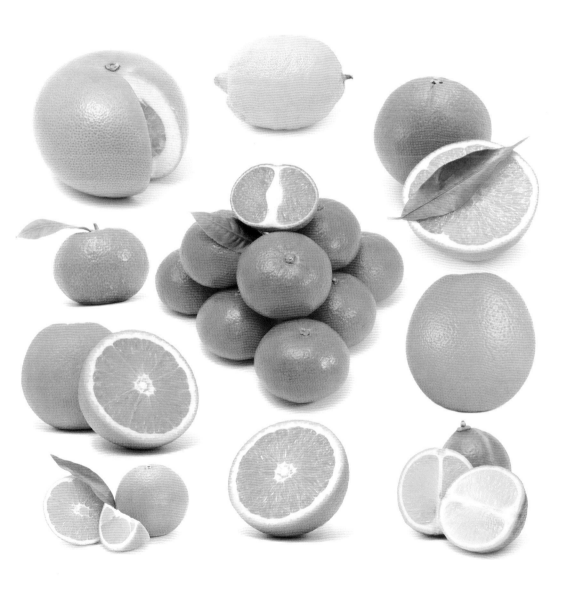

# 宝宝怎么吃零食

零食是指正餐之外的食物，主要包括膨化类食品、焙烤类食品、坚果、糖果、糕点、水果、饮料等。由于这类食品香甜可口，颜色诱人，所以对于宝宝来讲，零食的吸引力往往大于一日三餐的吸引力。但对于做父母的来说，却有不同的态度，有人把吃零食归于不良习惯，一点儿也不给孩子吃，有的家长却一味迁就宝宝的口味，宝宝要吃什么就给什么，这些都不是正确的态度，都不利于宝宝的健康成长。

其实，科学地给宝宝吃零食对其生长是有益的，是对正餐营养的一种补充。

零食只是宝宝获得营养的一条次要渠道，不能取代主食。应在次数上和数量上加以限制，在品种上进行选择。

宝宝的零食应在时间上加以控制。不能想什么时候吃就什么时候吃，要有一定的规律。最好选在两餐之间，如上午10点前后，下午3～4点及晚上睡前。不要在正餐前吃，以免影响宝宝正常吃饭。

每次不要让宝宝吃得太多，一定要掌握好摄食量。以免影响正餐食欲。如1块巧克力；1块小蛋糕；2～3块饼干；1杯酸奶；1个水果；几小块肉干；一小把坚果类食物，如花生、核桃、瓜子等。

在种类的选择上最好选择正餐所缺乏的营养素，以补充正餐的不足。

还要注意零食的形状、硬度、大小等应符合宝宝的生理特点，防止由于食物呛入呼吸道引发危险，比如吃花生米、瓜子和核桃等零食时，应在家长的看护和指导下进食，切忌一边玩耍一边吃，以免吸入气管，引起窒息。主要应以水果、饼干和小点心为主，可以补充必要的维生素和矿物质。不要过多吃糖、巧克力、冷饮等。

# 如何训练宝宝用勺吃饭

随着宝宝不断长大，自理的本领越来越强。当以下现象发生时，妈妈就可以着手教宝宝学吃饭了。

喜欢跟成人在一起上桌吃饭。

吃饭的时候喜欢手里抓着饭。

已经会用杯子喝水了。

当勺子里的饭快掉下来的时候，宝宝会主动去舔勺子里的饭。

这时候，我们一定不能因为怕宝宝"捣乱"而剥夺了他的权利，可以用一个小碟子盛上适合他吃的各种饭菜，让他尽情地用手或勺子喂自己，即使吃得一塌糊涂也无所谓。其实，宝宝在自己动手的过程中，慢慢就学会了吃饭技巧。妈妈可以在这个过程中帮助宝宝学习吃饭的本领：

如果宝宝总喜欢抢勺子的话，妈妈可以准备两把勺子，一把给宝宝，另一把自己拿着，让他既可以练习用勺子，也不耽误把他喂饱。

教宝宝用拇指和食指拿东西。

给宝宝做一些能够用手拿着吃的东西或一些切成条或片的蔬菜，以便他能够感受到自己吃饭是怎么回事。如土豆、红薯、胡萝卜等，还可以准备香蕉、梨、苹果和西瓜（把子去掉）、熟米饭、软的烤面包等。

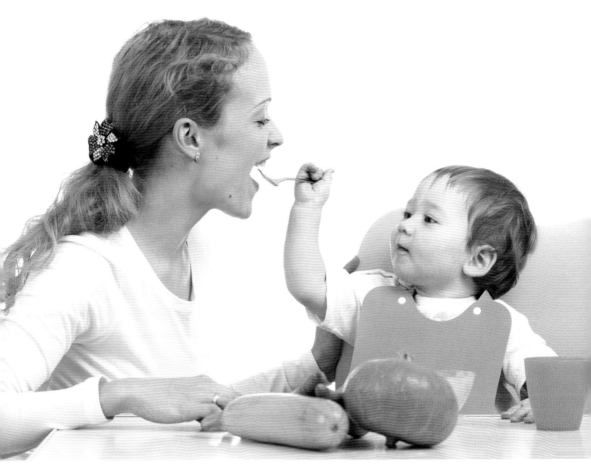

# 什么是断奶综合征

断奶，传统的方式往往是当决定给孩子断奶时，就突然中止哺乳，或者采取母亲与孩子隔离几天等方式。如果此时在孩子断奶后缺乏正确的喂养，蛋白质得不到足量供应，长此下去，往往造成婴幼儿的蛋白质缺乏；可出现小孩生长停顿、表情淡漠、头发由黑变棕、由棕变红，容易哭闹、哭声不响亮、细弱无力、腹泻等症状。

这种孩子脂肪并不少，看上去营养还可以，并不消瘦，但皮肤常有浮肿，肌肉萎缩，有时还可见到皮肤色素沉着和脱屑，有的孩子因为皮肤干燥而形成特殊的裂纹鳞状皮肤。检查可发现肝脏肿大。这些都是由于断奶不当引起的不良现象，医学上成为断奶综合征。

防止宝宝出现断奶综合征，应注意以下几点：

不要突然断离母乳，给宝宝断母乳应该有一个渐近的过程，以让宝宝逐渐适应。

断母乳在时机的选择上一定要选择宝宝身体和饮食状况非常好的时段。同时周围的环境温度等都比较舒适，对宝宝的食欲没有不良影响的时间。

妈妈一定要清楚，断母乳不是断奶。应该用配方奶粉或牛奶替代母乳。如果没有特殊情况，宝宝应该喝牛奶。

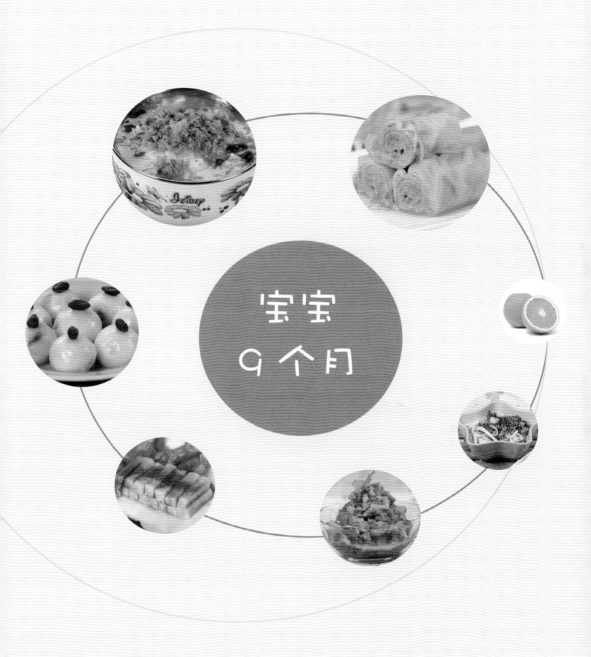

宝宝
9个月

# 宝宝大测试

这个月的宝宝以手膝爬行为重点，学会扶物站起，横向跨步；认识若干玩具名称，会听声取物，会用拇指和食指捏起细小的东西；能听懂自己的名字；能用简单语言回答问题；会随着音乐有节奏地摇晃；认识五官；会做 3 ～ 4 种表示语言的动作；知道大人谈论自己，懂得害羞；会配合穿衣，伸手穿袖，练习自理。

### 9 个月宝宝生长发育水平

|  | 身长（厘米） | 体重（千克） | 头围（厘米） | 胸围（厘米） |
|---|---|---|---|---|
| 男婴 | 72.0 ± 2.2 | 8.90 ± 0.11 | 44.9 ～ 45.7 | 44.7 ～ 45.4 |
| 女婴 | 70.1 ± 2.4 | 8.23 ± 0.12 | 43.7 ～ 44.5 | 43.4 ～ 44.2 |

# 宝宝膳食需求

此时宝宝的主食仍应以母乳喂养为主，建议每天应首先保证 600 ～ 800 毫升的奶量，以保证宝宝正常体格和智力发育，但单纯的母乳喂养已经不能满足宝宝成长发育所需要的营养，应添加牛奶、稠粥、蛋糕等。

小叮咛　父母给宝宝的调味品应做到"四少一多"的原则，即少糖、少盐、少酱油、少味精、多醋。同时，还应该尽量避免咸、腌食品，食用罐头和含钠高的加工食品。营养学家建议，9 个月宝宝食物中可以不加盐。

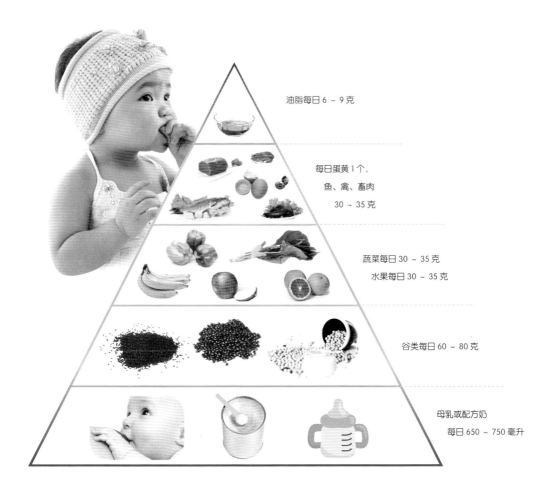

油脂每日 6 ~ 9 克

每日蛋黄 1 个，
鱼、禽、畜肉
30 ~ 35 克

蔬菜每日 30 ~ 35 克
水果每日 30 ~ 35 克

谷类每日 60 ~ 80 克

母乳或配方奶
每日 650 ~ 750 毫升

# 为什么不能把食物嚼烂喂给宝宝

　　有些家长喜欢将自己嚼碎的食物喂给宝宝吃，其用意是帮助宝宝咀嚼食物，使食物好消化，促进其吸收营养。实际上这是一种不正确的喂养方法和不良的习惯，对宝宝的健康危害很大。

　　不符合卫生要求。俗话说"病从口入"，有许多疾病就是通过口腔传入的，即使是健康人，体内及口腔中也常常寄带有一些病菌，病菌可以通过食物，由大人口腔传染给宝宝。大人因抵抗力强，虽然带有病菌也可以不发病，而宝宝的抵抗力差，病菌到了他们身上，就会生病。如果要给缺乏咀嚼功能的婴幼儿补充营养，把食物切碎煮烂后喂给宝宝吃

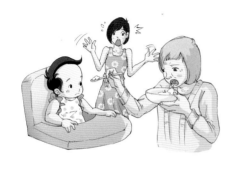

就行了。

不利于开发儿童的口腔消化道分泌和咀嚼功能。如果让宝宝自己咀嚼可以刺激牙齿的成长，同时还可以反射性地引起胃内消化液的分泌，以帮助消化，提高食欲。口腔内的唾液也可因咀嚼而分泌增加，更好地滑润食物，使吞咽更加顺利进行。对待已长牙齿的宝宝，则更不能代替他咀嚼，而应主动鼓励和培养他的咀嚼习惯，以促进其颌面部及牙颌系统的正常发育，这样更有益于口腔健康。

营养部分损失。食物经嚼后，香味和部分营养成分已受损失。嚼碎的食糜，宝宝囫囵吞下，未经自己的唾液充分搅拌，不仅食而不知其味，并且加重了胃肠负担，而使宝宝营养缺乏及消化功能紊乱。

## 能防止龋齿的食物有哪些

不少父母认为，宝宝的乳牙终究会脱落，不用仔细保护。这是不对的。乳牙是造就健康恒牙的重要基础，能确保和维持恒牙的生长空间。如果宝宝有龋齿，会因牙疼无法好好咀嚼食物，养成不爱吃硬食和不爱咀嚼的习惯，导致宝宝偏食，无法锻炼下颌肌肉和促进骨骼发育。要想让宝宝有一口整齐雪白的牙齿，需要让宝宝摄入牙齿需要的营养。

维生素 A 是牙齿中珐琅质的主要营养来源，而维生素 C 缺乏的话会导致牙龈出血。维生素 D 和钙质是牙齿中石灰质的营养来源。

所以，要让宝宝常吃富含蛋白质、维生素 A、维生素 C、维生素 D 和钙质的食物，如牛奶、鸡蛋、豆腐等。用牛奶和富含矿物质的食物做成的蔬菜奶汤是保障牙齿健康的很好的食物。

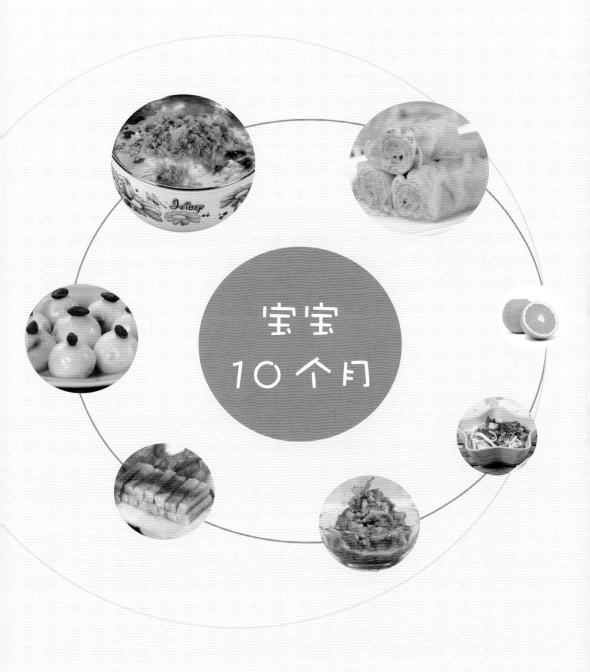

宝宝
10个月

# 宝宝大测试

10 个月的宝宝会叫妈妈、爸爸，能模仿大人的声音说话，说一些简单的词。14个月内叫人都是正常的，所以对于那些开口说话晚的宝宝、爸爸妈妈也不用太着急。认识常见的人和物；能够独自站立片刻；能迅速爬行；大人牵着手会走；喜欢被表扬；不愉快时会表现出很不满意的表情；主动地用动作表示语言；主动亲近小朋友；认知能力方面：喜欢摆弄玩具，对感兴趣的事物长时间地观察，知道常见物品的名称并会表达。

10 个月宝宝生长发育水平

|  | 身长（厘米） | 体重（千克） | 头围（厘米） | 胸围（厘米） |
| --- | --- | --- | --- | --- |
| 男婴 | 73.3 ± 2.3 | 9.16 ± 0.11 | 45.7 | 45.4 |
| 女婴 | 71.5 ± 2.5 | 8.48 ± 0.12 | 44.5 | 44.2 |

# 宝宝膳食需求

此时的宝宝，哺乳量应逐渐减少。单纯的母乳喂养已经不能满足宝宝成长发育所需要的营养，应逐渐添加米、面、杂粮等谷类食物为主的辅食。辅食中肉、蛋、鱼、蔬菜、水果的添加要增多，要注意宝宝的营养平衡，更要做到均衡膳食，控制宝宝的进餐时间，以 20 ~ 30 分钟为限。

小叮咛

应做到科学育儿、合理喂养，尤其是婴儿断奶后避免单纯谷粉喂养。同时应供给足够的优质蛋白质，以及富含维生素与矿物质的食物。

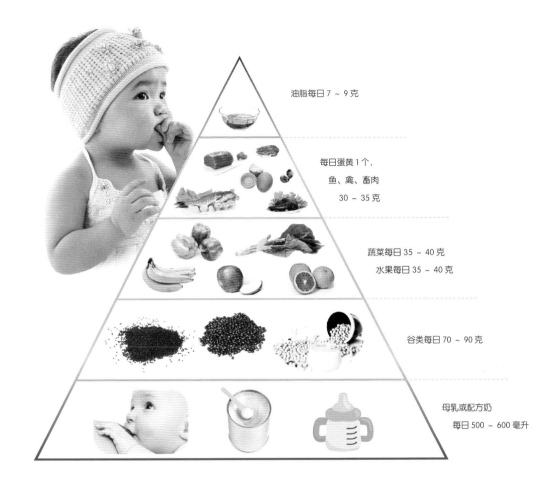

油脂每日 7 ~ 9 克

每日蛋黄 1 个,
鱼、禽、畜肉
30 ~ 35 克

蔬菜每日 35 ~ 40 克
水果每日 35 ~ 40 克

谷类每日 70 ~ 90 克

母乳或配方奶
每日 500 ~ 600 毫升

# 怎样选择断奶时机

　　在宝宝半岁以内,母乳可以是宝宝唯一的食物,也是宝宝最好的天然食品。但随着宝宝年龄的增长,渐渐地母乳就不能完全满足宝宝的营养需要了。所以 6 个月左右的宝宝需要添加辅食。当宝宝长得更大一些,能吃大部分的成人食物时,就不再需要母乳了,妈妈继续哺乳会影响宝宝的心理和生理发育。因此,宝宝需要断奶。选择合适的时机断奶,对宝宝和妈妈来说都很重要。目前认为,选择给宝宝断奶,最好放在春、秋两季。夏天因为气温比较高,宝宝的肠胃消化能力较差,稍有不慎,很容易引起消化道疾病;冬天天气太冷,宝宝因为断奶晚上睡眠不安,容易感冒生病。另外,宝宝的断奶年龄在 2 周岁左右较为适宜;宝宝接近 2 周岁时,消化功能和咀嚼功能已有很大提高，如果此时宝宝饮食品种和数量已明显增多，并形成一定规律，营养供应充足，能满足生长发育需要，就可以考虑准备断奶。有些妈妈工作较忙，不方便哺乳到宝宝2周岁，也可以考虑宝宝满1周岁后选择合适的时间断奶；断奶时还应注意一定要选择宝宝身体状况最佳的时候，只有当宝宝身体状况良好，消化能力正常时才最适合断奶。

# 如何训练宝宝使用杯子

要习惯了使用奶瓶喝水的宝宝突然用杯子喝水，确实是需要花费一些心思的。妈妈们需要掌握一些小技巧，选对工具，教宝宝学会用杯子喝水就不会那么困难了。

第一阶段：用吸管取代奶瓶。

辅助工具：饮料吸管2支、1个装了半杯白开水的杯子、防水围兜。

❶妈妈将1支吸管含在嘴里，用力做出吸吮的动作，让宝宝模仿着重复数次。

❷将另一支吸管的一端让宝宝含在嘴里，另一端放在装了半杯白开水的杯子里。妈妈拿着杯子，并协助宝宝固定好吸管。

❸妈妈不断重复吸吮动作，让宝宝模仿着做。当宝宝意外地吸到杯子里的水之后，他很快就能了解这个动作所带来的结果，进而学会用吸管喝水。

在坚持使用吸管喝水一段时间之后，如果宝宝出现了看见大人喝水自己也想学大人用杯子喝水的行为时，就可以考虑让宝宝尝试使用没有吸管的学习杯来练习喝水了。

一般来说，在宝宝大约满1岁时就可以开始训练。多练习几次，宝宝很快就能学会。

第二阶段：用杯子取代吸管。

辅助工具：1个装了约10毫升白开水的杯子、防水围兜。

❶妈妈协助宝宝握紧杯子，慢慢将杯子里的水倒入宝宝口内。

❷一开始宝宝还无法很好地控制力量，可能会弄湿全身，所以请替宝宝围上防水围兜，并且提醒宝宝要慢慢喝。

❸当宝宝练习成功之后，记得要及时鼓励宝宝，并逐渐增加杯子内的盛水量。即便宝宝做得不够好，也不要责怪他，以免影响其学习用杯子喝水的积极性。

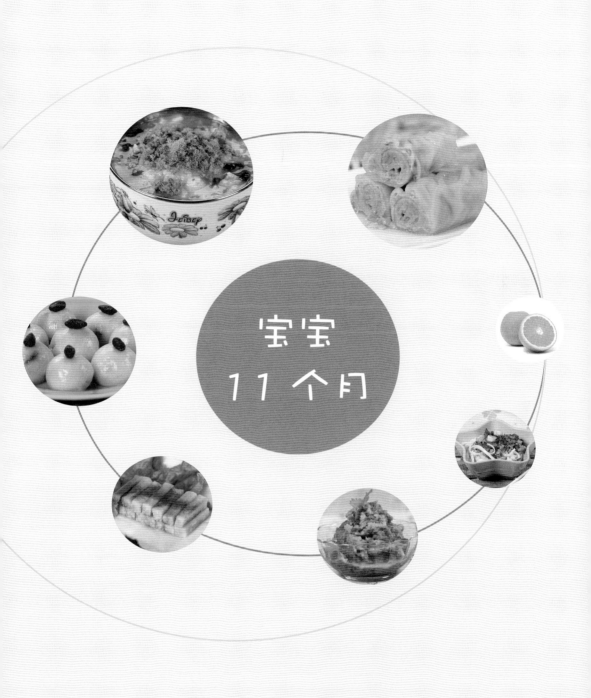

宝宝
11个月

# 宝宝大测试

宝宝喜欢去模仿大人说话的方式、表情；应该逐渐让宝宝与生人接触，克服怕生现象；继续发展宝宝的语言，可以给宝宝看画册讲故事；手指的灵活性大大增强，可用拇指食指捏住微小的物体，可独自站立，可用杯子喝水，会叫爸爸、妈妈，可说几个其他的单音，如"嗨"，用手势和语音代替哭泣来表达要求，可含含糊糊地讲话；可以在大人用一只手牵着的情况下走路，但是走起路来摇摇晃晃，此时还没有什么平衡感；可以站立、会爬楼梯。

### 11 个月宝宝生长发育水平

|  | 身长（厘米） | 体重（千克） | 头围（厘米） | 胸围（厘米） |
|---|---|---|---|---|
| 男婴 | 74.5±2.3 | 9.41±0.11 | 45.7～46.3 | 45.4～46.1 |
| 女婴 | 72.8±2.5 | 8.72±0.12 | 44.5～45.2 | 44.2～45.0 |

# 宝宝膳食需求

此时宝宝的食量为成人食量的 1/3 左右，每餐的食物约小半碗，适当再给宝宝补充些牛奶就可以了。食物制作可以不像以前那样，把食物制成泥或糊，因为经过不断的咀嚼训练，此时的宝宝已经会用牙龈咬食物了，有些蔬菜只要切成丝或薄片即可，饮食应少盐少糖，不要给宝宝吃辛辣、刺激性的食物。

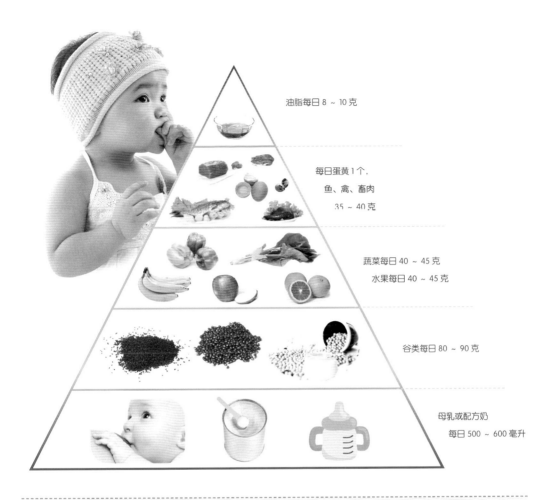

油脂每日 8 ~ 10 克

每日蛋黄 1 个，
鱼、禽、畜肉
35 ~ 40 克

蔬菜每日 40 ~ 45 克
水果每日 40 ~ 45 克

谷类每日 80 ~ 90 克

母乳或配方奶
每日 500 ~ 600 毫升

小叮咛

　　不要让宝宝饭前多吃糖，吃糖过多会升高体内血糖水平，使宝宝有饱腹感，很容易导致身体生长发育所需要的营养物质供应不足，影响正常发育。

# 宝宝何时能与大人一起用餐

　　宝宝在 11 个月以后成长所需的大部分营养是要靠正餐来获得的，就可以与大人一起用餐。为了使宝宝对正餐有兴趣，首先要安排好吃饭时间，饭前 1 小时内不给宝宝吃点心、糖果、冷饮等零食，不要喝大量的饮料，以免影响胃液的正常分泌或冲淡胃液，使宝宝食欲下降。

父母不必过分看重宝宝进食的数量，吃得多就感到欣慰、给予表扬；吃得少就着急失望、催促多吃，这样会使得宝宝感到父母时时在监视他，会有压力，不能放松。没有了愉快亲切的进食气氛，宝宝的食欲难免会受到很大的影响。

因此，在宝宝吃饭前，父母就要营造轻松愉快的气氛，并在吃饭时保持下来，使宝宝在平静从容中完成进食。宝宝一日3餐与大人共享，一方面增进了感情，另一方面培养了良好的饮食习惯，为将来顺利走入幼儿园打下良好基础。另外，1岁多的宝宝毕竟胃容量尚小，每日3餐不足以满足生长发育需要，可以临睡前增加一餐牛奶、酸奶，或蛋糕等，补充能量和营养。

# 怎样用大人的饭菜做断奶食品

断奶初期和中期，可以给宝宝吃的食物较多，如豆腐、肉、鱼、蔬菜等。

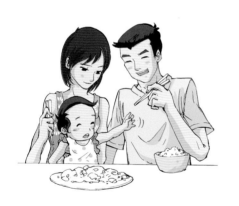

可以在做大人饭菜和宝宝的断奶食品时，将食物做成适合宝宝进食的形状，依据断奶阶段调整口感。如果是炒菜或炖菜中的肉做断奶食物，应将肉去除油脂。

这时，宝宝要模仿大人吃饭，所以，在大人吃饭时要注意，在内容上尽量让宝宝吃大人的食物。

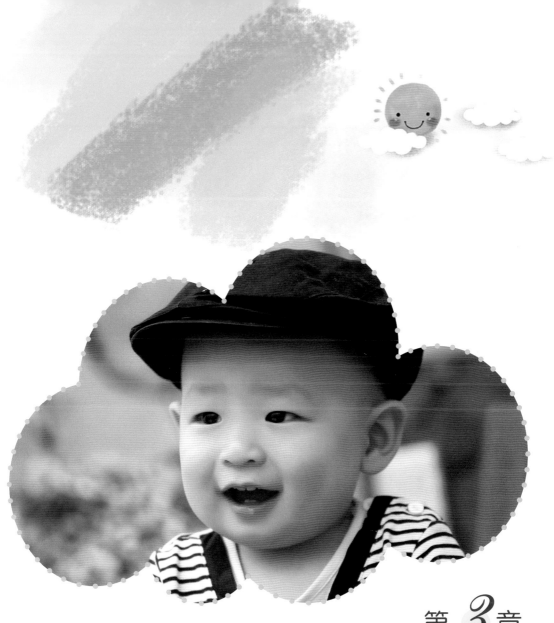

第 **3** 章

# 1~3 岁：
# 长牙期—成人饮食期
## ——地道中国饭，多样少吃

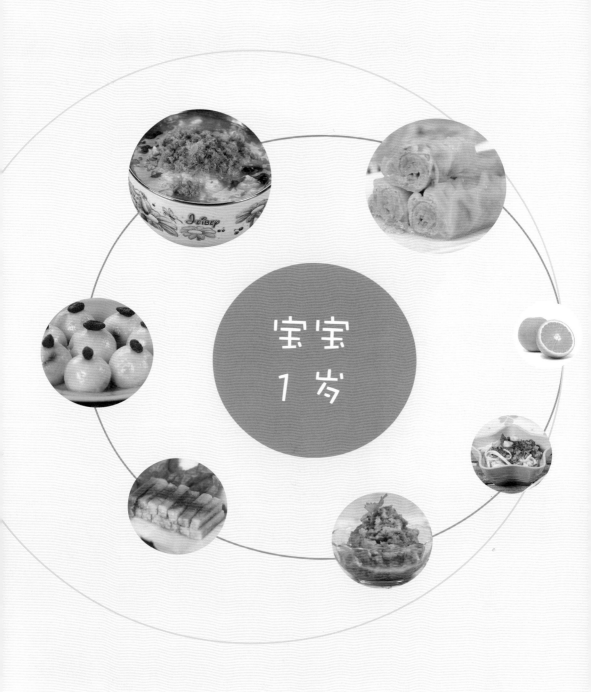

宝宝
1岁

# 宝宝大测试

现在宝宝站起、坐下，绕着家具走的行动更加敏捷。站着时，能弯下腰去捡东西，也会试着爬到一些矮的家具上去。有的宝宝已经可以自己走路了，尽管还不太稳，但对走路的兴趣很浓。宝宝还喜欢将东西摆好后再推倒，喜欢将抽屉或垃圾箱倒空。

可以比较清楚地说出2～3个单音词，并不停地重复，能够有意识地叫"爸爸"、"妈妈"。隐约知道物品的位置，当物体不在原来的位置时，他会到处寻找。

### 1岁宝宝生长发育水平

|  | 身长（厘米） | 体重（千克） | 头围（厘米） | 胸围（厘米） |
|---|---|---|---|---|
| 男婴 | 75.7±2.4 | 9.65±0.11 | 46.3 | 46.1 |
| 女婴 | 74.0±2.6 | 8.95±0.12 | 45.2 | 45.0 |

# 宝宝膳食需求

此时宝宝的生长速度减慢了，食欲会有所下降。宝宝的主食由乳类向普通食物转化，一般早晚饮用两次奶。

保证宝宝4类食物组成：

- 肉、鱼、家禽、鸡蛋。
- 奶制品。
- 水果和蔬菜。
- 谷类、薯类、米饭、面包、面食。

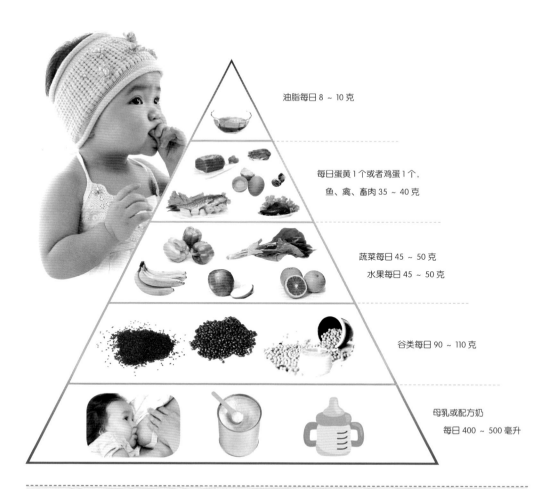

油脂每日 8 ～ 10 克

每日蛋黄 1 个或者鸡蛋 1 个，
鱼、禽、畜肉 35 ～ 40 克

蔬菜每日 45 ～ 50 克
水果每日 45 ～ 50 克

谷类每日 90 ～ 110 克

母乳或配方奶
每日 400 ～ 500 毫升

小叮咛

要避免宝宝挑食、厌食，需要做到：定时吃饭；保持安静的就餐环境；为宝宝进食创造愉快的气氛。

# 如何培养宝宝自己动手吃饭

一般来说，当以下现象发生时，妈妈就可以着手教宝宝学吃饭了：宝宝吃饭的时候喜欢手里抓着饭；已经会用杯子喝水了；当勺子里的饭快掉下来的时候，宝宝会主动去舔勺子。

宝宝在自己动手的过程中，慢慢就

学会了吃饭技巧。当然，你也可以在这个过程中帮助宝宝。

如果宝宝总喜欢抢勺子的话，妈妈可以准备两把勺子，一把给宝宝，另一把自己拿着，让他既可以练习用勺子，也不耽误把他喂饱。

教宝宝用拇指和食指拿东西。

给宝宝做一些能够用手拿着吃的东西或一些切成条或片的蔬菜，以便他能够感受到自己吃饭的怎么回事。如土豆、红薯、胡萝卜、豆角等，还可以准备香蕉、梨、苹果和西瓜（把子去掉）、熟米饭、软的烤面包等。

将食物切成小块，把它们放到宝宝的盘中，让宝宝自己学着将食物送到嘴中。在这个过程中，随时注意宝宝送进嘴中的食物，以免食物过多使宝宝发生吞咽困难。将使用勺子的过程在宝宝面前演示后，让宝宝自己尝试使用。记住给宝宝准备一块围兜，以免弄脏衣物。给宝宝一块手帕鼓励他擦嘴巴。

## 为什么宝宝1岁前不吃蜂蜜

目前大多数喂养建议都告诉妈妈，宝宝在1岁以前不能吃蜂蜜。理由是蜂蜜中可能含有肉毒杆菌，婴儿食用被污染的蜂蜜会发生中毒，严重时导致死亡。实际情况是，蜜蜂在采集花粉的过程中可能会被肉毒杆菌污染，微量的肉毒杆菌对成年人不构成危害，而对于婴儿来说就可能造成危险。但并不是所有的蜂蜜都含有肉毒杆菌，只有极少量的蜂蜜被污染。为保险起见，1岁以内的宝宝不要食用蜂蜜。但如果宝宝已经吃了少量蜂蜜，妈妈也不必过于担心。以后暂时不要再给宝宝喂食蜂蜜就是了。

## 宝宝拒绝断乳怎么办

如果宝宝对母乳依赖很强，快速断奶行不通，宝宝可能会拒绝断奶。妈妈应从每天喂母乳6次，先减少到每天5次，等妈妈和宝宝都适应后，再逐渐减少，直到完全断掉母乳。

**少吃母乳，多吃牛奶。**开始断奶时，可以每天都给宝宝喝一些配方奶粉，也可以喝新鲜的全脂牛奶。需要注意的是，尽量鼓励宝宝多喝牛奶，但只要他想吃母乳，妈妈不该拒绝他。

**断掉临睡前和夜里的奶。**大多数的宝宝有半夜里吃奶和晚上睡觉前吃奶的习惯。宝宝白天活动量很大，不喂奶还比较容易。最难断掉的，恐怕就是临睡前和半夜里的喂奶了，可以先断掉夜里的奶，再断临睡前的奶。这时候，需要爸爸或家人的积极配合，宝宝睡觉时，可以改由爸爸或家人哄宝宝睡觉，妈妈避开一会儿。

**减少对妈妈的依赖，爸爸的作用不容忽视。**断奶前，要有意识地减少妈妈与宝宝相处的时间，增加爸爸照料宝宝的时间，给宝宝一个心理上的适应过程。对爸爸的信任，会使宝宝减少对妈妈的依赖。

**培养宝宝良好的行为习惯。**断奶前后，妈妈因为心理上的内疚，容易对宝宝纵容，但要知道越纵容，宝宝的脾气越大。在断奶前后，妈妈适当多抱一抱宝宝，多给他一些爱抚是必要的，但是对于宝宝的无理要求，却不要轻易迁就，这时，需要爸爸的理智对妈妈的情感起一点平衡作用，当宝宝大哭大闹时，由爸爸出面来协调，宝宝比较容易听从。

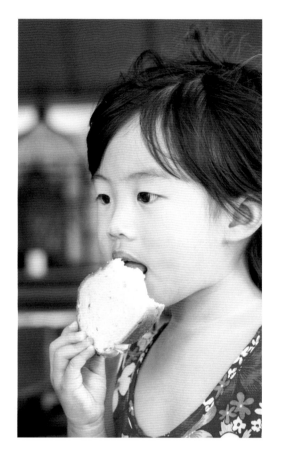

断奶期间宝宝不良的饮食习惯是断奶方式不当造成的，可不是宝宝的过错。断奶期间依然要让宝宝学习用杯子喝水和饮果汁，学习自己用小勺吃东西，这能锻炼宝宝独立生活能力。

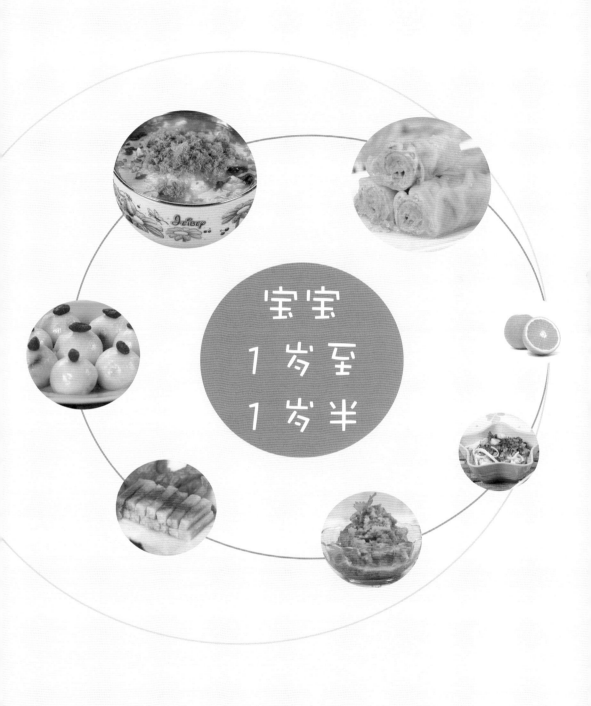

宝宝
1岁至
1岁半

# 宝宝大测试

1岁至1岁半的宝宝身体活动能力很强了，能够很好地握着、抓着东西了。更加好动，走路更稳，有时还想跑，尤其是在户外，稍不注意，宝宝可能一溜烟儿跑出去好远。在家里也经常是爬上爬下。喜欢学着大人的样子踢皮球，随着音乐晃动身体跳舞，还喜欢所有可以按动的开关或按钮，不停地打开关上。在大小便之前已经能够知道叫人，仍然需要督促。记忆力和想象力也有所发展。一件玩具找不到了，宝宝会努力寻找，甚至会换一个地方再找。视力也已经很好，很细小的东西都可以看到。可以比较清楚地说出2～3个单音词，并不停地重复，能够有意识地叫"爸爸"、"妈妈"。

### 1岁至1岁半宝宝生长发育水平

| | 身长（厘米） | 体重（千克） | 头围（厘米） | 胸围（厘米） |
|---|---|---|---|---|
| 男婴 | 76.9～82.3 | 9.87～10.94 | 46.3～47.3 | 46.1～47.6 |
| 女婴 | 75.2～80.7 | 9.17～10.23 | 45.2～46.2 | 45.0～46.6 |

# 宝宝膳食需求

1岁至1岁半宝宝的主要营养摄入已经不再通过母乳或奶粉，将逐渐以三餐为主，但由于宝宝个体的差异性，饮食也会有所不同，因此，只要宝宝获得均衡的营养就足够了。

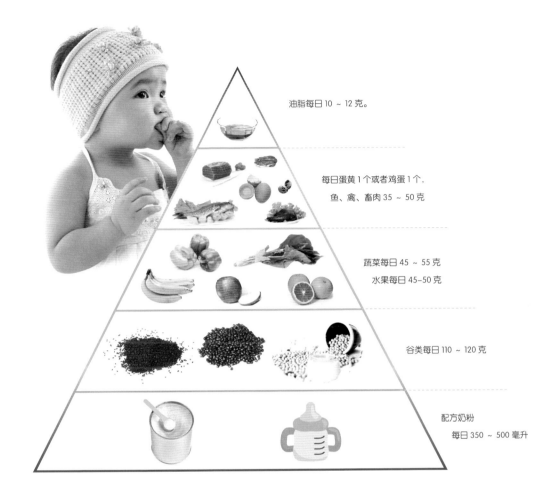

油脂每日 10 ~ 12 克。

每日蛋黄1个或者鸡蛋1个,
鱼、禽、畜肉 35 ~ 50 克

蔬菜每日 45 ~ 55 克
水果每日 45~50 克

谷类每日 110 ~ 120 克

配方奶粉
每日 350 ~ 500 毫升

## 宝宝三餐分配讲原则

- 早餐占全天饮食总量的 30%,要吃好。
- 中餐占全天饮食总量的 35%,要吃饱。
- 晚餐占全天饮食总量的 25%,要吃少。
- 加餐或零食占全天饮食总量的 10%。

在保证一日三餐主食的同时,还要保证宝宝每天喝两次奶,总量应保持在 400 ~ 500 毫升。这是由于奶类不仅可以为宝宝提供优质蛋白,还可以补充钙质,满足宝宝骨骼生长的需要。

# 进餐时间多长合适

最好将宝宝的进餐时间控制在25分钟，超时就不允许再吃。准备吃饭前应收起宝宝所有的玩具，并关掉电视。爸爸妈妈最好不要用哄骗、威胁的办法让宝宝吃饭，要等他饿了再让他吃。饭前也不要给宝宝太多的零食，否则会消减其正餐时的食欲。更不要让宝宝边吃边玩，或边看电视边吃，这些不良的进餐习惯，都会导致宝宝吃饭分心，影响食欲。等宝宝大一点，成人可以带宝宝去厨房，让宝宝参与食物烹饪的全过程，再给他讲解各种食物的生长和营养，让宝宝对食物产生兴趣。

# 能给宝宝吃补品吗

家长都希望宝宝健康成长，但宝宝的生长发育因先天或后天的因素，总是有一些个体差异，有的宝宝可能比小伙伴长得矮，或有的宝宝容易生病等。有些家长为了宝宝的成长，就热衷于让宝宝吃大量的营养补品，希望宝宝发育得更好。

现在市场上许多补品是针对一定情况起作用，但目前营养补剂良莠不齐，无病乱补或补不对路不仅无益，反而有害。因此补药的一些反作用不容忽视。

补药的成分复杂，部分补品中含有性激素类物质，宝宝服用有引起性早熟的危险。

补药服用过多能干扰宝宝的消化吸

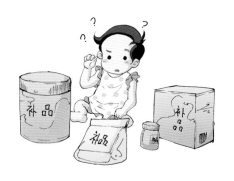

收能力。在宝宝营养和热量已经充足时额外增加补品，并不能达到补益的效果。过量营养补品还可能干扰宝宝的胃肠功能，降低食欲，有些宝宝服补药的结果是影响了正常的生长和发育。

过量补品还会引发疾病或对宝宝健康带来危害。近年也发生宝宝因服用维生素过量而中毒的情况，这是因为家长害怕宝宝缺乏维生素，长期给宝宝大量服用所致。如维生素 A 过量引起的急性脑积水等。

# 宝宝依赖奶瓶、安慰奶嘴怎么办

奶瓶不要马上换走，给他添个漂亮的训练杯，想办法让他爱上杯子。给他看有漂亮杯子的图片，或者爸爸妈妈用宝宝的杯子津津有味地喝水给他看，可以说："哇，这个漂亮杯子里的水特别好喝，杯子上还有只小熊呢。隔壁家的漂亮姐姐也是用这个杯子喝水的……好好喝哦……"宝宝总是有好奇心的，他第一次用杯子喝水时一定不要让他呛到，所以选个好的训练杯很重要，喝完后要表扬他。

**循序渐进**：不要一下子突然改用杯子喝奶，这可能会影响宝宝因为无法顺利喝奶影响对杯子的好感，可先用杯子喝少量的水和宝宝喜欢喝的果汁。

**选用合适的杯子**：一开始选择不易破碎，有紧扣的盖子、小吸嘴、双把手

的方便水杯，等宝宝适应后再过渡到普通水杯。这期间千万别让宝宝对方便水杯产生依赖。有调查表明，如果长期让宝宝用方便水杯饮用含糖分的饮料，其对牙齿造成的损害并不比奶瓶小。

**设法转移注意力**：如果宝宝就是爱奶瓶，把奶瓶当作不能离开的安慰物，你就该发挥创意，设法提供其他安慰方法和物品，循序渐进，反复尝试去代替奶瓶。多抱抱宝宝，陪陪他，安抚奶嘴也是不错的替代品，但不可滥用。

**不要怕反复**：有些宝宝，本来已经接受杯子了，可过了一段时间，又要求用奶瓶喝东西。其实，不断长大的宝宝常有"重温旧梦"的心理要求，需要怀念一下过去的习惯。最好顺其自然，不必强迫他只能用杯子，当然，也不能对

他用奶瓶表示鼓励和欣赏。

正面鼓励：万一宝宝伤心和生气，爸爸妈妈一定要保持平静和亲切的态度，这样宝宝多半很快就没事了。多从正面鼓励宝宝，"我们的宝贝已经长大了，再也不需要的奶瓶了"，"宝宝会自己端杯子喝水了，真能干！"这样他会感到自豪，觉得自己很了不起。

选择宝宝心情愉快的时候使用杯子，渴、饿和累时不适宜。

# 为什么不要给宝宝吃汤泡饭

很多父母觉得米饭很硬不利于宝宝消化，而菜汤含有丰富的营养，用菜汤泡米饭，不仅可以吸收汤汁的营养又能让米饭变软，宝宝吃得下，但是这种方法其实是不科学的。

用汤泡过的饭，其容量会增加，这样宝宝吃了以后就很容易感到胀饱，每餐相应的摄入量就会减少。一般汤里的蛋白质只有肉中蛋白质含量的7%，而大量的蛋白质、脂肪、维生素和矿物质仍都留在鱼肉、猪肉、鸡肉中，所以给宝宝吃汤是得不到各种足够的营养素的，根本不能满足宝宝生长发育的需要，反而容易患营养不良及贫血等疾病。

不经咀嚼的饭会增加胃的负担，而过量的汤水又会将胃液冲淡，从而影响食物的消化吸收，时间长了还容易引发胃病。

米饭用汤泡过之后，变得较软，再加上汤水渗入其中使之软滑，基本上不用怎么嚼就可以咽下。这样吃饭当然速度是快了，但宝宝会养成不愿咀嚼的坏习惯，不利于宝宝咀嚼功能的进一步发育。

只饮肉汤而不直接食肉会导致宝宝缺锌。缺锌引起的味觉迟钝又使宝宝食欲差甚至厌食。更重要的是，锌是促进生长的重要元素，缺锌者常矮小，于是缺锌的宝宝生长显著落后于正常饮食儿童。

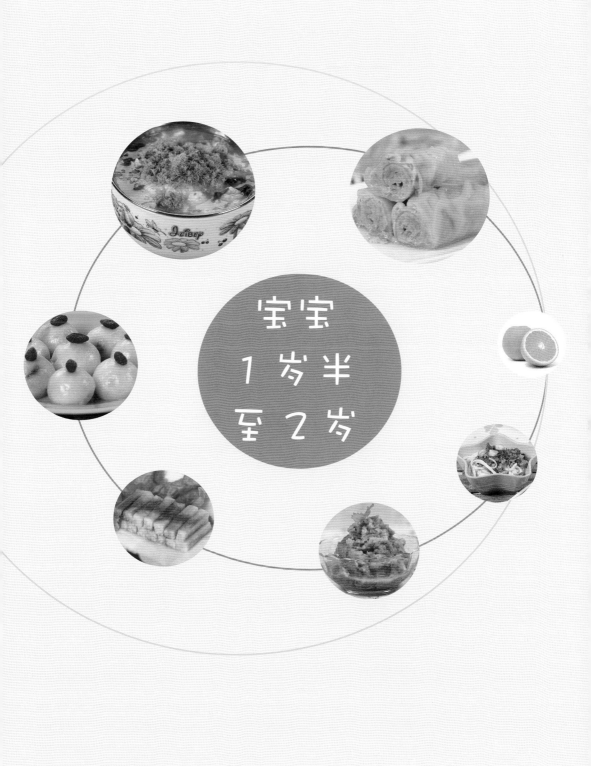

宝宝
1岁半
至2岁

# 宝宝大测试

1岁半至2岁宝宝的体格生长速度较第1年慢。宝宝有了自己独立的人格，并且什么都想模仿。可以慢慢地跑了，但是总摔跟头。手已经很灵活了，能够移动物体。喜欢冒险，对什么事都好奇。想象力也非常丰富，还能简单描述一个物体或事物。

1岁半至2岁宝宝生长发育水平

|  | 身长（厘米） | 体重（千克） | 头围（厘米） | 胸围（厘米） |
|---|---|---|---|---|
| 男婴 | 83.2~87.1 | 11.1~12.15 | 47.3~48.8 | 47.6~50.2 |
| 女婴 | 81.7~85.7 | 10.4~11.5 | 46.2~47.7 | 46.6~49.0 |

# 宝宝膳食需求

1岁半至2岁的宝宝，随着其消化功能的不断完善，饮食的种类和制作方法开始逐渐向成人过渡，以粮食、蔬菜和肉类为主的食物开始成为幼儿的主食。不过，此时的饮食还是需要注意营养平衡和易于消化，不能完全吃成人的食物。以1~3岁的幼儿膳食"4+1"方案为例，具体为1~2瓶牛奶，1个蛋，1~2份禽、鱼、肉，2份蔬菜与水果，2~3份谷与豆（其中1份相当于50克，1瓶牛奶为227克）。

为宝宝健康着想，应以五谷杂粮、鱼、肉、肝、蛋、蔬菜等组成食谱；坚持米麦杂粮搭配，减少零食，这样才能使食物中的营养素互相补充，发挥营养之间的协调作用，使宝宝健康成长。

这时宝宝的饮食接近成人，可以让他多吃大人饮食；要鼓励他吃杂食，每天吃的种类多一些，但每样东西量要少一些，逐渐向成人饮食靠近。

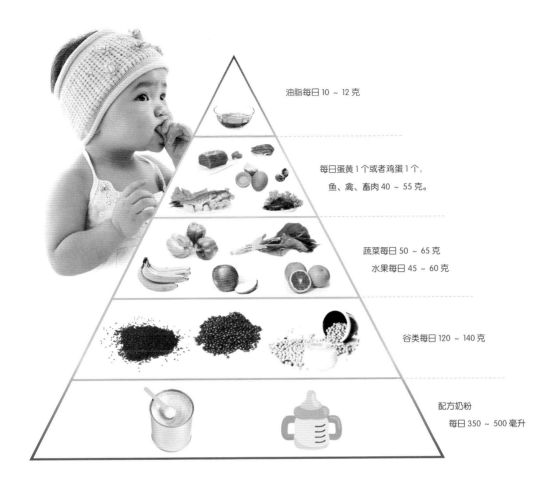

油脂每日 10 ~ 12 克

每日蛋黄 1 个或者鸡蛋 1 个，
鱼、禽、畜肉 40 ~ 55 克。

蔬菜每日 50 ~ 65 克
水果每日 45 ~ 60 克

谷类每日 120 ~ 140 克

配方奶粉
每日 350 ~ 500 毫升

# 宝宝体重略低就不健康吗

宝宝对于摄入的营养若是不够时，机体功能会按照如下顺序分配养分供给：首先保证头部和大脑的发育需要，其次是保证各种器官发育的需要。营养的缺乏，主要是肌肉和骨骼的营养供给少，只要成年发育时营养供得上，不会产生因营养不足带来后果的。

1 岁时体重平均为 9 千克，以后体重增加的规律为：体重（千克）= 年龄 × 2+8。但宝宝存在个体差异，若体重与平均标准有偏差，最好咨询医生，以便科学地看待宝宝的健康。

如果宝宝真的达不到标准体重的最低值，也不要慌张。仔细找到症结所在，才能有的放矢地解决问题。

体重增长不够就是营养不够。要注

意多给宝宝吃有营养的食物。奶粉要注意选择营养丰富均衡的奶粉。另外，饭菜要多样化，以吸收不同的营养。再者吸收率也是个问题，吸收不好体重、身高等也会增长迟缓。在此期间可以补充一些益生菌冲剂，促进消化和吸收。另外，对宝宝的主要营养来源之一的奶粉一定要注意选择营养丰富，好消化的奶粉。

# 如何控制肥胖宝宝的进食量

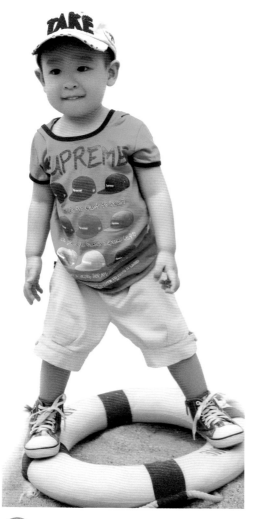

现在体重超标的宝宝越来越多，年龄小的宝宝过分肥胖会导致脂肪细胞数目增多。胎儿在母体内从第30周起到出生后1周岁，是人体中脂肪细胞增殖的敏感期，这个时期肥胖的特点是脂肪细胞分裂增快，不但细胞体积增大而且数目增多。增多的脂肪细胞数目是永久性的，称为增生型肥胖。而以后发生的肥胖特别是成年后的肥胖只是增加脂肪细胞的体积而脂肪细胞数目不再增多。所以小宝宝发生肥胖会使成年后的肥胖更加难以控制。所以如果宝宝食量过大，体重增长太快，妈妈有必要采取措施加以控制。但不能限制得过分严格，以免影响宝宝正常的生长发育，可以通过合理的饮食控制摄入来减缓宝宝体重的增加，使之符合该年龄段宝宝的正常生长速度。

添加辅食前的宝宝尽量坚持母乳喂

养，因为母乳喂养不容易引起宝宝肥胖。人工喂养的宝宝最好给予配方奶粉，以免摄入过多饱和脂肪。肥胖宝宝每日奶量若超过 900 毫升时要逐渐减量或加水稀释，不可喂浓缩奶。如果喂牛奶，最好选择低脂的，使奶中脂肪量不超过 2%。但不提倡给予完全的脱脂乳，以免造成营养不良。

不要过早或过多地给宝宝添加淀粉类食物，大一些的宝宝可适当用一些粗粮，如玉米、燕麦等。

不应减少蛋白质的量，甚至供给要稍高些。肉类可选用含脂肪低的肉类如鱼、虾、兔肉、牛肉、羊肉、鸡肉等。其中鱼、虾及鸡肉最适合年龄小的宝宝。可以多选用豆腐及豆制品。

保证维生素及矿物质供应，应给足够的蔬菜、水果等。

饮食要清淡、少油、少盐。

不要吃得太快，让宝宝养成细嚼慢咽的进餐习惯。

在宝宝开始添加辅食的时候，也正是一生饮食习惯养成的时期，此时应尽量少给宝宝吃油多的味道香浓的食物及甜食等，要给宝宝养成爱吃清淡饮食的好习惯。

鼓励宝宝多活动，大人尽量少抱宝宝，在家长的监护下让其自由奔跑，每次 10～15 分钟，要让宝宝出汗。

吃饱了就不应再吃了，要坚持少吃的习惯。

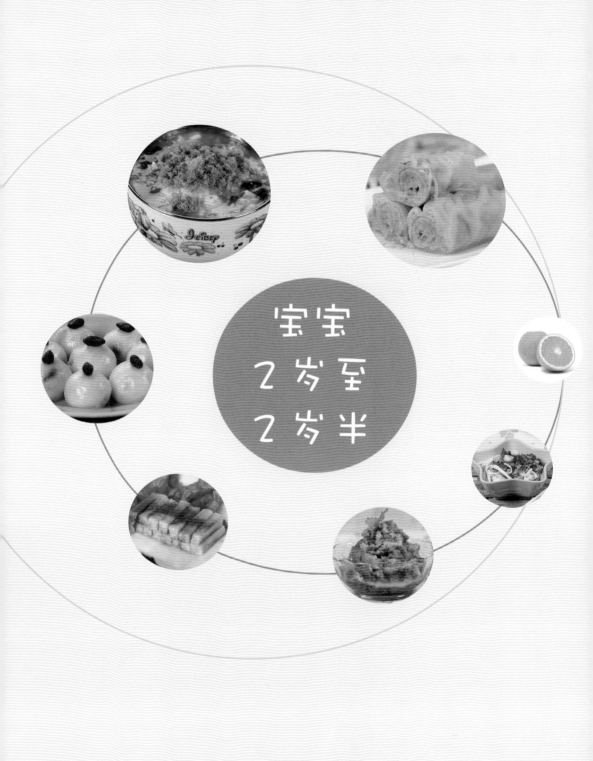

宝宝
2岁至
2岁半

# 宝宝大测试

宝宝满 2 岁以后就会做很多事情了，能自己吃饭，大部分宝宝白天要上厕所时会叫人，也会讲很多话，不但走路很稳，而且连跑带跳的了。此时正是宝宝的情绪急剧动荡的时期，有时，突然跟妈妈撒娇，有时又怕妈妈，父母往往很难对付。但是，这都是暂时性的，用不着过分担心。应该冷静对待，好好照料。

宝宝的体重在出生后头两年内增长较快，2 岁时的体重约为出生时体重的 4 倍。2 岁后体重的增长速度逐渐减慢，2 岁至青春期前（约 12 岁）每年均有较为稳定的增长。

### 2 岁至 2 岁半宝宝生长发育水平

|  | 身长（厘米） | 体重（千克） |
| --- | --- | --- |
| 男婴 | 88.0 ~ 91.9 | 12.4 ~ 13.3 |
| 女婴 | 86.6 ~ 90.7 | 11.7 ~ 12.7 |

# 宝宝膳食需求

2 岁以上的宝宝要注意养成良好的饮食习惯。尽量杜绝挑食、偏食、吃零食的习惯，饮食结构要合理。还要加强锻炼宝宝自己用勺、碗吃饭。每天可以吃 100 ~ 200 克水果。

小叮咛

对于 2 岁以上的宝宝，每天应安排好三餐三点（即早、午、晚餐，早、午、晚点）。

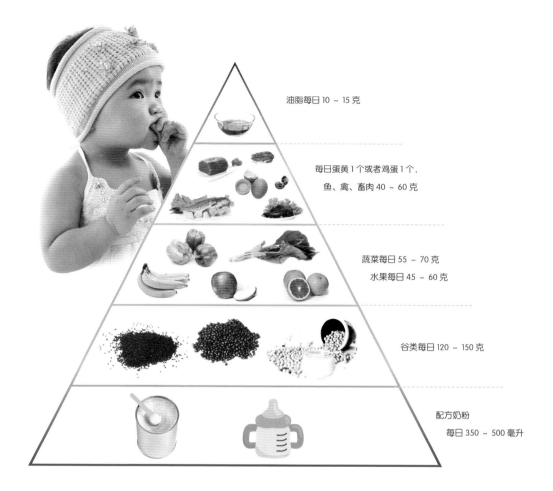

油脂每日 10 ～ 15 克

每日蛋黄 1 个或者鸡蛋 1 个，
鱼、禽、畜肉 40 ～ 60 克

蔬菜每日 55 ～ 70 克
水果每日 45 ～ 60 克

谷类每日 120 ～ 150 克

配方奶粉
每日 350 ～ 500 毫升

# "要得小儿安，三分饥和寒"对吗

　　宝宝子的生长发育并不是越快越好，宝宝发育过早、成长过快，成年后越容易得慢性病。有些家长想尽办法拼命给宝宝多吃，这种不良的饮食习惯也许就给肥胖病、高血压埋下了祸根。因此需要建立的正确认识是，儿童的生长发育要适度。

　　"欲得小儿安，须带三分饥和寒"是古人关于儿童饮食起居的座右铭，如果宝宝从小饮食奢侈、营养过剩，可能会过早地患脂肪肝、糖尿病、高血压、动脉硬化等慢性非传染性疾病。日常饮食有节制的人胃肠吸收能力比较好，适应能力较强。所以接受合理膳食的儿童，比从小"奢侈"的宝宝创造力更强，体力更好，也更健康！

# 宝宝喝水量大正常吗

水的需要量取决于机体的新陈代谢的需要。宝宝新陈代谢旺盛，热量需要较多，但肾脏处于"常虚"的阶段，其浓缩功能较差，因此所需水分相对地较多。此外，活动量、外界气温和食物性质也影响宝宝对水的需要量，活动量大的宝宝散热多，需水量较大；多吃蛋白质和矿物质时，排泄这些物质所生的废物需水较多，水的需要量也因此而增加。

所以，宝宝体内水分相对比成人多，占体重的70% ~ 75%。

宝宝年龄越小，体内所需水分的含量比例就越高。宝宝生长发育快，需要水分明显比成人多，而宝宝肾功能尚不完善，水分消耗也较快。一般情况下每千克体重需水量：0 ~ 1岁为120 ~ 160毫升，1 ~ 2岁为120 ~ 150毫升，2 ~ 3岁为110 ~ 140毫升。

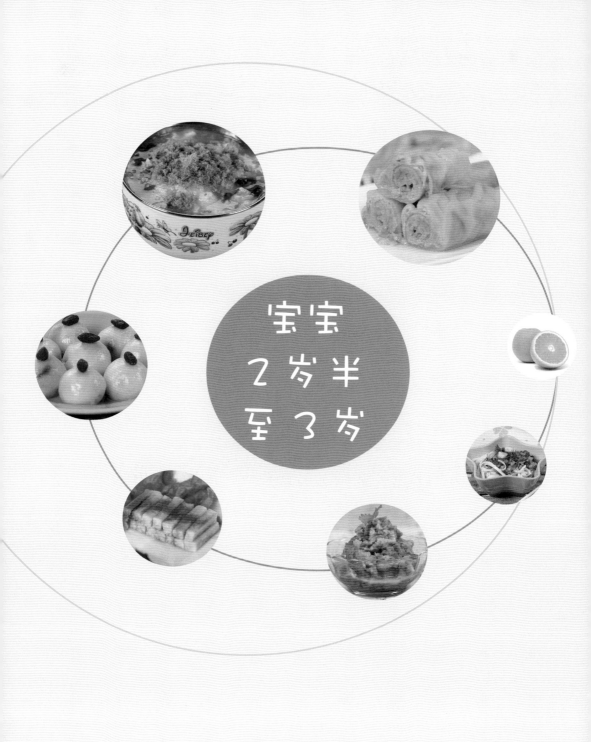

宝宝
2岁半
至3岁

# 宝宝大测试

2 岁半到 3 岁的宝宝，身体已经非常结实了，对疾病的抵抗能力也有了很大程度的提高。此时的宝宝运动能力已经很强了，由于这个时期宝宝的运动量较大，因此肌肉也结实有弹性。而且具备良好的平衡能力，并会拍球、抓球和滚球等；快 3 岁的宝宝思维能力也有了很大提高，这时可经常做一些联想的游戏，可以开发宝宝的想象力，锻炼宝宝思维的活跃性。

2 岁半至 3 岁宝宝生长发育水平

|  | 身长（厘米） | 体重（千克） |
| --- | --- | --- |
| 男婴 | 92.7 ~ 96.1 | 13.5 ~ 14.3 |
| 女婴 | 91.4 ~ 95.1 | 12.9 ~ 13.85 |

# 宝宝膳食需求

这个年龄的宝宝每天饮食要平衡搭配，这样才便于身体吸收利用。每顿应以主要供热量的粮食作为主食，也应当有足够提供蛋白质的食物，作为宝宝生长发育所需要的物质。奶、蛋、肉类、鱼和豆制品等都富含蛋白质，人体所需的 20 种氨基酸主要从这些食物中获取。蔬菜和水果是提供维生素和微量元素的来源，每顿饭都应有一定数量的蔬菜才能符合身体需要。早饭应有一片馒头或饼干之类的淀粉供热源用，使牛奶鸡蛋中的氨基酸能被用来促进生长发育。

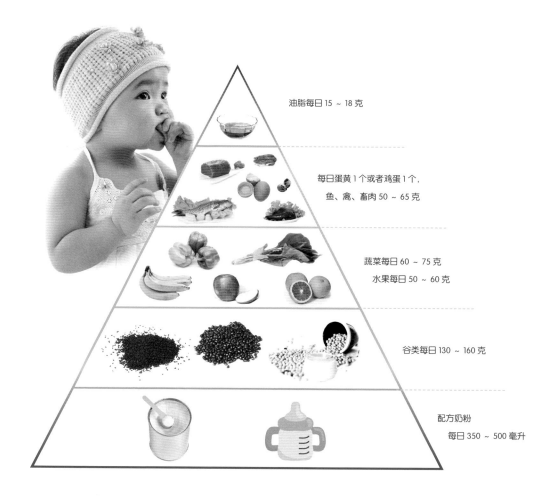

油脂每日 15 ～ 18 克

每日蛋黄 1 个或者鸡蛋 1 个，
鱼、禽、畜肉 50 ～ 65 克

蔬菜每日 60 ～ 75 克
水果每日 50 ～ 60 克

谷类每日 130 ～ 160 克

配方奶粉
每日 350 ～ 500 毫升

# 食用菌的功效有哪些

食用菌如蘑菇、木耳、金针菇、草菇等均含有营养价值较高的物质。据测定，食用菌干品的蛋白质含量接近于肉类和蛋类，鲜品也明显高于蔬菜及瓜果。其中的氨基酸最适宜于儿童的吸收和利用。食用菌中还含有丰富的维生素 A、维生素 D、维生素 $B_1$、维生素 $B_2$、维生素 $B_{12}$ 及铁、镁、钙、磷等多种矿物元素。

这些物质都是儿童生长发育必不可少的，对于儿童发育和预防疾病也具特殊作用。如维生素 A 可保护视力，维生素 D 是钙质形成骨骼的必要物质，能预防佝偻病的发生。每 100 克鲜草菇含维

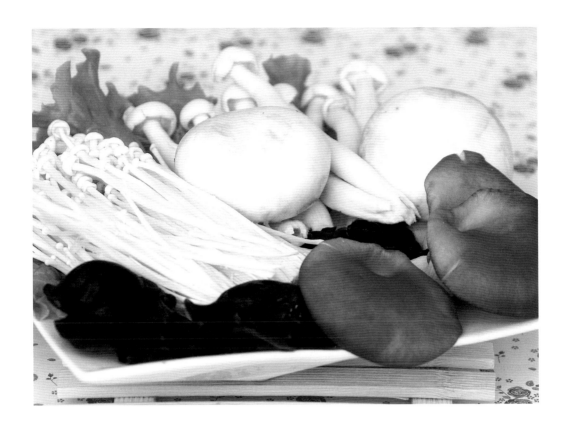

生素 C 高达 210 毫克，而维生素 C 可以防止儿童患坏血病。正因为食用菌中含有丰富的铁、磷和 B 族维生素，所以，儿童常吃食用菌对于其智力发育十分有益。经过筛选的木耳其含铁量每 100 克可高达 184.6 毫克，经常食用可以为宝宝提供铁质。此外，食用菌中还含有三十多种酶，具有特殊的开胃香味，并参与糖和碳水化合物的代谢，有助于提高儿童的食欲和保持良好的体型。

另外，食用菌中还含有多种有益儿童健康的特殊物质。如菌多糖、干扰素诱导剂、腺嘌呤、核苷酸等，对于儿童保健均具有一定功效。食用菌中的干扰素诱导剂是一种低分子糖蛋白，能嵌入肝炎、带状疱疹、流感等病毒颗粒，抑制其增殖。腺嘌呤有拮抗感冒和结核的作用。因此，儿童常吃食用菌，能提高自身的免疫功能。

# 酸奶、奶酪的吃法

酸奶是一种营养丰富、易于消化的饮料，是由牛奶经过发酵制成的，口味酸甜细滑。和牛奶相比酸奶除了具有新鲜牛奶的全部营养成分之外，还能使蛋白质结成细微的乳块，乳酸和钙结合生成的乳酸钙，更容易被消化吸收。

酸奶中所含的维生素 A、维生素 E、胡萝卜素、B 族维生素等，能阻止人体细胞内不饱和脂肪酸的氧化和分解，防止皮肤角化和干燥，使皮肤保持滋润细腻。

酸奶是 1 岁以上宝宝较好的乳品，尤其适用于消化能力差、易腹泻的宝宝食用。

宝宝不宜空腹喝酸奶，最好在饭后2 小时喝。不宜加热饮用酸奶，酸奶中的活性乳酸菌，如经加热或开水稀释，不仅特有的风味消失，营养价值也损失殆尽。

奶酪是牛奶浓缩的精华，其营养价值很高。每 100 克奶酪中含有 799 毫克的钙，大约是牛奶的 7 倍。而且由于需要通过发酵来完成，乳酸菌含量很高，能增强人体抵抗力，促进代谢，增强活力。各国的研究都表明，奶酪有保护眼睛健康、呵护肌肤、保护牙齿、维持肠道菌群平衡等功效。

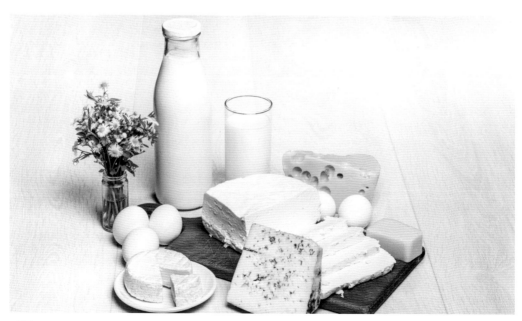

奶酪营养丰富又均衡，是世界上公认的健康食品，对于促进儿童生长发育及保证健康作用非常显著。吃奶酪的主要好处有：

维生素种类丰富助成长：奶酪中维生素 A、维生素 D、维生素 E、维生素 $B_1$、维生素 $B_2$、维生素 $B_6$、维生素 $B_{12}$ 及叶酸的含量均极丰富，有利于儿童的生长发育。

矿物质全面强骨骼：奶酪中含有钙、磷、镁等重要矿物质。每 100 克奶酪钙含量达 690～1300 毫克，而且大部分的钙与酪蛋白结合，吸收利用率很高，对儿童骨骼生长和健康发育均起到十分重要的作用。

消化率高易吸收：奶酪经过发酵，其中的蛋白质变得更易于吸。特别是乳糖，经过发酵后部分转变成葡萄糖和半乳糖，更适于对牛奶消化不太好的宝宝。

脂肪含量可以选择：不同的奶酪脂肪含量不同，由低脂牛奶制作的奶酪脂肪含量较低，适用于较胖的宝宝。而体重正常的宝宝可以根据具体情况进行选择，或轮换食用。

有些奶酪含盐量较多，在为宝宝选择时应特别注意，在买奶酪时关注一下配料表，一定选择那些含盐量低的奶酪。

吃法多样易料理：针对 1～3 岁的婴幼儿应选择适宜其食用的奶酪。脂肪含量高的奶酪可以少吃些，低脂肪奶酪可以适当多吃。在家里，妈妈将奶酪煮粥，或者拌面条果蔬等。

# 要注意哪些饮食安全

大人们都很忙，有时会对宝宝照料得不周全，而宝宝生性活泼好动，一刻也不肯消停，并且吃各种豆状零食的机会也增多了。儿科专家指出，有时大人一疏忽，宝宝就可能出现了危险，尤其是在跑动、跳跃、嬉笑时，很容易使豆状零食呛入气管里，出现呛咳、憋气、面色青紫等症状，威胁生命安全。除此，节日餐桌上宝宝吃鱼、吃鸡次数比平时增多，大人们稍不留意，就可能使鱼刺或小骨头扎在宝宝嗓子上。

因此，妈妈尽量不要给宝宝吃果冻、果仁、花生、糖豆等豆状零食，以防滑入气管中；进食时保持安静，避免逗引正在进食的宝宝；给宝宝吃鱼或吃鸡时，一定要小心将鱼刺或小骨头摘干净再喂他们，以免扎伤嗓子。

# 鱼刺卡着怎么办

鱼肉营养丰富，可吃鱼的时候一不小心，宝宝就有卡到鱼刺的危险，宝宝卡了鱼刺该怎么办呢？

宝宝如果不慎卡到鱼刺，父母也不要手忙脚乱。首先让宝宝尽量张大嘴巴，然后找来手电筒照亮宝宝的咽喉部，观察鱼刺的大小及位置，如果能够看到鱼刺且所处位置较容易触到，父母就可以用小镊子（最好用酒精棉擦拭干净）直接夹出。往外夹的时候父母要配合完成，一人固定宝宝的头部并用手电筒照明，另一人负责夹出鱼刺。

如果根本看不到宝宝咽喉中有鱼刺，但宝宝出现吞咽困难及疼痛，或是能看到鱼刺，但位置较深不易夹出的，一定要尽快带宝宝去医院请医生做处理。

鱼刺夹出后的两三天内也要注意观察，如宝宝还有咽喉痛，进食不正常或流口水等表现，一定要带宝宝到正规医院的耳鼻喉科做检查，看是否有残留异物。

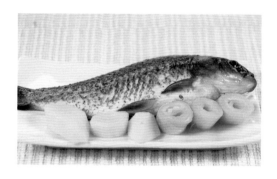

# 为什么不要给宝宝吃腌制食品

腌制食品含有很多添加剂，长期吃影响身体健康，容易导致营养不良。吃含盐量过高食物的儿童有11%～13%患了高血压。此外，食入盐分太多，还会导致体内的钾从尿中丧失，钾有对抗钠的致高血压作用，也是保证肌肉特别是心肌正常动能的重要元素。

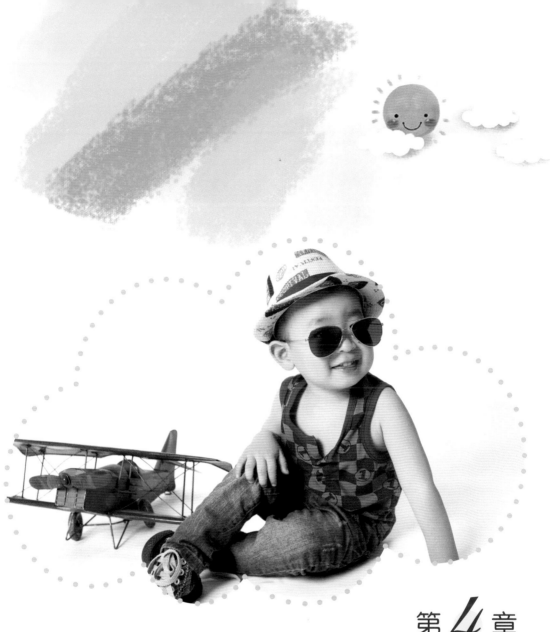

第 **4** 章

# 宝宝成长必需的
# 24 种营养素

——宝宝身体好，营养来护航

# 维生素 A——让宝宝眼睛黑又亮

## 看看宝宝缺维生素 A 吗

维生素 A 可以维持视网膜内感光细胞的正常功能，并可维持上皮细胞的正常。缺乏维生素 A 可发生夜盲症和上皮细胞角化等症状。如果宝宝有如下症状，可能提示维生素 A 缺乏：

暗适应能力下降或夜盲症：从明亮的地方来到光线较暗的地方需要较长时间才能看清东西，或在黑暗处看不见东西。

干眼病和角膜软化。

皮肤特别是臂、腿、肩、下腹部皮肤会出现粗糙，干燥，有时出现鱼鳞状改变，这是维生素 A 缺乏导致皮肤角质化的表现。

容易发生上呼吸道及泌尿生殖道的感染。

生长发育受阻：这点对宝宝的影响最大，会影响骨骼发育以及齿龈增生与角化，还会影响牙釉质细胞发育，使牙齿生长受阻。

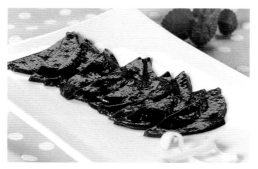

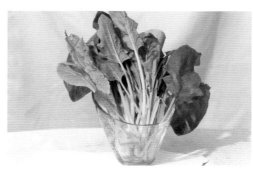

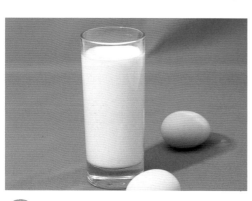

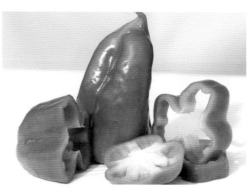

其他：味觉、嗅觉减弱，食欲下降等。

## 高维生素 A 食物大搜索

人体从食物中获得的维生素 A 主要存在于动物肝脏、鱼肝油、鱼子、蛋、奶及其制品；另一类是来自植物性食物中的胡萝卜素和各种类胡萝卜素，绿叶蔬菜、黄色蔬菜和水果，如菠菜、苜蓿、空心菜、莴笋叶、芹菜叶、胡萝卜、豌豆苗、红心红薯、辣椒、青椒、芒果、杏、柿子等。

### 高维生素 A 美食大奉送

## 胡萝卜炒猪肝

适合 8 个月以上宝宝。

🥣 **原料**
胡萝卜 100 克，猪肝 50 克。

🧂 **配料**
葱、姜、油、清水或高汤各适量。

🥄 **做法**
① 将胡萝卜和猪肝洗净切片。
② 在锅内放适量烹调油，用旺火烧热后，放入葱、姜，再下胡萝卜，翻炒，酌加适量清水或高汤。
③ 待胡萝卜半熟后，再下猪肝，不断翻炒，以胡萝卜和猪肝熟透为度。

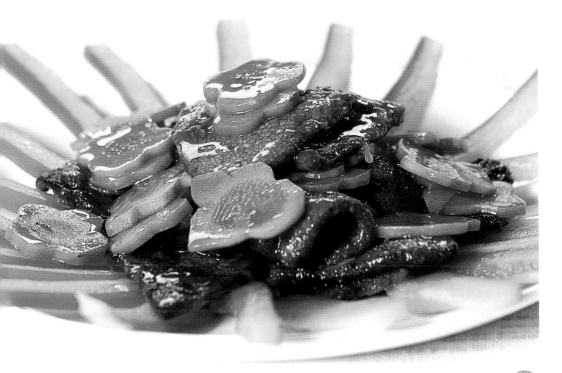

# 煎金瓜酪

适合 8 个月以上的宝宝。

**原料**
小南瓜 200 克，鱼露 3 克。

**配料**
色拉油 30 克，生粉各适量。

**做法**
① 南瓜去皮子，洗净，切成火柴棍粗细的丝，随即加入生粉、鱼露拌匀。用大漏勺抖落几下，去掉多余的生粉。
② 起油锅，烧至五成热，将南瓜丝倒入半煎半炸，不要搅散，保持成圆饼状，两面煎炸成金黄色，捞起沥油，改刀装盘。

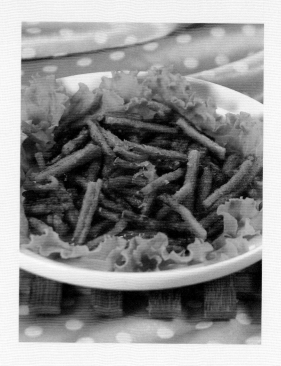

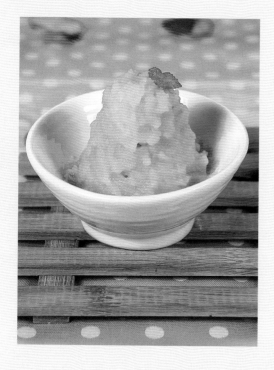

# 红薯泥

适合 4 个月以上的宝宝。

**原料**
红薯 50 克。

**配料**
水适量，白糖少许。

**做法**
① 将红薯洗净，去皮、切碎。
② 稍加温水，放入锅内煮 15 分钟左右，至烂熟，碾成泥状，加入白糖稍煮即可。

注：如果不希望宝宝吃太甜的食物，白糖可少加或不加。

# 胡萝卜猪肝粥

适合6个月以上宝宝。

## 🥣 原料
胡萝卜25克,猪肝15克,大米30克。

## 🧂 配料
葱、姜、油、清水或高汤各适量。

## ✒ 做法
① 将胡萝卜和猪肝洗净切末。

② 在锅内放适量烹调油,用旺火烧热后,放入葱、姜,再下胡萝卜,翻炒,再酌加适量清水或高汤,待胡萝卜半熟后,再下猪肝,不断翻炒至熟,凉凉后切碎。

③ 大米淘洗干净,熬成粥,待粥熟时放入炒好的胡萝卜和猪肝,搅匀,再煮开即可。

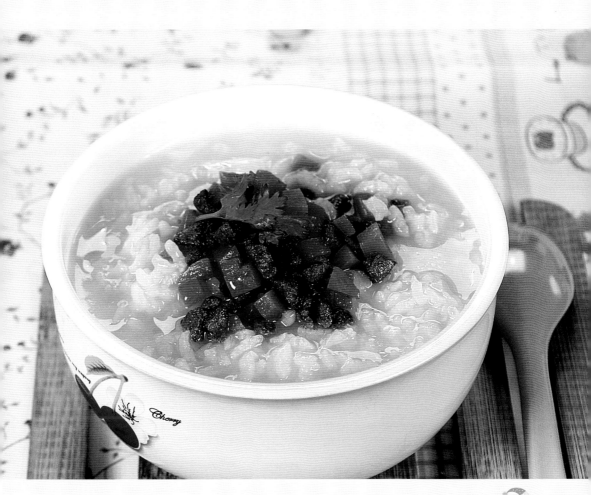

### 黄金搭档：维生素A+脂类食物

维生素A和胡萝卜素是脂溶性维生素，与油脂类食物搭配在一起吸收会更好。动物性食物，如肝脏、鱼肝油、鱼子、蛋、奶等一般本身都含有一定的油脂，而植物性食物，如黄绿色的蔬菜和水果本身脂肪含量极低，所以最好同时吃些脂类食物，如炒菜时放适量肉或植物油等，会让其中的胡萝卜素有较好的吸收。

### 过犹不及

人体摄入过量的维生素A会引起中毒。维生素A中毒有急性及慢性两种，前者是一次摄入极大量维生素A所导致，而后者是长期超量摄入引起的。

中毒的表现为骨质脱钙，骨脆性增加，骨关节疼痛；皮肤干燥、鳞皮、皮疹；脱发，指甲易脆；肝脾肿大、黄疸及神经、精神症状；怀孕时过多摄入维生素A可能引起胎儿畸形。

中国营养学会建议：半岁至4岁宝宝每天维生素A的适宜摄入量为350～360微克。

### 专家解析：胡萝卜的营养

胡萝卜：胡萝卜又叫金笋，含有极其丰富的胡萝卜素，胡萝卜素又被称为维生素A原，在人体内可以转化为维生素A，可以满足婴幼儿在生长发育过程中对维生素A的需要，对宝宝眼睛、皮肤等的发育极有好处。一根生的胡萝卜富含β-胡萝卜

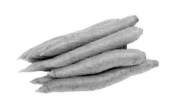

素，可以为宝宝补充维生素A提供充分的原料。而且胡萝卜做熟后非常软，适合小宝宝食用。

胡萝卜素只有溶解在油脂中才能更好地被人体吸收，所以，妈妈在给宝宝做胡萝卜时最好用油烹制或与肉类搭配烹制。

# 维生素B₁——让宝宝食欲大开

### 看看宝宝缺乏维生素B₁吗

维生素B₁严重缺乏可引起末梢神经受损、心肌肥厚、组织水肿、肌肉萎缩等。如果宝宝有如下症状，需要进一步

检查以确认是否为维生素 $B_1$ 缺乏：

- 下肢肌肉无力、脚和脚趾下垂、步态异常。
- 呼吸急促和困难、心悸、心动过速、心电图异常。
- 水肿。
- 消化不良、呕吐、便秘。
- 食欲不振、体重下降。
- 烦躁不安。

## 高维生素 $B_1$ 食物大搜索

膳食中维生素 $B_1$ 含量最丰富的食物为谷类、豆类和肉类；谷类以粗粮（米糠、全麦、燕麦等）为好；动物性食品中以瘦肉、肝、肾、脑中含量较多；坚果如花生等含量也很丰富；蔬菜水果类含量不高；谷类的胚芽和酵母是最好的维生素 $B_1$ 的来源。

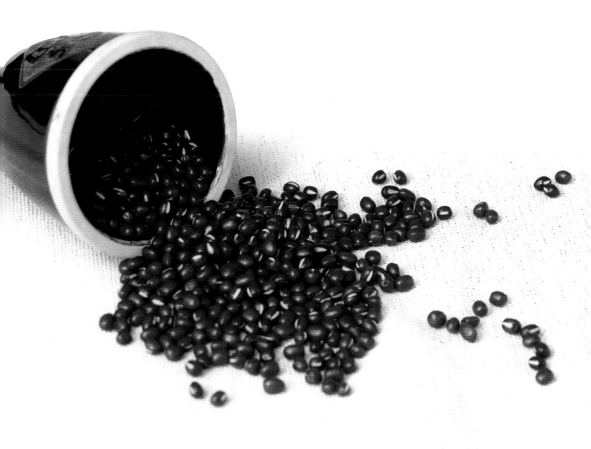

# 玉米面黄豆粥

适合 6 个月以上的宝宝。

🥣 原料

玉米面 50 克，黄豆 20 克。

🥫 配料

水适量。

✎ 做法

① 将黄豆煮至酥烂，捞出。

② 将锅内加足水，烧开，下入黄豆，烧至再开时，倒入用温水搅成糊状的玉米面，边倒边用勺搅匀，开锅后用小火再熬煮一会儿。

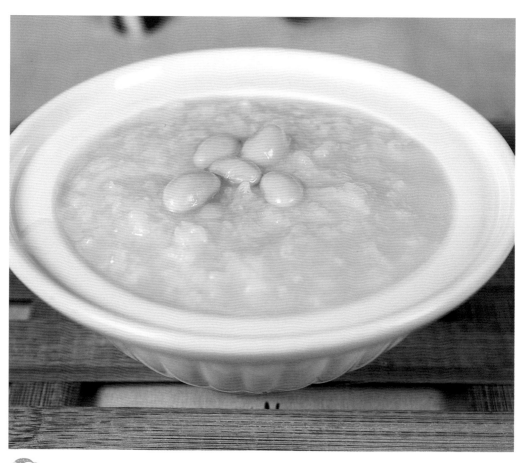

# 奶油栗子酪

适合 8 个月以上宝宝。

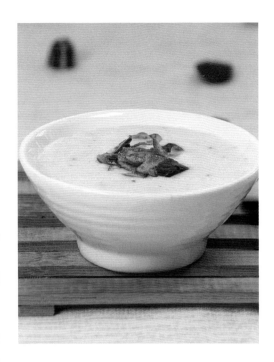

🥣 **原料**

板栗 100 克，鲜牛奶 100 毫升。

🧂 **配料**

白糖 15 克，湿玉米粉、清水各适量。

🥄 **做法**

① 板栗洗净，放入沸水中煮透，捞出，趁热去皮。

② 板栗放小盆加少许清水，上笼蒸烂，然后过箩做成栗子泥。

③ 不锈钢器皿置火上，加入清水，烧沸后，下入栗子泥搅匀，并用木铲不断搅动，再沸后加入鲜牛奶、白糖，然后用湿玉米粉勾芡，成稀糊状即可。

## 黄金搭档：维生素 $B_1$ + 醋

维生素 $B_1$ 在酸性环境中较稳定，碱性环境中容易分解。所以为宝宝补充维生素 $B_1$ 高的食物时最好不要放碱烹调。如果有口味允许的情况下，可以放些醋，以保存维生素 $B_1$，使之不被破坏。

推荐摄入量：半岁以内的宝宝每天 0.2 毫克；半岁至 1 岁的宝宝每天 0.3 毫克；1～4 岁的宝宝每天 0.6 毫克。

## 过犹不及

维生素 $B_1$ 是水溶性维生素，摄入多余的分量可随尿完全排出体外，不会贮留在人体中。长期口服维生素 $B_1$ 没有见到明显的不良反应，所以维生素 $B_1$ 的毒性很低。超出药理剂量服用有时会出现心悸、恶心、呕吐、皮疹及过敏等不良反应。从食物中补充维生素 $B_1$ 不会导致过量，是安全的。

# 维生素B₂——让宝宝不"烂嘴"

## 看看宝缺维生素B₂吗

维生素B₂又称核黄素，能促进发育和细胞的再生；促使皮肤、指甲、毛发的正常生长；帮助消除口腔内、唇、舌的炎症；增进视力，减轻眼睛的疲劳；和其他的物质相互作用来帮助碳水化合物、脂肪、蛋白质的代谢。

膳食中维生素B₂过少，会导致口腔、唇、皮肤、生殖器的炎症和功能障碍，称为核黄素缺乏症。缺乏维生素B₂可发生脂溢性皮炎（眼、鼻及附近皮肤脂溢且有皮屑及硬痂）、嘴唇发红、口腔炎、口唇炎、口角炎、舌炎、结膜炎，眼睛充血、易流泪、易有倦怠感、头晕等。

## 高维生素B₂食物大搜索

维生素B₂的主要食物来源为瘦肉、动物肝、蛋黄、糙米及绿叶蔬菜，奶类及其制品、鳝鱼、胡萝卜、酿造酵母、香菇、紫菜、茄子、鱼、芹菜、橘子、柑、橙等。另外，肠内益生菌可产生维生素B₂。

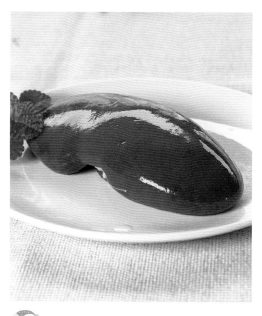
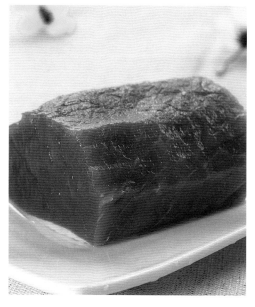

# 三色豆腐虾泥

适合 6 个月以上的宝宝。

## 🥣 原料
胡萝卜半根，虾 30 克，油菜 2 棵，豆腐 50 克。

## 🧂 配料
盐、油各少许。

## 🥄 做法
① 胡萝卜洗净，去皮切碎；虾去头、皮、泥肠，剁成虾泥；油菜洗净用热水焯过，切成碎末；豆腐冲洗过后压成豆腐泥。

② 在锅内倒油，烧热后下入胡萝卜末煸炒，半熟时，放入虾泥和豆腐泥，继续煸炒至八成熟时再加入碎菜，待菜烂，加少量盐即可。

注：含有丰富的营养素，能刺激胃液分泌和肠道蠕动，促进代谢废物排出，有利于宝宝生长发育，这些都是肠道益生菌的功劳，故应注意摄入益生菌。

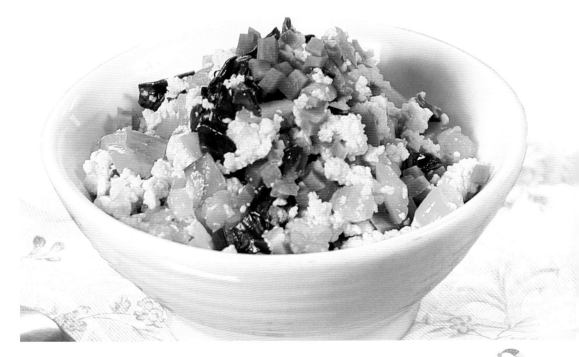

# 鲜肉小馄饨

适合 8 个月以上宝宝。

🍚 **原料**

鲜肉末 1 勺，小馄饨皮 6 片，肉汤 1/2 杯，紫菜少许。

🧂 **配料**

盐、葱末各少许。

🥄 **做法**

① 将鲜肉末，盐，葱末拌成肉馅，把肉馅包在馄饨皮内。

② 用肉汤煮馄饨，出锅前撒上紫菜。

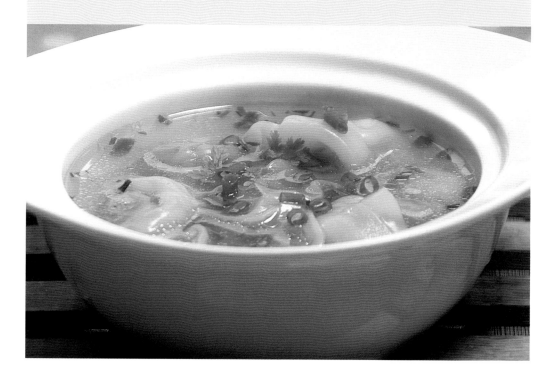

## 黄金搭档：维生素B₂+铁

维生素 $B_2$ 有助于机体对蛋白质、脂肪和糖类的代谢，同时它还参与红细胞的形成，并且与铁的吸收、贮存及利用有关。缺乏维生素 $B_2$ 就会干扰铁在体内的吸收及利用，严重时可造成缺铁性贫血。因此，在补充维生素 $B_2$ 制剂时注意含铁食物的摄入，以避免贫血的发生。

## 过犹不及

维生素 $B_2$ 补充过量，可能引起瘙痒、麻痹、灼热感、刺痛等。长期过量补充维生素 $B_2$ 的人一般尿液都偏黄，这是因为机体不能利用的维生素 $B_2$ 从尿液中排出的原因。

# 维生素 B<sub>6</sub>——让宝宝精力充沛

## 看看宝宝缺维生素 B<sub>6</sub> 吗

维生素 $B_6$ 是一种水溶性维生素，遇光或碱易受破坏，不耐高温。维生素 $B_6$ 在酵母菌、动物肝脏、谷粒、肉、鱼、蛋、豆类及花生中含量较多。维生素 $B_6$ 为人体内某些辅酶的组成成分，参与多种代谢反应，尤其是和氨基酸代谢有密切关系。与维生素 $B_1$、维生素 $B_2$ 合作，共同消化、吸收蛋白质、脂肪。

膳食中维生素 $B_6$ 过少，会造成精神和情绪发生严重紊乱。缺乏维生素 $B_6$，进入的食物就不能得到充分的分解，食物里的营养也得不到有效地吸收，同时，大量未消化完全的食物在体内便会产生许多毒素。需要强调的是，如果宝宝在缺乏维生素 $B_6$ 时，仍旧大量摄入高蛋白食品，可使维生素 $B_6$ 缺乏程度加重。

宝宝缺乏维生素 $B_6$，除了引发皮肤炎症外，还往往有以下表现：急躁、肌肉抽搐、惊厥、部分患儿有腹痛、呕吐、尿液中几乎没有维生素 $B_6$ 物质（吡哆酸、吡哆醇）排出，从而出现低血色素性贫血。某些奶粉以高温处理后，维生素 $B_6$

被破坏，婴儿吃后，便会发生抽筋。

预防主要是注意食物平衡，用高蛋白食物时，应加维生素 $B_6$，另外还要注意烹调方法，加热时间不宜太长，避免反复煮沸，以防影响维生素 $B_6$ 的有效价值。当婴儿出现反复抽搐、贫血、慢性腹泻时应到医院住院确诊，诊断明确后应及早治疗，补充维生素 $B_6$，减少抽搐发生，减轻对宝宝智力的影响。

## 高维生素 B<sub>6</sub> 食物大搜索

维生素 $B_6$ 广泛存在于动植物中，尤以肉、肝、肾、全麦、花生以及大豆中含量为高。人奶、牛奶及谷类食物中都含有适当于人体需要的维生素 $B_6$ 有效量。维生素 $B_6$ 缺乏病是由于食物烹调不当或品种过于单调所致。吸收不良也可致维生素 $B_6$ 缺乏。

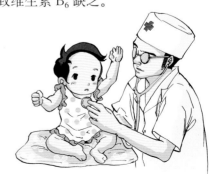

# 甜椒肉丝

适合 1 岁以上宝宝。

 原料

青甜椒、红甜椒、五花肉各适量。

🧂 配料

盐少许。

🍴 做法

① 青甜椒、红甜椒切丝烫熟。

② 五花肉切细丝油锅爆香。

③ 放入甜椒丝稍微翻炒，加少许盐即可。

💗 小 贴 士

甜椒富含维生素和矿物质，宝宝常吃些甜椒能促进食欲，提高身体免疫力。甜椒富含维生素C，维生素C能保护生物膜，是保护脑功能的重要物质。

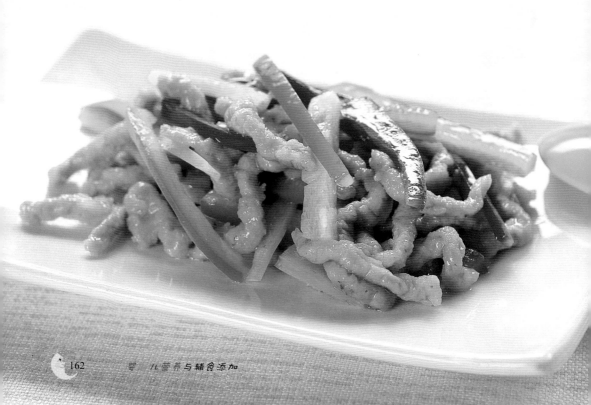

# 银牙鸡丝

适合1岁以上宝宝。

🥣 原料
绿豆芽、鸡胸肉、胡萝卜各适量。

🧂 配料
盐少许。

🥄 做法
① 鸡胸肉煮熟后撕丝。
② 豆芽烫熟，胡萝卜切细丝。
③ 将所有原料拌在一起，加盐调味。

小叮咛

鸡肉含有蛋白质、不饱和脂肪酸、B族维生素及铁、锌、磷、钾等矿物质。宝宝常吃鸡肉可以增强体力、强壮身体、提高对感冒的免疫力。

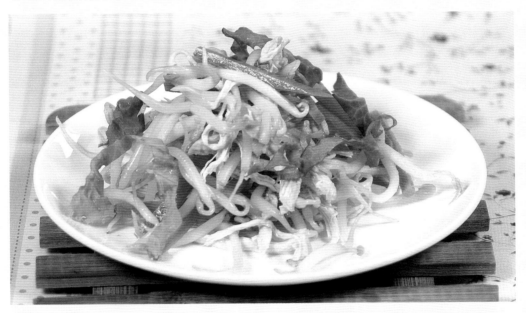

## 黄金搭档：维生素 $B_6$ + 维生素 C

维生素 $B_6$ 与维生素 $B_1$、维生素 $B_2$、泛酸、维生素 C 及镁配合作用，效果最佳。所以，在选择富含维生素 $B_6$ 的食物时，可以同时搭配含其他 B 族维生素及维生素 C 的食物在一起，使效果更好。

## 过犹不及

膳食中维生素 $B_6$ 过多，可以导致恶心，头痛，腹泻，神经麻木等。停止服用相关营养补充品可以消除这些症状。

维生素 $B_6$ 摄入过量会产生不良反应：易产生依赖性；感觉神经系统失调。

# 维生素B₁₂——让宝宝远离贫血困扰

## 看看宝宝缺维生素B₁₂吗

维生素B₁₂是B族维生素的一种，又被叫作钴胺素或氰钴素。维生素B₁₂含有金属钴，是唯一含有金属的维生素。自然界中的维生素B₁₂都是由微生物合成的，高等动植物不能自己制造维生素B₁₂。人类和动物所需的维生素B₁₂必须从食物中摄取。维生素B₁₂可以促进红细胞的发育和成熟，使肌体造血功能处于正常状态，预防恶性贫血；还可以增加叶酸的利用率，促进碳水化合物、脂肪和蛋白质的代谢；以及可促核酸和蛋白质的合成，对婴幼儿的生长发育有重要的作用，也是维护神经系统健康不可缺少的维生素。

最常见的维生素B₁₂缺乏症就是贫血，而贫血会引起皮肤和黏膜无血色、胃肠道功能减退等。如果观察到宝宝眼睛及皮肤苍白或发黄，唇、舌及牙龈发白，牙龈出血，恶心，食欲不振，消化不良，舌头发炎，失去味觉等症状，便是缺乏维生素B₁₂的警讯。宝宝缺乏维生素B₁₂还可以表现为精神情绪异常、表情呆滞、少哭少闹、反应迟钝、嗜睡等症状。

## 高维生素B₁₂食物大搜索

动物性食品：动物的肝脏、肾脏，禽肉及蛋类，如猪肝、鸡肉、牛肉、羊肉等。

植物性食物中一般不含维生素B₁₂，少数发酵豆制品，如酱豆腐、豆豉等含有一定量的维生素B₁₂，这是在发酵过程中由细菌产生的。

### 常见食物中维生素B₁₂的含量

| 食物名称 | 含量（微克/100克） | 食物名称 | 含量（微克/100克） |
|---|---|---|---|
| 硬质干酪 | 2.40 | 全脂奶粉 | 5.91 |
| 金枪鱼 | 5.00 | 火腿 | 4.70 |
| 玉米片 | 5.40 | 虾酱 | 10.38 |
| 沙丁鱼 | 13.00 | 猪皮 | 4.53 |

## 鸭肝肉泥

适合 6 个月以上宝宝。

🍲 **原料**
鸭肝、瘦猪肉各 25 克。

🧂 **配料**
盐、芝麻油各适量。

🥄 **做法**
① 鸭肝去净筋膜，洗净，煮熟，碾成泥。
② 瘦猪肉洗净切末，放入蒸锅内蒸熟，取出，加鸭肝泥和盐、芝麻油拌匀即可。

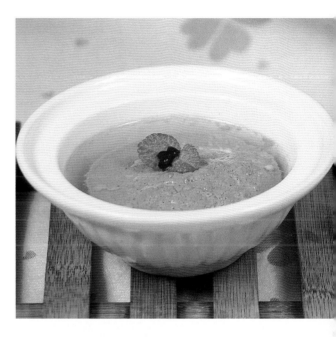

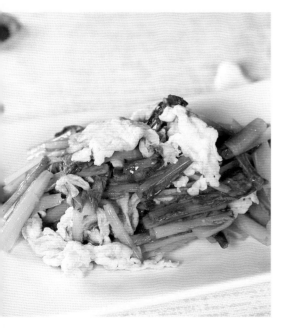

## 鸡蛋小白菜

适合 1 岁以上宝宝。

🍲 **原料**
小白菜 100 克，鸡蛋 25 克。

🧂 **配料**
盐、植物油各适量。

🥄 **做法**
① 小白菜洗净，切小段。
② 炒锅置火上烧热，倒入植物油，放入鸡蛋炒熟，倒入小白菜翻炒，加适量盐即可。

## 黄金搭档：维生素 $B_{12}$ + 荤素搭配

维生素 $B_{12}$ 只存在于动物性食物及某些经细菌发酵的植物性食物，如腐乳等中。所以，要想让宝宝获得足够的维生素 $B_{12}$，不能只吃素食，必须荤素搭配，才能为宝宝提供最为全面的营养。

## 过犹不及

维生素 $B_{12}$ 是人体内每天需要量最少的一种维生素，过量的维生素 $B_{12}$ 会产生毒副反应。过量的维生素 $B_{12}$ 可出现哮喘、荨麻疹、湿疹、面部浮肿、寒战等过敏反应，也可能引发神经兴奋、心前区痛和心悸。维生素 $B_{12}$ 摄入过多还可导致叶酸的缺乏。

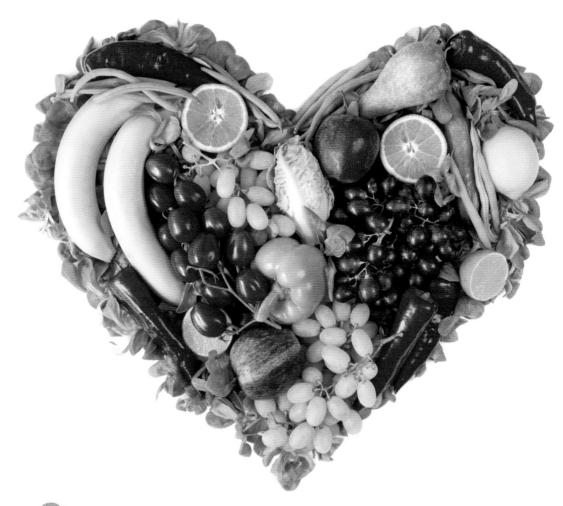

# 叶酸——让宝宝皮肤更健康

## 测测宝宝缺叶酸吗

　　孕早期叶酸缺乏会造成胎儿神经管畸形；出生后的宝宝缺乏叶酸会发生巨幼红细胞性贫血。如果宝宝有贫血症状，可以去医院进一步检查，确诊为缺铁性贫血或叶酸缺乏性贫血，如果为后者，则可为宝宝多选择含叶酸高的食物。

## 高叶酸食物大搜索

　　叶酸在食物中存在很广泛，很多动物性食物和植物性食物富含叶酸：动物内脏（肝、肾等）、瘦肉、豆类、粗粮（大麦、米糠、小麦胚芽、糙米等）、深绿叶蔬菜（莴苣、西蓝花、菠菜、芦笋等）、坚果（核桃、腰果、杏仁、松子、葵花籽、花生）、水果（橘子、草莓、樱桃、香蕉、桃子、葡萄、猕猴桃、梨等）及果汁、豆奶和牛奶等。

## 高叶酸美食大奉送

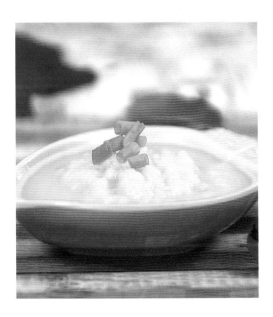

# 鸡肉泥

　　适合 6 个月以上宝宝。

🥣 **原料**
鸡肉末 5 克，鸡汤 10 克。

🧂 **配料**
牛奶 15 克。

🥄 **做法**
① 把鸡肉末和鸡汤一起放入锅内煮半成熟后放容器内研碎。
② 放入锅内加少量牛奶，继续煮至黏稠状。

# 煮挂面

适合 6 个月以上宝宝。

## 🍚 原料

挂面 1/2 小碗，肝 1 块，虾肉 5 克，菠菜 5 克，鸡蛋 1/4 个。

## 🧂 配料

肉汤、酱油各少许。

## 🥄 做法

① 把挂面煮软后切成较短的段儿，然后放入锅内，再放入肉汤、酱油一起煮。

② 把肝、虾肉和菠菜（切碎）同时放入锅内。

③ 将鸡蛋调好后放入锅内，煮至半熟即可。

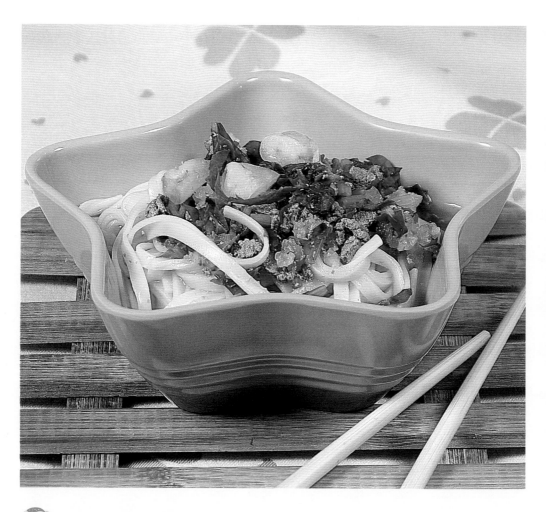

## 黄金搭档：叶酸 + 维生素 C

维生素 C、葡萄糖和锌可以促进叶酸的吸收。

绿叶蔬菜同时富含维生素 C 和叶酸，所以可为宝宝选用。此外，也可用绿叶蔬菜搭配一些动物瘦肉或内脏，这些食物中含有较多的锌，可以帮助叶酸吸收。

## 过犹不及

叶酸是一种水溶性维生素，一般不容易发生中毒。但长期大剂量服用叶酸制剂可出现厌食、恶心、腹胀等胃肠道症状，还会影响锌的吸收。大量服用叶酸时，可出现黄色尿。叶酸的推荐量为：半岁以内宝宝每天 65 微克；半岁至 1 岁的宝宝每天 100 微克；1 ~ 4 岁的宝宝每天 160 微克。

# 碳水化合物——宝宝的能量"补充剂"

碳水化合物是生命细胞结构的主要成分及主要供能物质，并且有调节细胞活动的重要功能。碳水化合物是脑的重要能量来源。中枢神经系统所需的热能，要靠摄入碳水化合物后转变成的葡萄糖来提供。脑的重量虽然仅为全身重量的 2%，脑所消耗的葡萄糖却是全身消耗葡萄糖总量的 20%。科学研究表明，碳水化合物供应充足可提高宝宝的智力，增强大脑功能和记忆能力。

## 看看宝宝缺碳水化合物吗

膳食中碳水化合物过少，可造成膳食蛋白质浪费，组织中蛋白质和脂肪分解增加等。膳食中缺乏碳水化合物将导致全身无力，疲乏、血糖含量降低，产生头晕、心悸、脑功能障碍等。

膳食中碳水化合物过多，就会转化成脂肪贮存于体内，使人过于肥胖而导致各类疾病如高血脂、糖尿病等。

## 高碳水化合物食物大搜索

碳水化合物的主要食物来源有：蔗糖、谷物（如水稻、小麦、玉米、大麦、燕麦、高粱等）、水果（如甘蔗、甜瓜、西瓜、香蕉、葡萄等）、蔬菜（如土豆、山药）等。

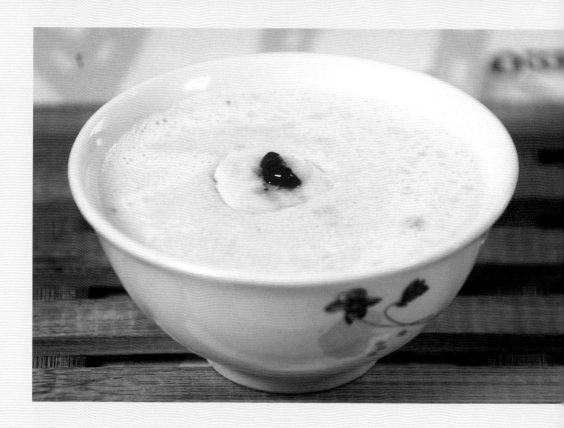

# 牛奶香蕉糊

### 🥣 原料
香蕉 20 克, 牛奶 30 克, 玉米面 5 克。

### 🧂 配料
白糖 5 克。

### 🥄 做法
① 将香蕉去皮后, 用勺子研碎。
② 将牛奶倒入锅中, 加入玉米面和白糖, 边煮边搅均匀。注意一定要把牛奶、玉米面煮熟。
③ 煮好后倒入研碎的香蕉中调匀即可喂食。

牛奶香蕉糊含有丰富的碳水化合物、蛋白质、钙、钾、磷、维生素C等多种营养素, 婴儿常食此糊有益智作用, 有利大脑发育和骨骼的生长。

# 水果燕麦羹

适合 6 个月以上宝宝。

## 原料

燕麦片适量，苹果丁 10 克，甜瓜 3 片，一小把葡萄干，牛奶适量。

## 配料

水适量，蜂蜜、猕猴桃果粒、橘子瓣各少许。

## 做法

① 将燕麦片加入适量的水，煮熟。
② 待冷却后加入牛奶、葡萄干、苹果丁、甜瓜片，放到火上，加热至 70℃。
③ 盛入碗中，可以按照宝宝的喜好，再加入蜂蜜（宝宝 1 岁后添加）和猕猴桃果粒、橘子瓣等。

### 小贴士

燕麦中含有丰富的亚油酸和蛋白质，必需氨基酸组成合理，膳食纤维含量高，搭配牛奶和美味的水果，使得碳水化合物、蛋白质、脂肪、维生素和矿物质含量更加丰富，同时还能帮助宝宝解决便秘的问题。

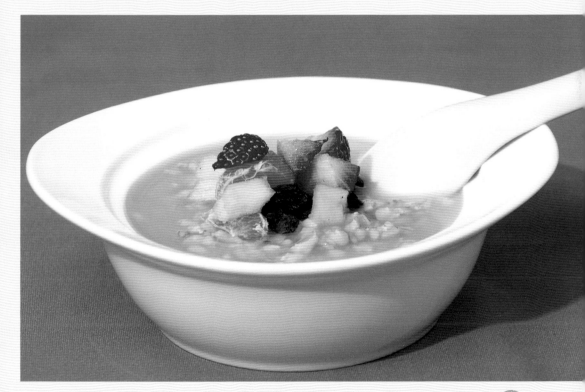

## 黄金搭档：碳水化合物＋蛋白质

碳水化合物是机体正常生理活动、生长发育和体力活动时的主要能量来源，也是我们每天需要量最大的营养素。如果摄入的碳水化合物过少，则会使蛋白质的分解增加，以保证每天所需要的能量消耗。所以为了保护蛋白质不被过量燃烧产能，在摄入蛋白质食物的同时最好也摄入适量的碳水化合物，以保证蛋白质被良好的利用。

## 过犹不及

宝宝过多摄入碳水化合物会影响蛋白质和脂肪的摄入，引起宝宝虚胖和免疫力低下。掌握好宝宝对于碳水化合物的摄取量是关系宝宝健康的重要保障。

# 蛋白质——构筑宝宝生命的支柱营养

## 看看宝宝缺蛋白质吗

蛋白质是一切生命的物质基础，约占人体总重的20%，占总固体量的45%，是构成和制造肌肉、血液、皮肤、骨骼等多种身体组织的主要物质，没有蛋白质就没有生命。蛋白质还是脑组织的主要成分之一，同时也是脑细胞兴奋和抑制过程的物质基础，它对人的语言、思维、记忆、神经传导、运动等方面都起着重要的作用。大脑发育的特点是一次性完成细胞增殖，而人的大脑细胞的增长有两个高峰期。第一个是胎儿3个月时，第二个是出生后到1岁。到1岁时大脑细胞增殖基本完成，其数量为成人的90%。爸爸妈妈在宝宝大脑发育的关键时期让宝宝摄取适宜的蛋白质，对宝宝的智力发育会起到事半功倍的效果。

膳食中蛋白质过少，人体蛋白质缺乏常常与能量缺乏同时发生，即蛋白质—能量营养不良。易导致小儿蛋白质缺乏综合征，其起始临床表现为食欲减退、面色苍白、生长发育迟缓、精神不振或易激惹、肌肉无力、活动减少等症状。而后出现水肿，可为全身性或仅限于局部，一般先见于四肢，渐及全身。毛发稀少而细、干枯、渐变黄色或红棕色，易折断和脱落。如供给优质蛋白质后，新生的毛发色素可恢复正常。

膳食中蛋白质过多，超出了孩子生

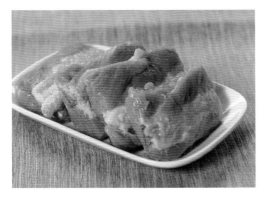
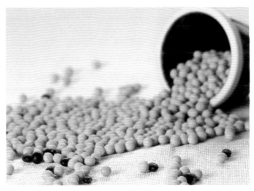
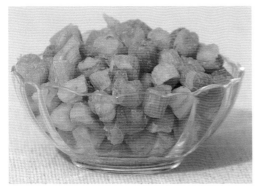
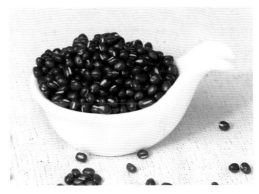

长发育的需要，过量的蛋白质不但不能被利用，还可能在体内分解代谢过程中，生成许多含氮的最终产物，如氨、尿素、肌酐等，其中氨对人体是有毒的，它需要在肝脏转变成尿素，再由肾脏排出体外。如果生成的氨过多，必然增加宝宝肝脏及肾脏的负担。蛋白质过多，不但无助于宝宝的健康成长，还容易导致中毒，废物在体内堆积越多，对大脑、心脏都有影响，造成免疫力下降，容易得多动症等疾病。过多摄入蛋白质食物，代谢产物氮是经肾脏排出的，肾脏排氮量有一定限度，过多则不能负担。婴幼儿肾功能尚未发育完善，不能将体内过

多的氮排出，若加上宝宝有发热、呕吐、腹泻等症时，人体内水分不足，小便浓缩，可致高氮血症，引起患儿嗜睡，少尿或无尿，惊厥和昏迷等症状。若长期摄入蛋白质过多，可产生高脂血症。

## 高蛋白质食物大搜索

蛋白质的主要来源是肉、蛋、奶和豆类食品，一般而言，来自于动物的蛋白质有较高的品质，含有充足的必需氨基酸，如各种畜、禽、鱼虾、蛋类、奶类等植物性食物，大豆及大豆制品也是提供蛋白质的好食物，无论从质量还是含量方面都与肉、蛋、奶不相上下。

# 肉豆腐糕

适合 8 个月以上宝宝。

🥣 原料
肥瘦猪肉 50 克，豆腐 25 克。

🧂 配料
香油 3 克，酱油 15 克，精盐 1 克，味精 1 克，水淀粉 10 克，葱末、姜末、水各少许。

🍴 做法
① 将肥瘦猪肉剁成泥，放入碗中，用酱油、姜末搅匀，做成猪肉馅。
② 将豆腐搓碎，加入调好的猪肉馅、葱末、酱油、精盐、味精、水淀粉、香油及少许水搅拌成豆腐肉泥馅。
③ 将豆腐肉泥馅摊入小盘内，上屉蒸 15 分钟即成。

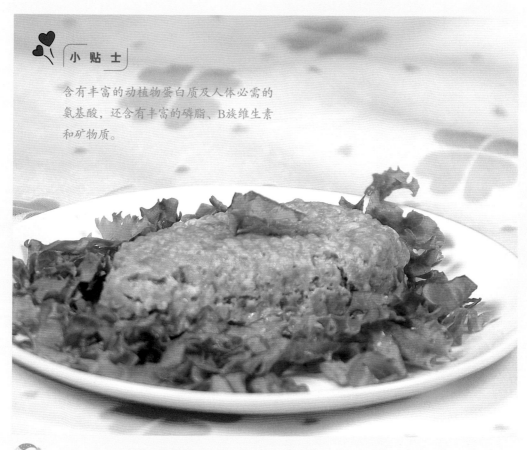

小贴士

含有丰富的动植物蛋白质及人体必需的氨基酸，还含有丰富的磷脂、B族维生素和矿物质。

# 桂花栗子羹

适合 6 个月以上宝宝。

## 原料
鲜栗子肉 100 克，藕粉 25 克。

## 配料
蜜饯青梅 3 克，糖桂花 2 克，玫瑰花瓣 2 克，白糖、清水各适量。

## 做法
① 将鲜栗子肉洗净，逐个横着切成薄片；蜜饯青梅用刀面压平，切成薄片；玫瑰花瓣撕成碎片；藕粉放入碗内，加入清水，调匀备用。

② 将锅中放入清水 400 克烧沸，倒入栗子片和白糖，烧开后，撇去浮沫，待栗子片刚熟即可，将藕粉汁边搅边均匀地倒入锅内，等其呈透明羹，盛入碗内，撒上青梅片、糖桂花和玫瑰花即成。

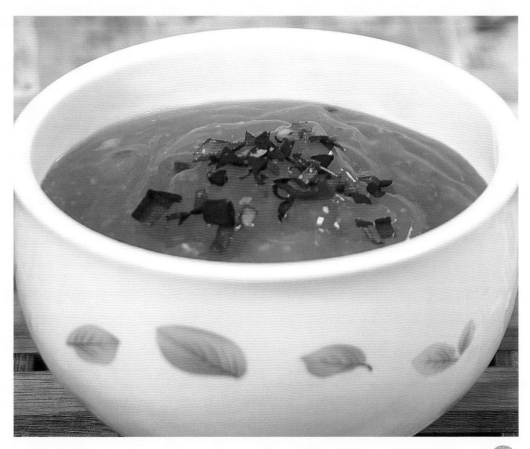

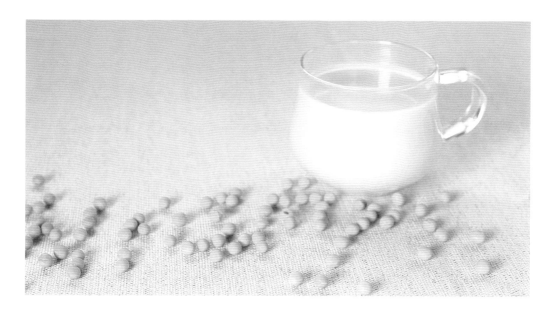

## 黄金搭档：蛋白质 + 必需氨基酸

蛋白质是生命的基础，骨细胞的增生和肌肉、脏器的发育都离不开蛋白质。宝宝生长发育越快，越需要补充蛋白质。年龄越小的宝宝，对必需氨基酸的需求量相对越大。

但有些蛋白质食物中缺乏某种必需氨基酸，使这种食物的营养价值大大下降。如果另一种食物中此种必需氨基酸含量较高，可以将这两种食物搭配起来食用，这种混合食物的营养价值比这两种食物各自单独食用时均高。从而起到了"1+1>2"的效果。如把玉米面与黄豆面掺在一起制作成食物就是最典型的例子。

## 过犹不及

过多的蛋白质、脂肪进入人体内，既加重了胃肠道的负担，又会累及肾脏而打乱体内的氮平衡，导致血中尿素升高，引起代谢性酸中毒。特别是大量进食高蛋白、高脂肪的食物时，常常加重肝、胆、胰等消化腺体的负担。而宝宝的消化吸收是有一定限度的，在饮食过量的情况下，消化液的分泌便显得不够充分了，加之大量食物对胃肠的扩张，使其机械的消化运动受到限制，食物在胃肠中的研磨受到障碍，搅拌也不均匀，导致消化不完全，吸收不彻底。未被消化吸收的营养素便在胃肠中发酵、腐败，产生毒素和气体，于是宝宝可出现呃逆（打嗝）、口臭，甚至腹痛、腹泻，对健康不利。

# 脂肪——宝宝的能源库

## 看看宝宝缺脂肪吗

婴儿期是生长发育极快的时期，也是脑细胞分裂、增殖的关键时期。而脂肪能提供宝宝自身不能合成的必需脂肪酸，还能帮助吸收、利用脂溶性维生素，对视网膜及脑细胞发育有重要作用。因此脂肪对宝宝智力和身体的发育极为重要。脂肪还是组成生物膜的重要成分，

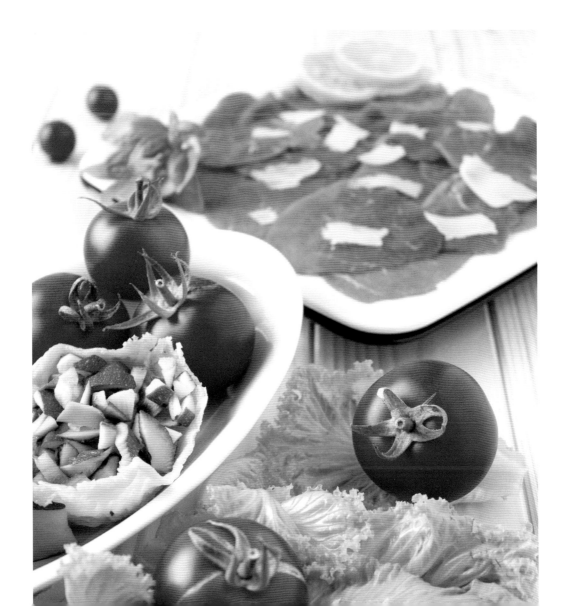

如磷脂是构成生物膜的重要组分。脂类作为细胞的表面物质，与细胞识别、组织免疫等也有密切关系。

膳食中脂肪过少，会导致热量供应不足，必需脂肪酸缺乏，可引起生长迟缓、影响智力发育，影响脂溶性维生素吸收及生殖障碍、皮肤受损、肢体各器官受伤害的机会增多等多项问题，另外，还可引起肝脏、肾脏、神经和视觉等多种疾病。

膳食中脂肪过多，可发生肥胖病，儿童在1岁内摄入脂肪过多，在成年患肥胖病概率增加。肥胖增加了心脏的负担，极易发生心血管病。

## 高脂肪食物大搜索

含脂肪较多的食物如各种油类：花生油、豆油、菜油、麻油、猪油等。

食物中奶类、肉类、鸡蛋、鸭蛋含脂肪也很多，还有花生、核桃、果仁、芝麻中也含有很多脂肪。在儿童膳食中应选熔点低、消化吸收率高、含脂溶性维生素和必需脂肪酸较多的脂肪。一般地说，植物油比动物油脂好，其消化率均在95%以上，亚油酸含量丰富，并含有大量维生素E。

## 高脂肪易吸收美食大奉送

10个月宝宝的肠胃道，还未成熟到可以完全消化一般食物中的脂肪。在肉鱼豆蛋类食品的添加上，应注意选择较容易消化、油脂含量较低的鱼、去筋瘦肉。烹调方法以水煮、蒸等不加油的方式为主。选择油少的肉类及无油的烹调方式，并非为了减少饮食中的油脂总量，而是为了便于吸收。

摄入一些必需脂肪酸、脂溶性维生素和钙、铁等矿物质，有利于宝宝的成长发育。坚果类食物所含的热量比较高，宝宝一次不能吃得太多，一般一小勺（10克左右）就够了，否则不易消化。每次一两种，经常变换口味，可以让宝宝有新鲜感。

# 五仁面茶

适合 6 个月以上宝宝。

## 原料

玉米面 250 克，白芝麻 20 克，黑芝麻 20 克，瓜子仁 50 克，核桃仁 20 克，花生仁 20 克。

## 配料

芝麻酱 100 克，香油、精油各少许。

## 做法

① 锅内注入清水适量，烧沸；玉米面先用凉水稀释后倒入锅内开水中，一边倒一边用勺子搅动，烧开后用小火煮一会儿。

② 黑、白芝麻，花生仁，瓜子仁分别炒熟，擀碎；核桃仁先去皮，再炒熟擀碎。

③ 将五仁加入玉米面中，放少许盐拌匀。

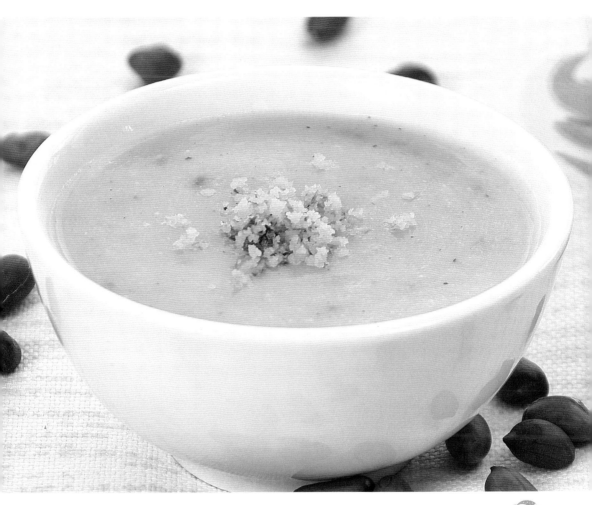

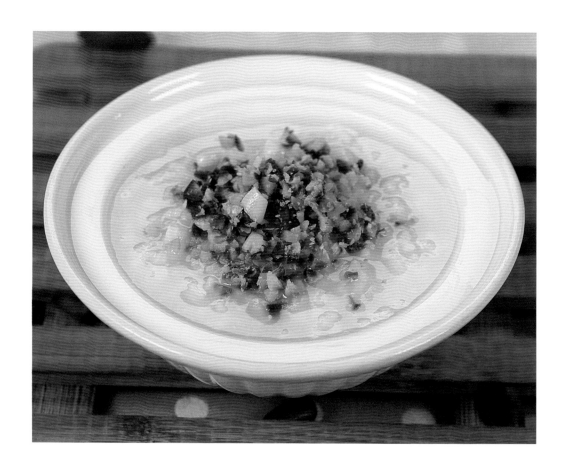

# 栗子松子粥

适合 6 个月以上的宝宝。

🥣 **原料**
大米粥 1 小碗，栗子 3 个，松子 10 粒。

🥄 **配料**
水适量。

🖌 **做法**
① 将栗子剥去外皮和内皮，松子去壳。
② 将栗子末、松子煮熟后，晾干、研碎。
③ 将栗子末、松子末放入大米粥中，搅拌均
　匀，继续煮至烂熟。

小叮咛　　　松子中的脂
肪成分是油酸、亚
油酸和不饱和脂肪
酸、大量维生素E、
磷、锰，可补益大脑和神经，润肺
止咳、润肠通便。

## 黄金搭档

脂肪是由甘油和脂肪酸组成的三酰甘油酯，其中甘油的分子比较简单，而脂肪酸的种类和长短却不相同。脂肪，俗称油脂，由碳、氢和氧元素组成。它既是人体组织的重要构成部分，又是提供热量的主要物质之一。其中亚油酸和α-亚麻酸属于必需脂肪酸，不论是成年人还是宝宝都必须从食物中摄取，否则会引起必需脂肪酸的缺乏，发生皮疹及手指脚趾麻木等神经系统症状。所以食物中各种脂肪应保持一定比例以保证身体的健康。

我国营养学会建议膳食脂肪供给量不宜超过总能量的30%，其中饱和脂肪酸、单不饱和脂肪酸、多不饱和脂肪酸的比例基本应达到1∶1∶1，最好达到0.7∶1.3∶1。

## 过犹不及

如果不合理、过量地摄入脂肪，最大的危害就是会造成宝宝肥胖，从而导致一系列的不良后果。肥胖宝宝活动时常表现出心跳过速、气短、易劳累等外部表现。同时还容易引起一些并发症，如肥胖宝宝容易患呼吸道感染，重度肥胖宝宝易患皮肤感染等。由于肥胖宝宝的胰岛素代谢有变化，因而在肥胖宝宝中还常发现患有胰腺炎，后期可发展为糖尿病。

肥胖宝宝看起来似乎不缺乏营养。但实际上，肥胖的背后还隐藏着其他隐患，例如，宝宝摄入脂肪多了，热量够了，就不想吃别的食物了，食欲不振影响了其他营养素的摄入，于是必然导致某些营养素的缺乏。也就是说，肥胖宝宝一方面是由于某些营养素的过量摄入引起的，另外，他们也存在着其他某些营养素摄入不足的隐患。

所以，宝宝饮食要注意少吃油，尤其是肥肉，饭量也可少一些，每天吃七八分饱就可以了。

# 硒——增强免疫力，预防智力低下

## 看看宝宝缺硒吗

硒是人体生命活动不可缺少的微量元素，适量的硒可调节人体对维生素A、维生素C、维生素E、维生素K的吸收，促进机体中免疫球蛋白的增加，增强人体免疫力，清除人体内有害物质，避免产生毒性等重要作用。硒对小儿神经系统的发育有不可忽略的影响，因为硒与

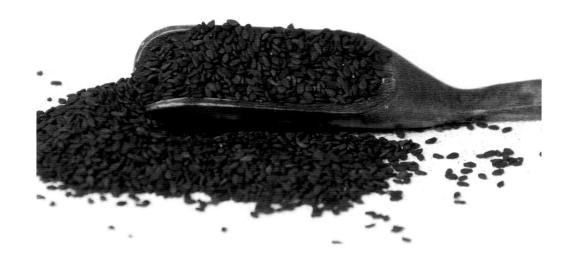

大脑中大多数的蛋白质有关。硒缺乏会影响大脑中一些重要酶的活性，使脑的结构发生改变，从而发生智力低下等疾病。研究表明，硒元素与小儿智力发育关系密切，先天智力低下患儿血浆中硒的浓度较正常偏低。

膳食中硒过少，会出现营养不良、精神呆滞、视力减弱的现象，还易患假白化病，表现为牙床无血色，皮肤、头发无色素沉着等。有的宝宝会因为缺硒患上贫血。

膳食中硒过多，摄入过量可出现不同程度的硒中毒症状，包括胃肠障碍、腹水、贫血、肝脏受损、毛发脱落、皮肤脱色、指甲异常、疲乏无力、恶心呕吐、呼出气有大蒜气味等。如果宝宝摄入了过量的硒，可以给宝宝多吃些鱼、蛋、大豆、牛奶等含有蛋白质和维生素

的食物，它们能促进体内多余硒的排泄，降低硒的毒性。

鱼肉纤维细嫩，含有丰富的微量元素硒、锌、硒、蛋白质以及维生素 $B_2$ 含量丰富，脂肪又以不饱和脂肪酸为主，易消化，对宝宝生长发育、骨骼生长、健脑益智、视力维护等有很好的作用，同时锻炼宝宝的咀嚼功能，为日后的断奶做准备。

## 高硒食物大搜索

补硒对孩子眼睛的正常发育非常重要，硒是抗氧化营养剂，能清除晶状体内的自由基，使晶状体保持透明状态。

饮食上应该多摄入坚果类的食物，可以适当地多吃南瓜等蔬菜，富含硒的食物有大蒜、芦笋、蘑菇、芝麻等。

# 南瓜饼

适合 8 个月以上宝宝。

原料
南瓜泥、面粉各适量。

配料
糖、奶油各少许。

做法
① 将南瓜泥、面粉、糖搅拌，制成小饼。
② 平锅内放入奶油，加热后放入小饼煎熟。

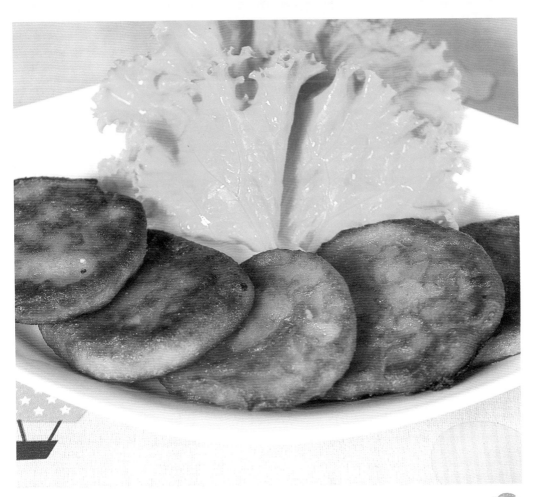

# 平鱼泥

适合 6 个月以上宝宝。

🥣 **原料**

平鱼 1 条。

🍶 **配料**

盐、葱末各适量。

✔ **做法**

① 将处理好的鱼洗净、去刺，然后取鱼腹部的肉约 100 克。

② 剁成鱼泥，再加入少许盐、葱末均匀搅拌。

③ 将拌好的鱼泥放入碗内隔水蒸熟即可。

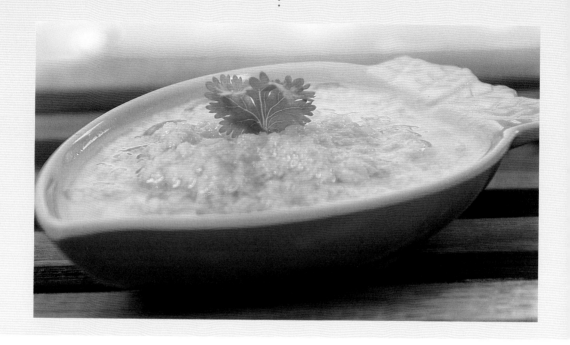

## 黄金搭档

多吃水果，蔬菜等富含维生素 A、维生素 C、维生素 E 的食品也有助于硒的吸收。富含硒的食品也富含维生素 E，这两种营养素有相互的作用。

## 过犹不及

硒过量可干扰体内的甲基反应，导致维生素 $B_{12}$ 和叶酸代谢紊乱，铁代谢失常可继发贫血，如果不能及时治疗对宝宝智力发育也有影响，预防硒过量和中毒可增加饮食中蛋白质和维生素的摄入量，多吃些牛奶、大豆、蛋、鱼和植物油等食品，可增加硒的排泄，降低硒的毒性。

# 磷——促进宝宝新陈代谢

## 看看宝宝缺磷吗

磷是生物体中不可缺少的元素之一。它是磷脂质、细胞膜和 DNA 等物质的成分。骨骼与牙齿的成分，调节体内能量的产生，帮助新陈代谢作用，是身体细胞的组成分子。在植物中磷主要含于种子和蛋白质中。在动物体中则含于骨骼、牙齿、脑、血和神经组织的蛋白质中，磷与蛋白质或脂肪结合成核蛋白、磷蛋白和磷脂等。磷是大脑活动中必需的一种递质，它不但是组成脑磷脂、卵磷脂的主要成分，而且参与神经纤维的传导和细胞膜的生理活动，还参与糖和脂肪的吸收与代谢。适当给宝宝吃些富含磷的食物，对其大脑的智力活动有益。

膳食中磷过少，会使能量减少，造成肌肉无力，妈妈在抱宝宝时，会觉得他软绵绵的。缺磷也会造成骨质流失、虚弱无力，并有厌食、抑郁、疼痛等症状。

膳食中磷过多，钙摄取不足时，就会发生骨质流失的问题。大部分的食物都是磷多于钙的，只有牛奶、绿色蔬菜等食物是钙多于磷的。

## 高磷食物大搜索

磷几乎存在于所有的天然食物中，在日常饮食中就摄取了丰富的磷，不必再专门补充。常用的含磷食品主要有豆类、花生、鱼类、肉类、核桃、蛋黄等。

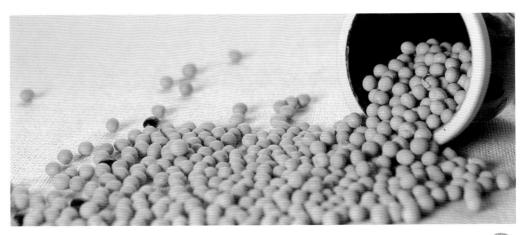

# 鸡肝猪腿汤

**适合 8 个月以上宝宝。**

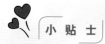 **原料**

鸡肝 50 克，猪腿骨 50 克。

🥣 **配料**

水、盐各适量。

🥄 **做法**

① 将鸡肝切成片备用；将猪腿骨打成碎片状放进砂锅内，加适量清水，先用大火煮开后，改为小火煮 1 小时，再滤去骨渣。

② 将鸡肝片放进已煮好的猪骨汤内煮熟，按口味加盐。

**小贴士**

鸡肝含丰富的蛋白质、钙、磷以及多种维生素，猪腿骨也含有钙、磷、镁、铁、钾等多种无机元素，配以黄芪、五味子，有利于蛋白质、钙、磷等成分的吸收，对小儿长骨的生长发育甚为有利。

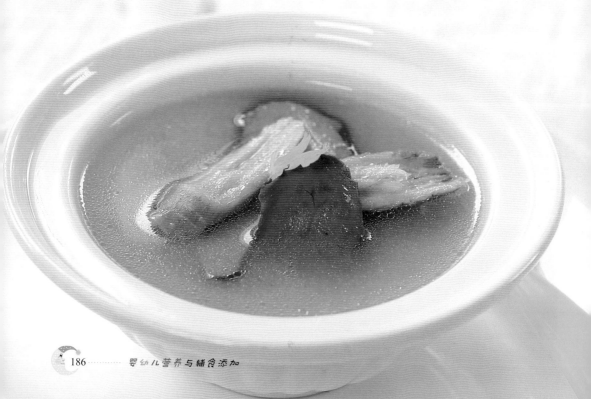

# 蕃茄面包鸡蛋汤

适合 8 个月以上宝宝。

**原料**

蕃茄 1/2 个，鸡蛋 1 个，水或高汤 100 克，面包 2/3。

**配料**

盐少许。

**做法**

① 用开水烫番茄，去皮切小三角形，备用。

② 鸡蛋磕开，打入碗中，加盐调匀备用。

③ 在小锅里加入水（或高汤）和备用的番茄，水开后，将面包撕成小粒加入小锅中，煮 3 分钟。

④ 将鸡蛋加入锅中，甩出漂亮的鸡蛋花，接着煮 2 分钟，至面包片软烂即可。

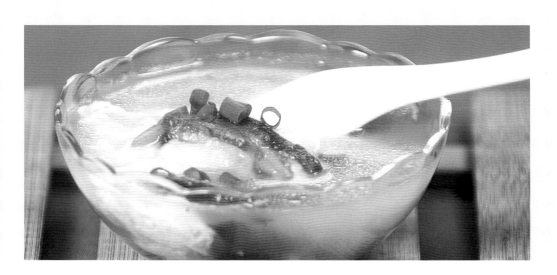

## 黄金搭档：磷 + 钙

磷和钙都是构成骨骼的重要无机质。机体钙和磷缺乏都会导致骨骼发育不良，食物中应该同时含有钙和磷，才能充分保证骨骼的健康。所以磷与钙按适当的比例摄入才可以最大限度地发挥作用。

## 过犹不及

食物中含有丰富的磷，故人们营养性的磷缺乏很少见。食物中磷过多会影响钙的吸收利用，同样也会影响骨骼的发育。一般来说，钙、磷比例为 2：1 ～ 1：2 时，人体才能够更好地吸收食物中的钙质。而对于快速生长发育的宝宝，钙、磷比要求更加严格些，最好在 2：1 ～ 1：1。所以，给宝宝的饮食中，要保证钙、磷比例的平衡，以保证宝宝骨骼的正常生长发育。如果食物中钙、磷比值超过 1：3，则为高磷食物，摄入高磷膳食时钙吸收则会降低。

# 维生素E——维护宝宝发育中的神经系统

## 看看宝宝缺维生素E吗

维生素E是一种脂溶性维生素，有强大的抗氧化作用，能促进脑细胞增生与活力，可防止脑内产生过氧化脂质，并可预防脑疲劳，同时也可以有效地防止脑细胞老化。宝宝的神经系统处在发育阶段，对维生素E缺乏很敏感，一旦维生素E缺乏，如不及时补充，可迅速发生神经方面的症状。

膳食中维生素E摄入过少，主要表现为神经系统功能低下，出现中枢和外周神经系统的症状。新生儿（尤其是早产儿）缺乏维生素E，可引起新生儿溶血性贫血。还会变现出皮肤粗糙、干燥、缺少光泽、容易脱屑等情况。如果宝宝长期缺乏维生素E，脑细胞膜就可能坏死，维生素E严重不足时，还会引起各种类型的智能障碍。

## 高维生素E食物大搜索

维生素E的食物来源有坚果（包括花生、核桃仁、葵花籽、榛子、松子）、瘦肉、乳类、蛋类；芝麻、玉米、橄榄、大豆等压榨出的植物油；菠菜和紫甘蓝、红薯、山药、莴笋、黄花菜、圆白菜、菜花等是含维生素E比较多的蔬菜。

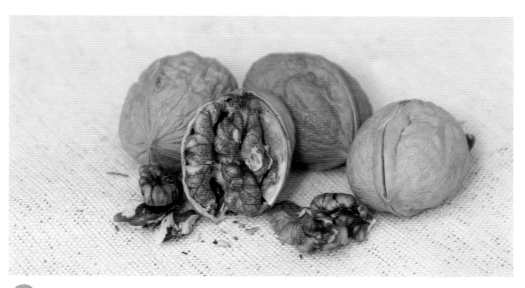

# 芝麻核桃露

适合 6 个月以上宝宝。

### 🥣 原料

核桃仁 25 克，白芝麻 25 克，米粉 15 克。

### 🧂 配料

白糖、水各适量。

### 🥄 做法

① 核桃仁、白芝麻分别放入无水无油的炒锅中炒熟，盛出，凉凉，碾碎；米粉加适量清水调成米糊。

② 将碾碎的芝麻和核桃仁倒入汤锅内，加适量水小火烧开，用白糖调味，把米糊慢慢淋入锅内，勾芡成糊状即可。

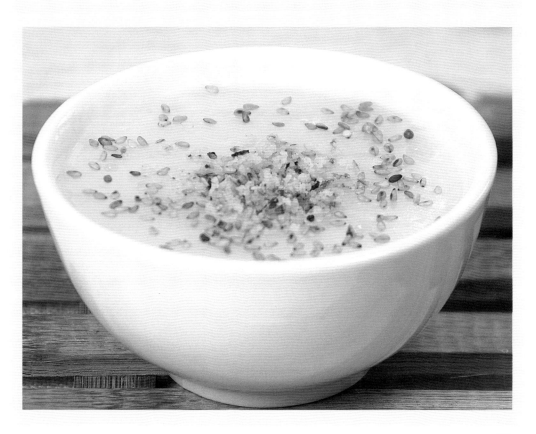

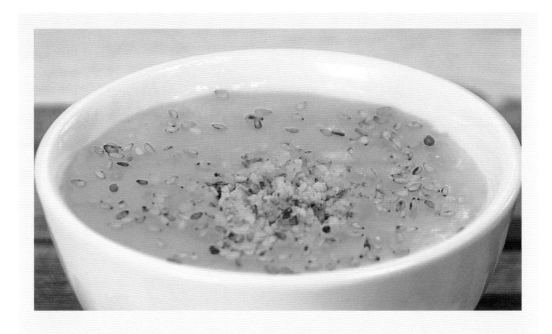

# 花生糊

## 原料
花生仁 20 克，糯米粉 30 克。

## 配料
白糖、水各适量。

## 做法
① 花生仁放入无水无油的炒锅中炒熟，盛出，凉凉，碾碎；糯米粉加适量清水调成糯米糊。

② 碾碎的花生仁倒入汤锅内，加适量水小火烧开，用白糖调味，把糯米糊慢慢淋入锅内，勾芡成糊状即可。

## 黄金搭档：维生素 E + 脂肪

维生素 E 是一种脂溶性维生素，在含脂肪多的食物如坚果、植物油中含量较高。同时也随着脂肪一起被机体所吸收，所以摄入维生素 E 丰富的食物时最好同时有脂肪。

## 过犹不及

虽然作为一种脂溶性维生素，但维生素 E 中毒的情况较为少见，其危害程度也远远不及维生素 D。大剂量长期服用维生素 E 还是会引起一些问题，其中较严重的有：血栓性静脉炎或肺栓塞，或两者同时发生，这是由于大剂量维生素 E 可引起血小板聚集和形成；血压升高，停止使用后血压可以降低或恢复正常；男女两性均可出现乳房肥大；还可能出现头痛、头晕、眩晕、视力模糊、肌肉衰弱等情况。

# 镁——维持骨骼和牙齿生长发育

## 看看宝宝缺镁吗

与钙、钠和钾一样,镁也是人体必需的常量元素之一。作为酶的激活剂,镁参与 300 种以上的酶促反应。糖酵解、脂肪酸氧化、蛋白质的合成、核酸代谢等需要镁离子参加;镁对维护中枢神经系统功能,抑制神经、肌肉的兴奋性等也起着十分重要的作用;镁在骨矿物质含量中仅次于钙、磷,是骨细胞结构和功能所必需的元素,对促进骨形成和骨再生,维持骨骼和牙齿的强度和密度具有重要作用;镁还参与维持心血管系统的健康。这些对于正在成长中的宝宝来说是非常重要的。

镁参与调节神经肌肉的兴奋性。血中镁过低或钙过低,兴奋性均增高,反之则有镇静作用。血液中镁含量过低主要表现为情绪不安、易激动,肌肉无力,耐久力降低,反射亢进甚至还会发生抽搐、痉挛等。缺镁的宝宝的肤色会呈现青紫色,并可能伴有多汗、发热、低血糖等症状。

## 高镁食物大搜索

镁的来源很广,谷类、豆类、蔬菜、海产品、水果、干果等类食物中含镁均为丰富。

### 常见食物中镁的含量

| 食物名称 | 含量（毫克/100克） | 食物名称 | 含量（毫克/100克） |
|---|---|---|---|
| 大米 | 34 | 小米 | 107 |
| 玉米 | 32 | 黄豆 | 199 |
| 荞麦 | 258 | 红枣（干） | 39 |
| 核桃（干） | 131 | 花生仁 | 178 |
| 黑芝麻 | 290 | 栗子 | 50 |
| 松子仁 | 567 | 猪肉（瘦） | 25 |
| 牛肉（瘦） | 21 | 鸡肉 | 28 |
| 带鱼 | 43 | 虾皮 | 265 |
| 海带（干） | 129 | 紫菜（干） | 105 |

# 小米山药粥

适合 6 个月以上宝宝。

🥣 原料
小米 50 克，山药 25 克。

🧂 配料
水适量。

🥄 做法
① 小米洗净；山药削皮洗净，切小块。

② 锅置火上，放入小米、山药和适量清水煮至粥稠、米烂、山药熟即可。

小米与山药均富含营养物质，均是镁的良好来源。这种搭配十分宜于宝宝食用。

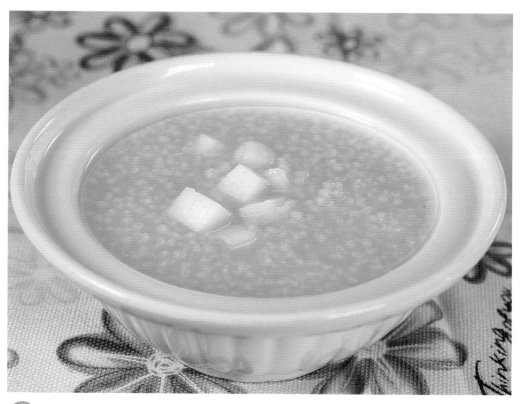

# 肉末玉米粒

适合 10 个月以上宝宝。

## 🥣 原料
瘦猪肉 25 克，玉米粒 50 克。

## 🧂 配料
香葱末、盐、植物油、水各适量。

## 🥄 做法
① 瘦猪肉洗净切末；玉米粒洗净。
② 炒锅置火上烧热，倒入植物油，炒香葱末，放入肉末、玉米粒翻炒均匀，淋入适量清水烧至熟软，加盐即可。

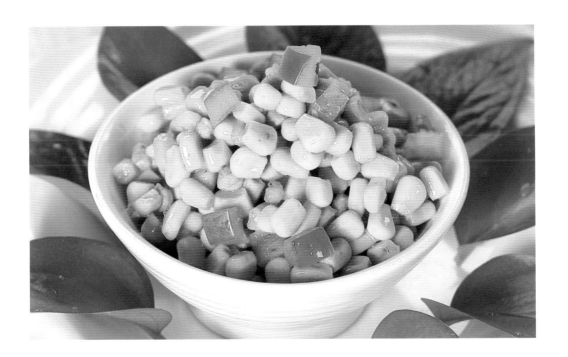

## 黄金搭档：镁 + 钙 + 磷

　　膳食中的镁与钙、磷比例适当时具有相互促进的作用，对维护骨骼的健康起着良好的作用。膳食中丰富的氨基酸和乳糖等可以促进镁的吸收。但过量的钙、磷以及草酸、植酸等会抵制镁的吸收。

## 过犹不及

　　摄入过量的镁会发生镁中毒，出现嗜睡、肌无力、膝腱反射弱、肌麻痹等症状。天然食物中的镁一般情况下不会导致健康人发生镁中毒。

# 维生素 D——让宝宝快快长牙

## 看看宝宝缺维生素 D 吗

维生素 D 是一种脂溶性维生素，它的主要生理功能是调控体内的钙磷代谢，促进钙的吸收和利用。如果缺乏维生素 D，导致钙不能被正常吸收和利用，会影响到宝宝的骨骼发育。

如果宝宝有如下症状，要做检查确定是否缺乏维生素 D：

🔒 多汗、易惊、枕秃、串珠肋、鸡胸。

🔒 囟门晚闭、出牙迟。

🔒 方颅，"O"形腿或"X"形腿，腕、踝部圆凸成"手镯"或"脚镯"等。

🔒 腹肌软弱无力，腹胀。

🔒 生长发育缓慢，免疫力低，易患肺炎、腹泻等疾病。

## 高维生素 D 食物大搜索

维生素 D 的来源包括日光照射于食物来源两方面。鱼肝油含有丰富的维生素 D。动物性食物，如动物肝、蛋黄、海产品等也含有一定量的维生素 D。人奶和牛奶含维生素 D 相对较低。

含脂肪丰富的海鱼（鲱鱼、沙丁鱼、金枪鱼等）、蛋黄、肝、奶油等动物食品是维生素 D 的常见食物来源。

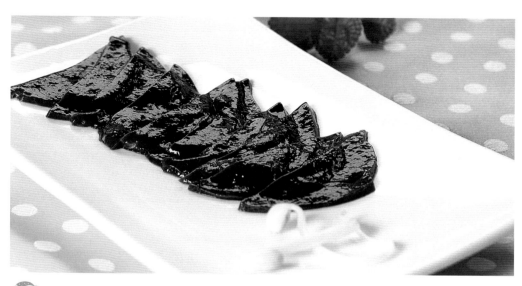

# 清蒸黄鱼鸡蛋羹

适合 6 个月以上宝宝。

🥣 **原料**

黄花鱼 1 条（小的即可），鸡蛋 1 个。

🧂 **配料**

精盐，料酒、生姜、水各适量。

🍴 **做法**

① 将鱼去鳞、腮，开膛洗净，从背部剖
   开，将头尾之间部位切成若干小块，用
   生姜、料酒、精盐腌 10～20 分钟备用。

② 将鸡蛋放在大汤碗里打散，加精盐少
   许，再加开水 100 毫升调匀。

③ 将腌好的鱼块放入鸡蛋内，上锅蒸
   15～20 分钟即可。

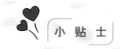

**小贴士**

1 岁以内的宝宝只用蛋黄。

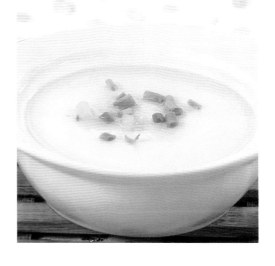

# 奶油焖虾仁

适合 8 个月以上宝宝。

🥣 **原料**

鲜虾仁 200 克，奶油适量，油 5 克，蛋黄 1
个。

🧂 **配料**

盐适量。

🍴 **做法**

① 将油入锅，油热后加入虾仁，大火快炒，
   加入盐，虾仁变色后取出。

② 锅中放入奶油，小火煮约 5 分钟。

③ 将蛋黄搅入奶油中，快速搅拌，烧开前加
   入虾，稍煮即可。

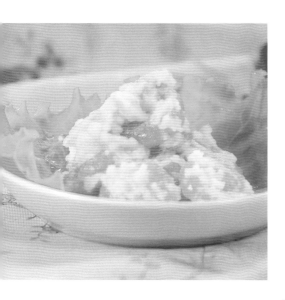

# 葱油虾仁面

适合 6 个月以上宝宝。

🍚 **原料**

面条 50 克，虾仁 5 克，葱白 10 克。

🧂 **配料**

油、白糖、盐各适量。

🥄 **做法**

① 虾仁切碎末，葱白切成葱花。

② 锅内放油，放入葱花炝锅，捞出葱花，炒虾仁末，加入白糖，略炒几下出锅。

③ 面煮好，捞入碗里，将葱油虾仁、盐加入拌匀。

**小叮咛** 维生素D的推荐摄入量为0～10岁儿童每天10微克。4岁以前的安全摄入量为每天不超过20微克。

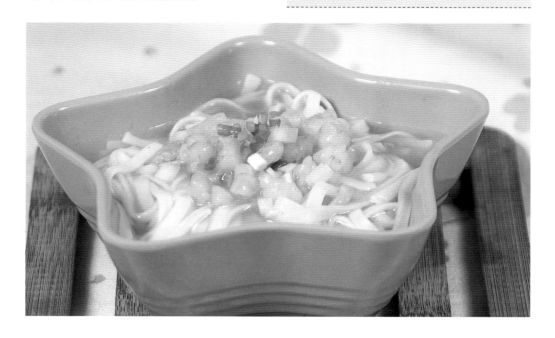

## 黄金搭档：维生素D + 脂类食物

同维生素 A 一样，维生素 D 是一种脂溶性维生素。给宝宝富含维生素 D 的食物时，同时应给予油脂或含油脂的食物。

## 过犹不及

天然含有较高维生素 D 的食物不多，所以摄入天然食物极少会发生维生素 D 过量，同时晒太阳补充维生素 D 的方式也很安全。一般常见的维生素 D 过量都是由于维生素 D 制剂补充不当所造成。维生素 D 中毒，表现为恶心、驱吐、便秘或腹泻、头痛、多尿、烦渴、发热等；严重时会发生骨硬化及软组织钙化，严重地影响相应器官的功能，如可导致动脉硬化和肾衰竭。

20世纪70年代，我们病房收治了一个5个月的婴儿，家庭条件极好，父亲是内分泌科的大夫，母亲是传染科的护士。他们工作很忙，两个人到家的时间也不一致。父亲回来了，看见孩子有些脱发，就想不能让他得佝偻病，赶快给吃20000 IU的维生素D，每天一次，母亲也不知道。母亲回到家，怕孩子没吃维生素D，得佝偻病，就给他打一针维生素D，400000 IU。就这样也不知道他们给孩子一共多用了多少维生素D。

孩子住院的主诉是哭闹，不吃奶，也不发热，查体都是正常，白细胞也不高，肺内也没事。看了几天，我们搔首不得要领，还是周华康主任警惕性高，说："不会是维生素D中毒吧？"于是我们才知道有父母给了很多维生素D的历史。给孩子照了一个肾脏的照片，发现肾脏中有钙化，肾功能不全，不久孩子就因为肾衰竭死亡。

这是一个比较极端的病例，但确实从一个方面告诉我们，由于食物摄入量和种类的限制，有些营养素可能会摄入不足，需要进行额外的补充。但膳食以外的营养素补充一定加倍小心，正可谓是"过犹不及"。

# 钾——维持神经和肌肉的正常活动

## 看看宝宝缺钾吗

钾是一种重要的常量元素，主要存在于细胞内，在维持身体的渗透压和酸碱平衡方面起重要的作用；能够帮助碳水化合物和蛋白质代谢；并有助于维持肌肉特别是心肌的正常收缩；此外，钾还能够对抗钠所具有的升高血压的作用。

膳食中钾摄入过少会导致血钾偏低，血钾低时会出现易怒、烦躁、恶心、呕吐、腹泻、低血糖、低血压、浮肿、心跳加速、心跳不规律、心电图异常等情况，还会有体力减弱、容易疲劳、反应迟钝的现象。长期慢性缺钾会出现肌肉软弱无力、麻木等症状。

## 高钾食物大搜索

钾广泛存在于食物中。含钾量比较丰富的食物主要是鲢鱼、红豆、黄豆、莴笋、竹笋、芹菜、番茄、土豆、蘑菇、紫菜、香瓜、香蕉、葵花子、红茶等。

# 香蕉土豆泥

适合 5 个月以上宝宝。

**原料**
土豆 1/4 个，香蕉 1/3 个。

**配料**
牛奶适量。

**做法**
① 土豆洗净，蒸熟，去皮，碾成泥；香蕉去皮，碾成泥。
② 取小碗，放入土豆泥、香蕉泥，淋入适量牛奶搅拌至糊状即可。

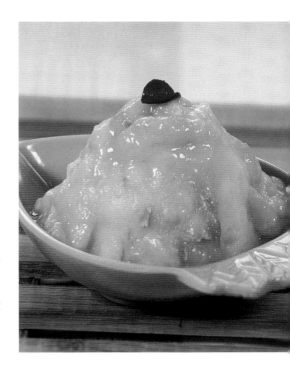

# 红枣栗子泥

适合 5 个月以上宝宝。

**原料**
红枣 3 枚，栗子 3 粒。

**配料**
牛奶适量。

**做法**
① 红枣洗净，煮熟，去皮和核，碾成泥；栗子洗净，煮熟，去皮，取肉，碾成泥。
② 取小碗，放入红枣泥、栗子泥，淋入牛奶搅拌均匀即可食用。

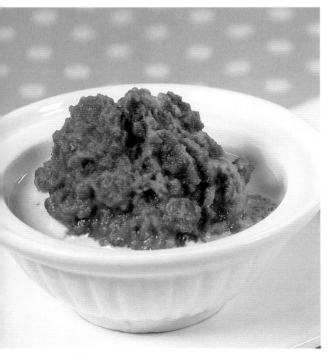

## 黄金搭档：钾+钠

与钙和磷一样，钾和钠也是一对"搭档"。我们应该注意钠、钾的摄入比例问题。钾在食物中的分布很广，蔬菜、水果、全谷食品、坚果和肉类中都含有较为丰富的钾，一般不易缺乏，也很少会摄入过量的钾。钠则不然，除了食物中普遍含有钠外，我们吃的食盐中更是含有大量的钠，很容易摄入过量。食物中的钠和钾必须保持平衡。过量的钠将导致身体需要补充更多的钾，而补充的这些钾又将流失到尿液中排出体外。反过来也是一样：过量的钾可能导致钠的严重流失。

## 过犹不及

钾与钠一样，要从肾脏排出体外，膳食中钾摄入过多会增加宝宝肾脏负担。

# 碘——保证智力发育所需的营养素

## 看看宝宝缺碘吗

碘是人体所必需的微量元素，是合成甲状腺激素的重要原料。碘对人体主要是通过甲状腺素而起作用，甲状腺素是人体正常生长、大脑智力发育及生理代谢中不可或缺的激素，所以碘又被称为"智力元素"。碘缺乏影响人类大脑的正常生长发育，无论是轻度还是重度碘缺乏，都会损伤智力，在大脑发育的关键期，因缺碘造成的大脑发育障碍是不可逆的。

膳食中碘摄入过少，会导致宝宝身材矮小，上半身比例大；甲状腺肿大；皮肤干燥而成鱼鳞状，毛发、指甲断裂；体重较正常宝宝略重，但皮下组织及肌肉松弛无力；面容呆笨，智力低下。

但是，膳食中碘摄入过多，会引起中毒症状。

## 高碘食物大搜索

人体所需要的碘可以从饮水、碘盐、食物中获得。碘的丰富来源有海带、紫菜、海鱼、虾和生长在富含碘的土壤中的蔬菜。一般微量来源有谷类、豆类、根茎类食物。

# 肉末海带

**适合 10 个月以上宝宝。**

海产品中一般均含有碘，建议宝宝多吃海产品利于补碘。但要注意不要过量。

🥣 **原料**

肉末 20 克，水发海带 30 克。

🧂 **配料**

香葱末、盐、植物油各适量。

🥄 **做法**

① 水发海带洗净，切细丝，放入沸水中煮至熟软。

② 炒锅置火上烧热，倒入植物油，炒香葱末，放入肉末翻炒均匀，倒入水发海带继续翻炒，加适量盐调味即可。

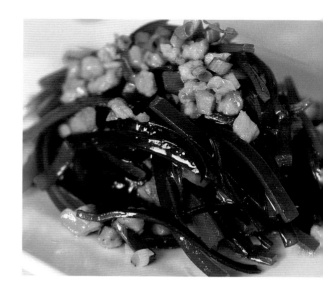

# 鱼肉丸子

**适合 8 个月以上宝宝。**

🥣 **原料**

鲅鱼 50 克，高汤适量。

🧂 **配料**

姜末、葱末、香菜、盐、香油各适量。

🥄 **做法**

① 鲅鱼肉去净鱼刺，洗净，剁成鱼泥，加姜末、葱末朝一个方向搅拌均匀，制成丸子。

② 锅置火上，倒入高汤，放入鱼肉丸子煮熟，加适量盐调味，撒上香菜，淋入香油。

## 黄金搭档：碘+醋

膳食和水中的碘主要为无机碘化物，经口进入人体后，在胃及小肠上段被迅速、完全吸收，一般在进入胃肠道后1小时内大部分吸收，3小时内几乎完全被吸收。有机碘经肠降解释放出碘化物后被吸收，甲状腺激素中的碘约有80%可直接吸收。与氨基酸结合的碘可直接被吸收。而同脂肪酸结合的有机碘可不经肝脏，由乳糜管进入血液。被吸收的碘很快转运至血浆，遍布全身各组织中。

钙、镁以及一些药物如磺胺等，对碘吸收有一定阻碍影响。蛋白质、能量不足时也妨碍胃肠道内碘的吸收。

烹饪方法不同，食物中碘的保留量也不同。出锅前放盐，碘的食用率是63.2%，炝锅时放盐则为18%。另外，添加调味品，如醋，可提高碘的利用率。

## 过犹不及

妈妈切记给宝宝补碘不可过量，碘过量会导致高碘性甲状腺肿，并且可能会导致甲亢（甲状腺功能亢进症）、甲减（甲状腺功能减退症）及甲状腺炎的发生率增加。

# 卵磷脂——让宝宝有超强的记忆力

## 看看宝宝缺卵磷脂吗

婴幼儿时期是大脑形成发育最关键时期，卵磷脂可以促进大脑神经系统与脑容积的增长、发育。因此美国食品与药物管理局（FDA）规定在婴幼儿奶粉中必须添加卵磷脂。卵磷脂可以为脑细胞提高必要的营养，促进脑细胞活化程度，为脑细胞提供必要的信息传导物质，所以每天食用卵磷脂可以延缓脑细胞的衰老，提高脑的功能。

我们知道，宝宝的大脑发育包括两个非常重要的方面，一方面是脑细胞的大小及数量，另一方面是各神经细胞间的连接和和通讯。而卵磷脂对这两个方面都起着不可替代的重要作用。

人类在两岁之前完成大脑发育的60%。胎儿及婴幼儿阶段是大脑发育的关键时期。所以孕期、哺乳期的妈妈及婴幼儿必须摄入足量的卵磷脂，使宝宝拥有充分发育的大脑，并为进一步的智力开发创造良好的物质条件。

膳食中卵磷脂过少，将导致脑神经

细胞膜受损，造成脑神经细胞代谢缓慢，免疫及再生能力降低。婴幼儿期缺乏卵磷脂可影响大脑及智力发育，使学习能力下降；还可使大脑处于疲劳状态，主要表现为心理紧张、反应迟钝、头昏头痛、失眠多梦、记忆力下降、健忘、注意力难以集中等现象。

## 高卵磷脂食物大搜索

卵磷脂含量比较高的食物：富含卵磷脂的食物很多，如蛋黄、大豆、鱼头、芝麻、蘑菇、山药、木耳、谷物、小鱼、动物肝脏、鳗鱼、玉米油等。所以在日常饮食中，注意多吃些卵磷脂含量比较高的食品，如蛋花加蜂蜜、鱼头汤、凉拌豆腐和木耳炒肉片等，就能有效补充人体卵磷脂。另外，人体可由必需脂肪酸和磷酸来合成卵磷脂，所以宝宝也应摄入足够的植物油和坚果。

## 高卵磷脂美食大奉送

## 鸡蛋黄粉粥

适合 6 个月以上宝宝。

🥣 原料

鸡蛋、大米粥各适量。

✏ 做法

① 新鲜鸡蛋一个，煮熟后除去蛋白，留下蛋黄。

② 将蛋黄研细，加入已煮好的大米粥中拌匀食用。

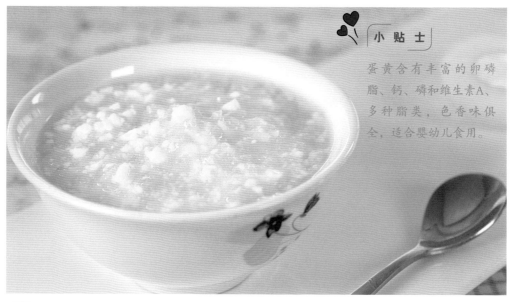

**小贴士**

蛋黄含有丰富的卵磷脂、钙、磷和维生素A、多种脂类，色香味俱全，适合婴幼儿食用。

# 鱼头黄豆汤

适合 8 个月以上宝宝。

## 原料
鱼头 1 条，黄豆少许。

## 配料
葱、姜、蒜、盐、各适量。

## 做法
① 鱼头切成数块，注意保留鱼脑和鱼脂肪。
② 在油锅中放入姜、蒜炸出香味，倒入鱼头稍煎，倒入沸水，煮至汤呈乳白色。
③ 放盐和葱调味。

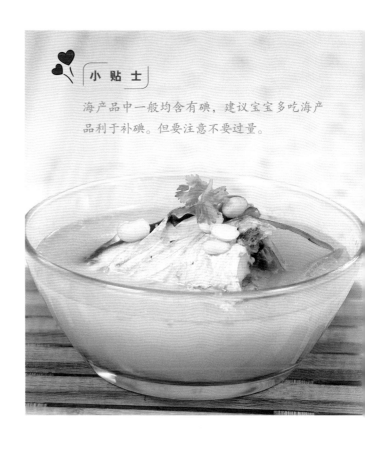

**小贴士**

海产品中一般均含有碘，建议宝宝多吃海产品利于补碘。但要注意不要过量。

## 黄金搭档：卵磷脂 + 蛋白质

卵磷脂在体内多与蛋白质结合，以脂肪蛋白质（脂蛋白）的形态存在着，所以卵磷脂是以丰富的姿态存在于自然界当中，如果能摄取足够种类的食物，就不必担心会有缺乏的问题，同时也不需要额外补充卵磷脂的营养品。

## 过犹不及

膳食中卵磷脂过多也不利于身体健康。卵磷脂是脂溶性食品，剩余的会储存在身体内，对身体不好。过量地服用卵磷脂会导致代谢紊乱，也就是吸收紊乱同时也会造成胃肠道的不适。在过量服用卵磷脂后，也有个别人会出现恶心、呕吐、腹泻、厌食和出汗等情况。恢复正常剂量后，这些症状就会消失。

卵磷脂所含的能量同脂肪一样，都是每克产能 9 千卡。所以摄入过量卵磷脂也会同时摄入过量的能量。同时一些富含卵磷脂的食物如蛋黄、动物内脏等也同时含有较多的胆固醇。所以在为宝宝选择富含卵磷脂的食物时应注意不要过量。

# 牛磺酸——促进宝宝视觉发育

## 看看宝宝缺牛磺酸吗

牛磺酸能通过提高机体对蛋白质的利用率，促进大脑细胞结构和功能的发育；牛磺酸直接参与神经细胞大分子合成代谢，促进大脑神经细胞增殖、分化、

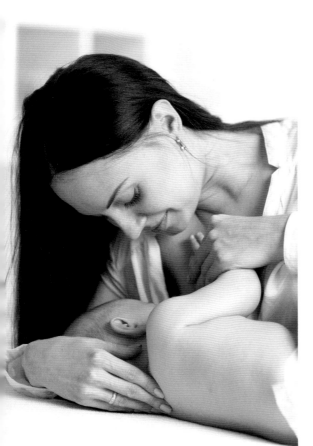

成熟和存活；作为抗氧化物质，牛磺酸可清除氧自由基，保护神经细胞膜的完整性；牛磺酸还能和其他神经营养素协同作用于神经细胞的代谢。除此之外，牛磺酸能提高视觉功能，促进视网膜的发育，利于视觉感受器发育，改善视功能。

膳食中牛磺酸摄入过少，会导致生长发育缓慢、智力发育迟缓、反应能力低下，造成脑发育障碍。牛磺酸与胎儿、幼儿的中枢神经及视网膜等的发育有密切的关系，如果缺乏牛磺酸，还可能会发生视网膜功能紊乱。

## 高牛磺酸食物大搜索

母乳中的牛磺酸含量较高，尤其初乳中含量更高。牛磺酸几乎存在于所有生物之中，含量最丰富的是海产品，如墨鱼、章鱼、虾、牡蛎、海螺、蛤蜊等。鱼类中的青花鱼、沙丁鱼等牛磺酸含量也很丰富。在鱼类中，鱼背发黑的部位牛磺酸含量较多，是其他白色部分的5～10倍。因此，多摄取此类食物，可以较多地获取牛磺酸。

# 鱼 汤

适合 4 个月以上宝宝。

### 🥣 原料
鲜鱼块 20 克。

### 🧂 配料
葱段、姜片、水各适量。

### 🥄 做法
① 鲜鱼块洗净，放入锅内，加水、葱段、姜片后煮沸，小火煮 10 分钟后关火。
② 鱼块捞出来碾成泥；将煮鱼块的汤倒入漏勺内过滤，去渣取鱼汤，放入鱼泥拌均匀即可食用。

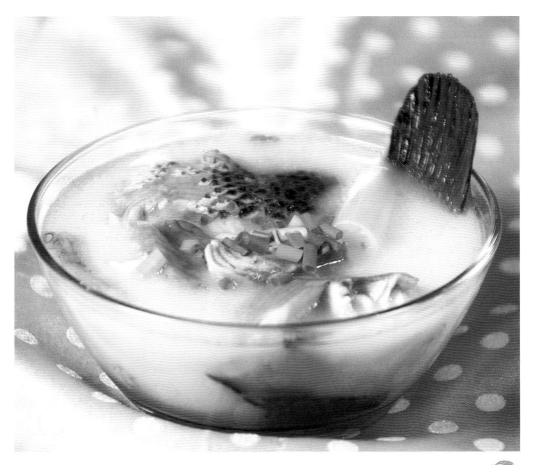

# 虾蓉豆腐

适合 6 个月以上宝宝。

## 🥣 原料
虾仁 20 克，肉馅 20 克，嫩豆腐 25
克，骨头汤 50 毫升，鸡蛋 1 个。

## 🧂 配料
盐、植物油、香葱末、水淀粉各
适量。

## 🖌 做法
① 虾仁洗净，碾碎，放入肉馅搅拌
　均匀，制成馅料。

② 嫩豆腐洗净，中间用小刀挖空少许，
　填入馅料，抹平，送入烧开的蒸锅蒸
　5 分钟，取出。

③ 炒锅置火上烧热，倒入植物油，炒香
　葱末，淋入骨头汤烧开，加盐调味，
　用水淀粉勾芡，淋在蒸好的豆腐上即
　可食用。

小叮咛

虾营养价值丰富，
脂肪、微量元素和氨基
酸含量尤其多。为了提
高虾中牛磺酸的作用，
可以搭配膳食纤维含量高的食物，尤
其是水果类和海带、紫菜等食物。

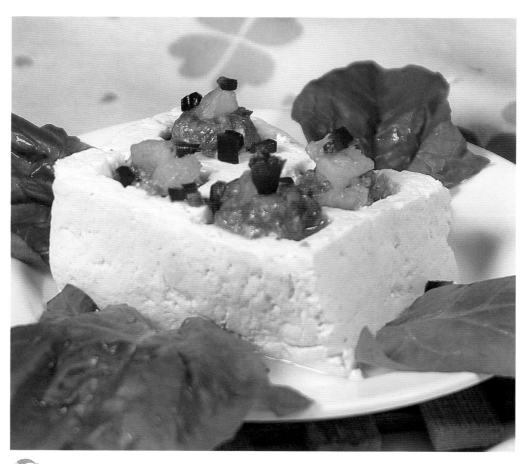

## 黄金搭档

机体可以从膳食中摄取或自身合成牛磺酸，动物性食品是膳食牛磺酸的主要来源，尤其是海生动物。牛磺酸易溶于水，进餐时同时饮用鱼贝类煮的汤是很重要的。

## 过犹不及

牛磺酸具有镇静、消炎、解热、镇痛、等作用，并有强心、兴奋呼吸作用。过多摄入牛磺酸会使神经兴奋，影响心脏健康。从膳食中摄入牛磺酸一般不存在过量问题。牛磺酸在作为药物使用时一定遵医嘱，不要擅自加量服用。

# 铁——让宝宝远离贫血

## 看看宝宝缺铁吗

铁是血构成血红蛋白的重要成分，负责运送氧气到全身。膳食中铁缺乏会导致宝宝发生缺铁性贫血，从而引起各种贫血的症状。如果宝宝有如下症状，提示可能有缺铁性贫血：

- 脸色、嘴唇、眼睑苍白。
- 不太愿意活动，精神倦怠，对周围的事物不感兴趣。
- 抵抗力不强，容易患病。
- 食欲不好，甚至有异食癖。

## 高铁食物大搜索

**动物肝脏**：动物肝脏富含各种生成血液的营养素如铁、叶酸和维生素 $B_{12}$，是预防贫血的首选食品。每100克猪肝含铁22毫克，易于吸收且适合宝宝食用

（如制成肝泥等）。

**各种瘦肉**：瘦肉里含铁量不错，而且铁的利用率与猪肝差不多，且购买加工容易，宝宝也喜欢吃。

**鸡蛋黄**：每100克鸡蛋黄含铁7毫克，尽管铁吸收率只有3%，但是蛋黄非常适合刚添加辅食的宝宝，而且富含其他营养，所以它仍不失为宝宝补充铁的来源之一。

**动物血液**：猪血、鸡血、鸭血等动物血液里铁的利用率为在日常食物里较高的，如果注意清洁卫生，加工成血豆腐，给开始添加辅食的宝宝补铁，是一个价廉、物美且方便的食品。

**黄豆及其制品**：每100克黄豆及黄豆粉中含铁11毫克，人体吸收率为7%左右。嫩嫩的豆腐是4～6个月宝宝最好的辅食食物。

芝麻酱：芝麻酱富含各种营养素，是一种不错的宝宝营养食品。每100克芝麻酱含铁58毫克。

绿色的蔬菜：虽然植物性食品中铁的吸收率不高，但宝宝每天都要吃它，所以蔬菜也是补充铁的一个来源。

木耳和蘑菇：可以作为大一些的宝宝补充铁的食物。

## 补铁美食大奉送

# 蛋黄酱

适合4个月以上宝宝。

🥣 **原料**
蛋黄1/2个、肉汤30毫升。

🧂 **配料**
盐少许。

🥄 **做法**
① 把蛋黄煮熟，放容器内研碎，并加入肉汤研磨至均匀光滑。
② 放入锅内，加入少许盐，边煮边搅拌混合。

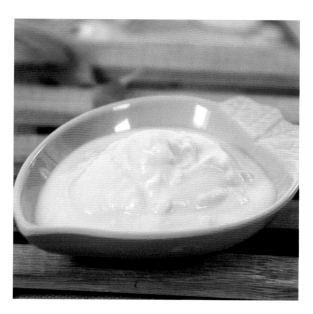

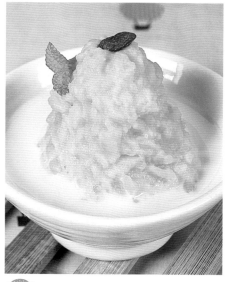

# 蛋黄土豆泥

适合4个月以上宝宝。

🥣 **原料**
土豆泥5克，切碎的苹果15克，煮鸡蛋1个。

🧂 **配料**
牛奶适量。

🥄 **做法**
① 取煮鸡蛋的蛋黄1/2个，碾成泥。
② 把土豆煮软后碾成泥，加入蛋黄泥、苹果碎和牛奶中进行混合。
③ 放火上加热即可。

# 菠菜猪肝汤

适合 6 个月以上宝宝。

🥣 **原料**
鲜菠菜 200 克，猪肝 100 克，油 15 毫升。

🧂 **配料**
盐少许，清水适量。

🥄 **做法**
① 将鲜菠菜洗净，切碎；猪肝切成小薄片，用油、盐拌匀，备用。
② 锅中加清水 500 毫升，煮沸后加入菠菜及猪肝，煮至猪肝熟。
③ 用食品料理机将菜、肝及部分汤一起搅碎即可。

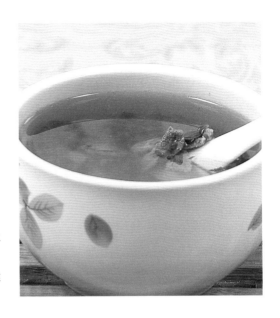

# 猪肝瘦肉粥

适合 6 个月以上宝宝。

🥣 **原料**
猪肝 50 克，瘦猪肉 50 克，大米 50 克。

🧂 **配料**
油 15 毫升，盐少许，清水适量。

🥄 **做法**
① 将猪肝、瘦猪肉洗净，剁碎，加油、盐适量拌匀。
② 将大米洗干净，放入锅中，加清水适量，煮至粥将熟时加入拌好的猪肝、瘦肉，再煮至猪肝、瘦肉熟烂即可。

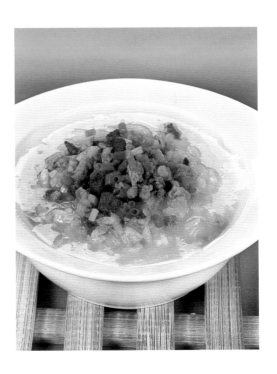

# 龙眼枸杞粥

适合 6 个月以上宝宝。

🥣 **原料**

龙眼（又名桂圆）肉、枸杞子、黑米
各 15 克。

🧂 **配料**

水适量。

🥄 **做法**

将龙眼肉、枸杞子、黑米分别洗净，
同入锅，加水，大火煮沸后改小火煨
煮，至米烂汤稠。

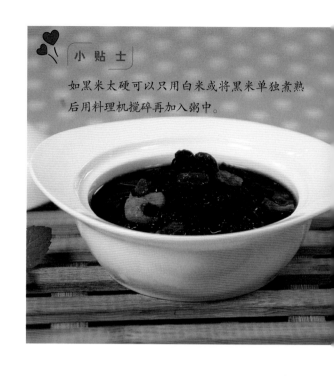

**小贴士**

如黑米太硬可以只用白米或将黑米单独煮熟
后用料理机搅碎再加入粥中。

# 麻花糊

适合 6 个月以上宝宝。

🥣 **原料**

黑芝麻、花生仁（带红衣）1：1 的比例，
白米粥适量。

🧂 **配料**

白糖、水各适量。

🥄 **做法**

① 将黑芝麻、花生仁洗净，放入炒锅中，
   炒熟，研成粉末。
② 每次各取 15 克，加入热开水 120 ～ 150
   毫升，调成糊状，或放入白米粥中，再
   加入白糖调味即可。

# 红枣莲子粥

适合 8 个月以上宝宝。

🥣 **原料**

红枣 20 克，莲子 30 克，粳米或大米 30 克。

🧂 **配料**

水适量。

🥄 **做法**

① 红枣洗净，剖开去核，莲子打碎。

② 将粳米淘洗干净与红枣、莲子一起放火锅中，加清水适量，煮至米烂熟即可。

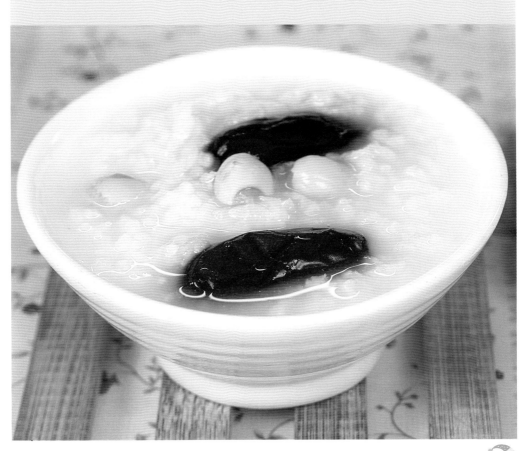

## 黄金搭档：铁＋维生素C

食物中铁离子有二价和三价之分，只有二价铁才能被吸收。而维生素C可以促进三价铁还原还为二价铁。所以含铁食物与维生素C丰富的食物搭配可以更有效地被吸收。

我们给宝宝做补铁食物时，不要忘记搭配新鲜的蔬菜和水果。

## 过犹不及

食物补充铁不会引起宝宝铁摄入过

量。如果用铁剂补充铁，则应注意一定在医生指导下进行，不可过量。摄入过量铁剂会刺激宝宝娇嫩的胃黏膜，使宝宝发生恶心等胃部不适症状。

## 专家解析：重视缺铁问题

铁是一种重要的微量元素，是血红蛋白的重要组成部分，有资料显示，世界上约有20亿人有不同程度的铁缺乏，5岁以下儿童有40%～50%铁缺乏。据统计，2002年我国7～12岁的儿童中约有20%患缺铁性贫血，而且年龄越小越严重。

原因当然很多，主要是饮食中缺乏。从宝宝4个月起，其从母体中携带的铁就开始消耗贻尽，而无论是母乳还是牛奶中铁均较少，如果这时再不通过饮食补充，到半岁以后就会出现贫血。铁在我们的身体里虽然需要得不多，但它除了构成血色素的核心部分外，还要参加全身生物酶的构成，因此铁缺乏的患者常有精神差、呕吐、呼吸心跳快、异食癖，如喜欢吃墙土、煤渣等，严重的智商会有9%～11%的降低。

正常人的血红蛋白应该在11克以上，缺铁性贫血轻者不到11克，重一些的会在9克以下，这时就需要药物补铁治疗才行。补铁时可能会有维生素$B_{12}$或者叶酸不足，要进行补充，同时也应该注意维生素A、维生素D、维生素C、维生素$B_2$等的缺乏。

机体中的铁可以被反复利用，衰老死亡的红细胞中的铁在肠道被重新吸收利用。所以铁是在一个相对封闭的系统内进行循环的，正常情况下机体并无其他排泄铁的途径。所以铁的每日需要量并不多，大量补充铁剂会导致铁的超量摄入，有引发铁中毒的危险。所以补充铁剂应在医生指导下进行，强化铁的食品也应注意适量选择。

食补中瘦肉、肝、动物血、豆类及深绿色蔬菜含铁量较高。

# 钙——让宝宝骨骼壮

## 看看宝宝缺钙吗

钙是体内含量最多的金属元素，绝大部分以羟磷灰石的形式沉积在骨骼中，构成骨骼的矿物质，使骨骼能够支撑起我们的身体。可以说钙是人体骨骼的"钢筋水泥"。

宝宝正处于身体快速生长发育时期，骨骼的生长需要大量的钙，此时如钙摄入不足就像盖大楼缺少建筑原料一样，要么盖不起来，要么"偷工减料"，这样都会使宝宝的骨骼发育受到影响。缺钙的宝宝可表现为睡眠不佳、夜啼、多汗，钙严重缺乏时会导致宝宝发生鸡胸、O形腿、X形腿等骨骼变形的情况。所以，应该注意及时给宝宝补钙。

## 高钙食物大搜索

对于宝宝来说，最好的补钙食物莫过于奶了，无论是母乳还是牛奶，都含有较多的钙，而且与其他食物相比，奶中的钙吸收率较高。

其他含钙较高的食物有：大豆及大豆制品，以及海带、紫菜、发菜、黑木耳、黑芝麻等黑色食物。

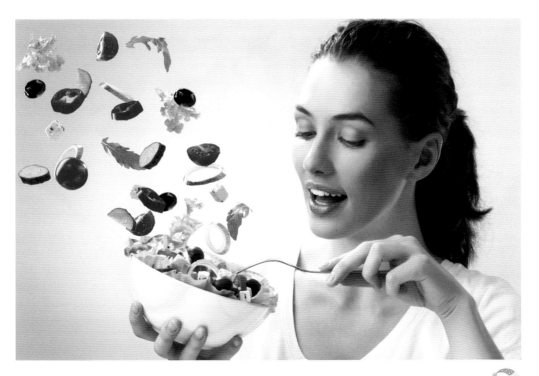

# 鱼肉海带羹

适合 6 个月以上宝宝。

### 🥣 原料

鱼肉 30 克，胡萝卜 1/5 个，水发海带 15 克，米饭 1/4 碗。

### 🍶 配料

酱油少许。

### 🥄 做法

① 将鱼骨剔净，鱼肉炖熟并捣碎。

② 将胡萝卜用擦菜板擦好。

③ 海带先煮软并切碎。

④ 将米饭、碎海带及鱼肉、胡萝卜倒入锅内同煮。煮至黏稠时放入酱油调味。

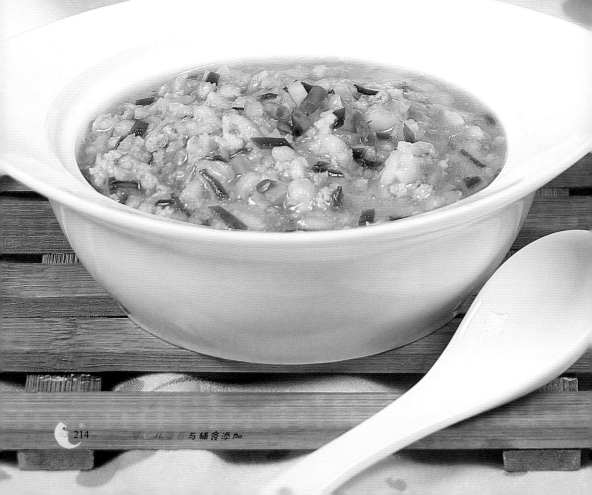

# 油菜海米豆腐羹

适合 6 个月以上宝宝。

**原料**

豆腐 15 克，油菜 25 克，海米 5 克。

**配料**

植物油适量，盐少许，水淀粉 20 克，葱花 10 克。

**做法**

① 豆腐切成小丁，上锅蒸熟。

② 海米用开水泡发后切成碎末，油菜择洗干净切碎。

③ 将植物油放入锅内，热后下入葱花炝锅，捞出葱花。

④ 投入海米末，翻炒几下再放油菜碎，炒透后加入盐，水淀粉勾芡。

⑤ 将炒好的海米油菜碎加入蒸熟的豆腐中，搅碎拌匀即可。

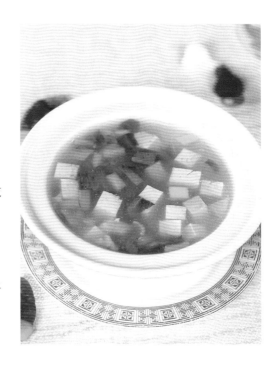

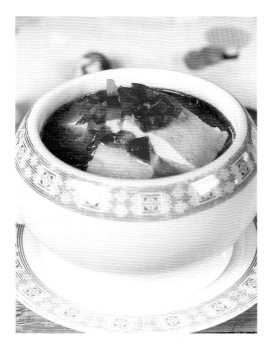

# 曙光豆腐

适合 6 个月以上宝宝。

**原料**

豆腐 15 克，西红柿末 15 克，肉汤 5 克。

**配料**

盐少许。

**做法**

① 把豆腐放热水中煮一下后放竹筐内控去水分。

② 将豆腐放入锅内，加入切碎的西红柿末和肉汤，边煮边混合，煮好后加少量盐，使其具有淡淡的咸味。

## 黄金搭档：钙+维生素D

食物中的维生素D、乳糖、乳酸、蛋白质、氨基酸都能促进钙盐的溶解，有利于钙的吸收；脂肪供给过多就会影响钙的吸收，因为由脂肪分解产生的脂肪酸在肠道未被吸收时与钙结合，形成皂钙，使钙吸收率降低；某些蔬菜中的草酸和谷类中的植酸分别能与钙形成不溶性的草酸钙和植酸钙，影响钙的吸收。

补钙的宝宝多选用含有乳糖和蛋白质丰富的牛奶、富含维生素D的食物，如动物肝脏等；补钙的同时不要吃太多的油脂类食物，在选择蔬菜时不要选择草酸太高的或将菜用开水焯一下再给宝宝做，都可以使食物中钙的吸收最大化。

## 过犹不及

宝宝从食物中摄入钙不会引起过量。补充钙制剂如果过多，有可能发生厌食和便秘。而过量的钙长期积聚在宝宝体内，患血钙和尿钙的概率也可能增高。

营养学会建议：半岁以内宝宝每天钙的适宜摄入量为200毫克；半岁至1岁每天250毫克；1～4岁每天600毫克。

# 维生素C——保护宝宝血液的"卫士"

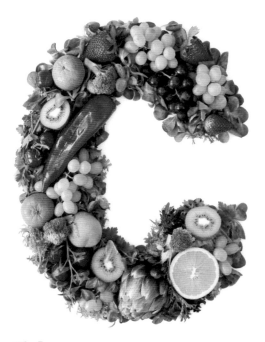

## 看看宝宝缺维生素C吗

缺乏维生素C的早期表现为易疲劳、皮肤瘀点或瘀斑、毛囊过度角化并周围轮状出血。严重者会出现牙龈肿胀出血、球结膜出血、机体抵抗力下降、伤口愈合缓慢以及多疑、抑郁等精神症状。

## 高维生素C食物大搜索

新鲜的蔬菜和水果是维生素C的主要来源。一般有各种深色叶菜、鲜枣、柿子椒、梨、苹果、葡萄、桃、橘子、猕猴桃、山楂等。

# 红枣泥

适合 4 个月以上宝宝。

**🥣 原料**
红枣 100 克。

**🧂 配料**
清水适量。

**🥄 做法**
① 将红枣洗净，放入锅内，加入清水煮 15～20 分钟，至烂熟。
② 去掉红枣皮、核，把剩下的搅拌成泥状即可。

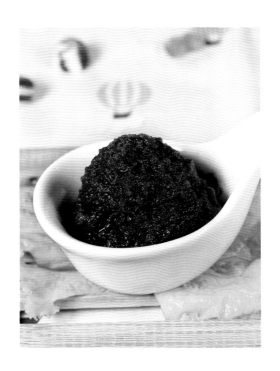

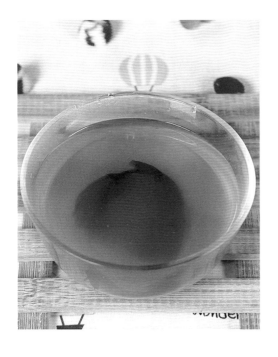

# 菜 水

适合 4 个月以上宝宝。

**🥣 原料**
菠菜（油菜、白菜均可）50 克。

**🧂 配料**
清水 50 克。

**🥄 做法**
① 将菜洗净，切碎。
② 将锅放在火上，清水烧沸，放入碎菜，锅离火，再焖 10 分钟，滤去菜渣留汤即可。

# 番茄汁

适合 4 个月以上宝宝。

🥣 **原料**
番茄 50 克。

🧂 **配料**
白糖少许，温开水适量。

🥄 **做法**
① 将成熟的番茄洗净，用开水烫软去皮，然后切碎，用清洁的双层纱布包好，把番茄汁挤入小盆内。
② 将白糖放入汁中，用温开水冲调后即可饮用。

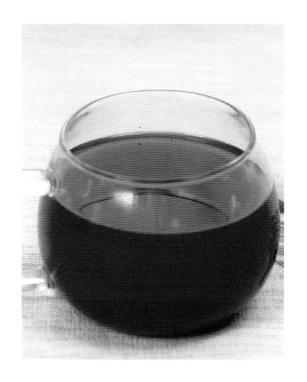

# 青 菜 粥

适合 6 个月以上宝宝。

🥣 **原料**
大米 50 克，青菜心（菠菜、油菜、白菜等的菜心）25 克。

🧂 **配料**
水 250 毫升。

🥄 **做法**
① 把米洗干净，加适量水泡 1 ～ 2 小时。
② 青菜心洗净切碎，待用。
③ 锅中水烧开，放入泡好的大米，大火煮至米烂熟，停火之前加入青菜心，再煮10 分钟左右。

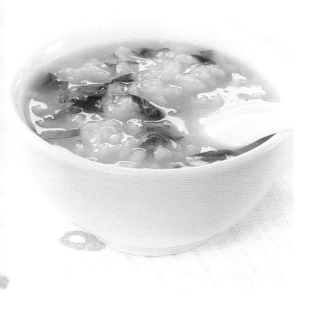

## 黄金搭档：维生素C+维生素E

维生素C又叫抗坏血酸，是一种酸性物质，遇碱容易被破坏，当与酸性食物同时烹调时，就能保护蔬菜中的维生素C；另外，维生素C非常容易被氧化破坏，如果同时有抗氧化作用的营养素存在，可以保护维生素C不被氧化。

给宝宝吃富含维生素C的食物时加点醋，或与富含维生素E的食物，如坚果和油脂类一起，可以使更多维生素C被宝宝吸收。

## 过犹不及

维生素C是一种水溶性维生素，摄入过多时人体可从尿中排泄出去，所以一般没有严重的中毒症状。但摄入过量还是会产生一些不良反应，如腹泻、皮疹、肾脏结石等。宝宝长期摄入过量，可能影响骨骼的发育。

中国营养学会建议：0～4岁的宝宝每天维生素C的摄入量为40毫克。

# 膳食纤维——让宝宝大便更通畅

## 看看宝宝缺膳食纤维素吗

膳食纤维是不被人体消化酶所消化的多糖类物质。有人把它称作"人体的第七大营养素"。虽然膳食纤维是否可以

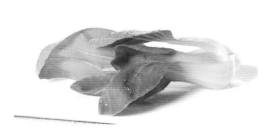

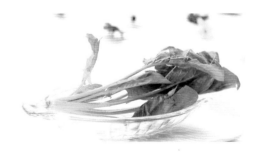

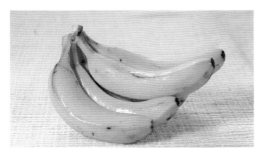

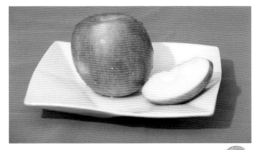

作为一类营养素尚有争议，但膳食纤维对人体的健康作用已经非常确定。

人体缺乏膳食纤维可能会发生便秘、血脂升高等问题。宝宝缺少膳食纤维也会发生便秘，排便不畅等问题。另外，缺乏膳食纤维的宝宝还可能会引起肠道功能失调，发生消化不良等。所以稍大一些的宝宝也应该摄入合适量的膳食纤维。

## 高膳食纤维食物大搜索

膳食纤维分为可溶性膳食纤维和不可溶性膳食纤维两大类。可溶性膳食纤维可以溶于水，比较适合宝宝。而不可溶性膳食纤维含量高的食物大多较粗硬，不太适合宝宝食用。

谷类中的粗粮、各种蔬菜和水果、各种豆类中都含有较多的膳食纤维。

我们可以为宝宝选择一些绿色的蔬菜，如油菜、菠菜等；水果可选择苹果、香蕉等；也可选择少量粗粮，与细粮混合食用。

## 高纤维素美食大奉送

# 二米粥

适合 4 个月以上宝宝。

🥣 **原料**
粳米 50 克 小米 30 克。

🍚 **配料**
水适量。

🥄 **做法**
① 将粳米、小米淘洗干净。
② 将淘净的粳米、小米放入锅内，加水适量，煮至米烂成粥。

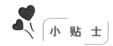

**小贴士**

可加入适量白糖调味，口感更好。

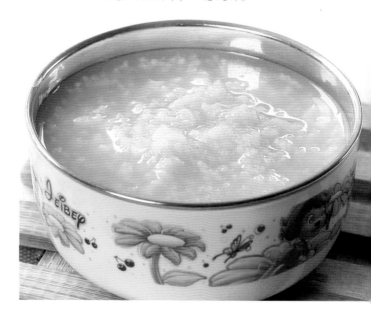

# 炒碎青菜

适合 8 个月以上宝宝。

**原料**

油菜叶 50 克。

**配料**

油、盐、葱花各适量。

**做法**

① 将油菜叶洗净，切碎。
② 锅中放油，稍微烧热，放葱花炒香，捞出葱花，放入碎油菜，翻炒至软烂，加盐即可。

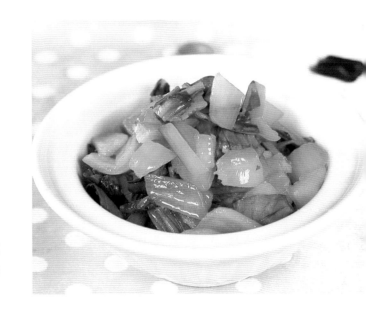

## 黄金搭档：膳食纤维＋动物性食物

食物中的膳食纤维只存在于植物性食物中，特别是蔬菜、水果和粗粮。而动物性食物，如蛋、奶及各种肉类则基本不含膳食纤维。所以，在给宝宝搭配饮食时应注意含膳食纤维的食物与肉、蛋、奶进行搭配，以保证一餐食物中各种营养素的含量平衡。

## 过犹不及

膳食纤维也不是多多益善，过量摄入膳食纤维会导致胃部不适，食物在胃中停留时间增加。过多的纤维进入肠道会产生较多气体，导致胀气、排气，甚至腹泻等。此外，过量摄入纤维也可能使某些营养素，特别是矿物质和微量元素吸收受到一定程度的影响。

2013 年，中国营养学会制订了新版的《中国居民膳食营养素参考摄入量》。在这之前，我国对于膳食纤维没有一个确切的推荐值。而新版的膳食参考摄入量对于成年人给出了每日 25 克的建议量。由于婴幼儿研究数据的限制，仍然没有对于婴幼儿的膳食纤维建议值。美国膳食纤维专家委员会建议美国成年人每摄入 1000 千卡能量时膳食纤维摄入量为 10 ～ 13 克，可以作为一定的参考。但对于对于年龄较小的宝宝来说，过于粗硬的食物显然不适合其消化和吸收功能。所以宝宝的膳食纤维摄入量肯定是少于成年人的。具体操作时可以按照为不同月龄或年龄宝宝推荐的食谱执行，并观察宝宝的大便情况，以及是否有胃肠道不适，并随时调整膳食纤维的量。

# DHA  ARA——让宝宝更聪明

## 看看宝宝缺 DHA、ARA 吗

DHA 和 ARA 都是多不饱和脂肪酸，DHA 的全称叫二十二碳六烯酸，ARA 称为花生四烯酸。DHA 和 ARA 都是构成神经系统非常重要的脂肪酸，视网膜感光体内也有丰富的 DHA。对宝宝的生长发育非常重要。宝宝如果缺乏 DHA 和 ARA，可能会导致视力发育不足，并会影响力的发育。胎儿和吃辅食前宝宝的 DHA 和 ARA 通过胎盘或母乳来提供。添加辅食后的宝宝可以选取 DHA 和 ARA 丰富的食物。

## 高 DHA、ARA 食物大搜索

含 DHA 和 ARA 的食物，一般储存在蛋黄、深海鱼类、海藻等海产品中。

必需脂肪酸亚油酸和亚麻酸分别是 ARA 和 DHA 的前体，可以在体内转化成为 ARA 和 DHA。含亚油酸高的食物很多，如各种植物油和坚果。亚麻酸在食物中含量较少，比较典型的食物为亚麻子和亚麻子油。

## 高 DHA、ARA 美食大奉送

## 蛋黄粥

适合 6 个月以上宝宝。

🥣 原料
大米 10 克，蛋黄 1/4 个。

🥄 配料
水 120 毫升。

🥄 做法
① 把大米洗干净加适量水泡 1～2 小时，用小火煮 40～50 分钟。

② 把蛋黄放容器研碎后加入粥锅内再煮 10 分钟。

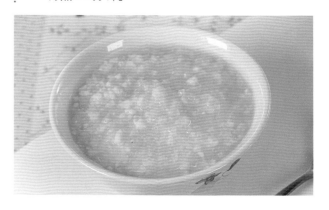

# 清蒸三文鱼

适合 8 个月以上宝宝。

🥣 **原料**

三文鱼 1 块。洋葱小个的半个左右，香菇 1 朵。

🍶 **配料**

姜、蒜、白糖、香菜各少许，海鲜酱油 5 克。

🥄 **做法**

① 把三文鱼切大块，洋葱切丝，香菇切片，香菜、蒜切末，姜切丝。

② 取一个大盘，盘子不宜太浅，蒸鱼的时候会流出很多汤汁，在盘子上铺上一层洋葱丝，再铺一层香菇片，最后撒上一些姜丝。

③ 把三文鱼放在洋葱丝、香菇片还有姜丝上，上锅蒸 6 ~ 7 分钟。

④ 把蒸鱼流出来的汤汁倒进小碗，放入切好的蒜末，点几滴海鲜酱油，加入白糖，拌匀后淋在三文鱼上，撒少许香菜末就可以了。

❤ **小贴士**

对于比较小的宝宝，洋葱、香菇等作为调味用，可以不给宝宝吃。

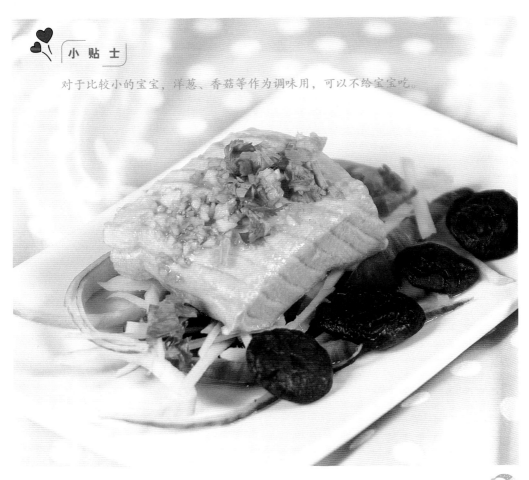

# 鱼肉酸奶色拉

适合 8 个月以上宝宝。

🥣 **原料**

金枪鱼 2 勺，黄瓜 1/4 根，圣女果 2 颗，生菜叶 1 片。

🧂 **配料**

色拉酱 1 勺。

🍴 **做法**

① 将黄瓜洗净去皮后切成小块，圣女果切碎。

② 碗底铺上生菜叶，将金枪鱼、黄瓜、圣女果放在上面，淋上色拉酱。

❤ **小贴士**

鱼肉含有丰富的蛋白质，有利于宝宝吸收。水果、蔬菜含有丰富的维生素，能满足宝宝的生长需要。

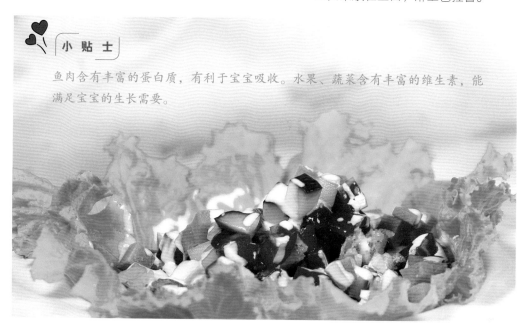

## 黄金搭档：DHA、ARA+脂溶性维生素

有些脂溶性维生素，如维生素 A、胡萝卜素等也对宝宝的视力发育很有好处，而且这些维生素在脂肪的环境中有较好的消化吸收率。在为宝宝配制辅食时，可选择用胡萝卜素高的蔬菜，如胡萝卜、西红柿、油菜等与含 DHA 高的食物，如海鱼等搭配给宝宝一起制作。

## 过犹不及

DHA 和 ARA 都属于脂肪，一般在摄入含 DHA 和 ARA 丰富的食物过程中都会摄入较多的普通脂肪。而过量摄入脂肪会导致能量摄入过高，从而使宝宝容易发生肥胖，一般半岁以内宝宝每天脂肪摄量为占总能量的 45% ～ 50%，其中亚油酸和亚麻酸这种必需脂肪酸应占脂肪总量的 8%；半岁至 2 岁的宝宝脂肪摄入量占总能量的 35% ～ 40%。

# 锌——让宝宝健康成长

## 看看宝宝缺锌吗

锌是人体必需的微量元素，参与体内很多酶的构成。缺锌会使这些酶的活性受到限制，从而产生各种症状。如果宝宝有以下症状，就有可能是缺锌了：

- 食欲不振、味觉减退。
- 偏食、厌食或异食。
- 矮小，瘦弱，脱发。
- 腹泻。

- 皮肤干燥，炎症，疱疹、皮疹。
- 伤口愈合不良，反复感染。
- 感冒次数多，反复性口腔溃疡。

## 高锌食物大搜索

锌元素主要存在于海产品和动物的内脏中，富含锌的食品有牡蛎、鲱鱼、虾皮、紫菜、鱼粉、芝麻、花生、猪肝、豆类等。

## 高锌美食大奉送

# 牡蛎蛋花粥

适合 6 个月以上宝宝。

🥣 **原料**
粳米 30 克，牡蛎肉 30 克，鸡蛋 1 个。

🧂 **配料**
葱花、油、鱼露、清水各适量。

🖌 **做法**
① 牡蛎肉洗净、切碎，鸡蛋打成蛋浆。
② 把粳米淘洗干净，放入锅内加适量清水，煮成稀粥，再加入牡蛎肉、葱花、鱼露、油调味，再煮沸片刻。
③ 蛋浆撒入锅内，形成蛋花，再煮沸即可。

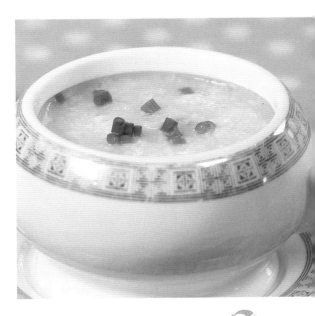

# 西红柿肉末

适合 6 个月以上宝宝。

### 原料
猪里脊肉 50 克，西红柿 50 克。

### 配料
花生油、葱、姜、盐、白糖各少许。

### 做法
① 将猪里脊肉和西红柿均切成末待用。
② 猪肉末放在碗内，加少量盐，腌一会儿。
③ 锅中放少许花生油，放入葱、姜煸炒，待葱、姜变黄后捞出。
④ 放入西红柿翻炒，放入白糖，直到西红柿炒成酱状，放入肉末，翻炒至熟即可。

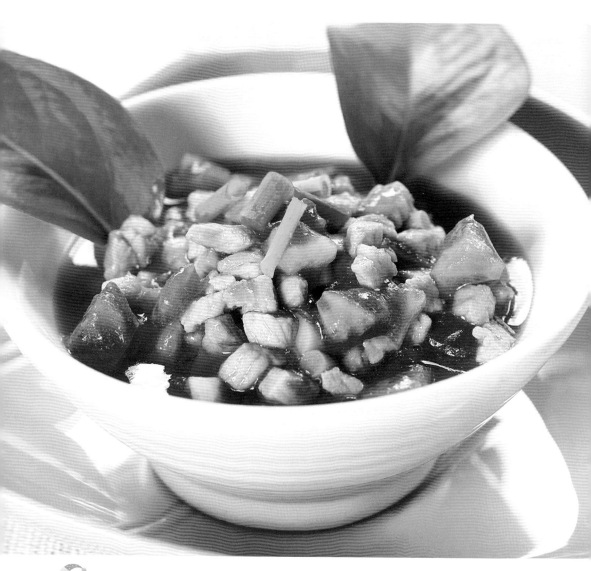

# 猪腰馄饨

🥣 原料

小麦面粉 100 克，猪腰子 50 克，青菜叶 25 克。

🧂 配料

葱、姜、花椒各 2 克，酱油 3 克，骨头汤 1 碗，水、油各适量。

🥄 做法

① 将猪腰洗净，去掉白色组织研烂。

② 锅放火上，倒油烧热，放葱、姜、花椒炸熟后捞去，油和酱油倒入馅中拌匀。

③ 将小麦面粉用温水调成糊状，揉成面团，擀成馄饨皮，包入猪腰馅成馄饨。

④ 骨头汤烧开，放入馄饨，快煮熟时放入青菜叶，煮熟即可。

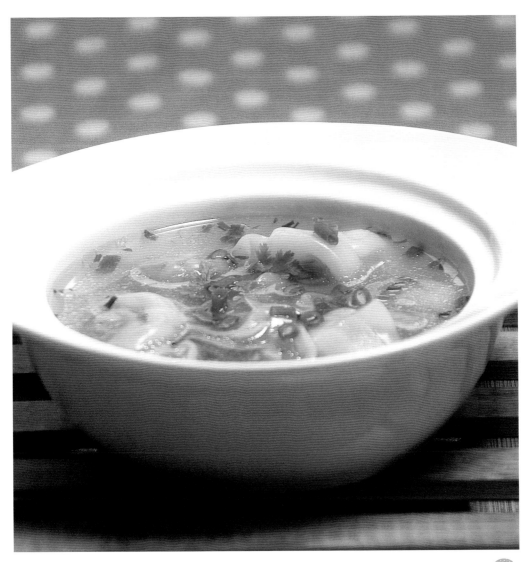

# 麻酱花卷

**🥣 原料**

面粉100克，面肥20克，芝麻酱10克。

**🥢 配料**

花生油、精盐、碱面（加水调成碱液）、水各适量。

**🥄 做法**

① 将面肥放入盆内，用温水泡开，加入面粉和成发酵面团，待酵面发起，加入碱液揉匀，稍放。

② 将芝麻酱放入碗内，加入少量精盐、花生油调匀。

③ 将发面团擀成长方片，抹匀芝麻酱，卷成卷，用刀切成相等的段，然后将每两段摞起，拧成花卷码入屉内，用大火开水蒸15分钟即熟。

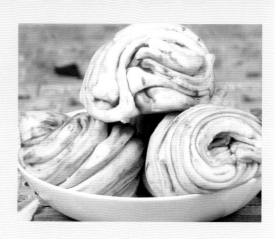

## 黄金搭档：锌 + 蛋白质

动物和植物性食物都含有锌，有些植物性食物含锌量也不算低。但总的来说，与蛋白质结合的锌更加容易被吸收。而植物性食物中由于含有草酸和植酸等物质，它与锌形成的不溶性复合物不能被人体所吸收。所以缺锌的宝宝最好还是选择动物内脏、红色瘦肉、海产品等动物性食品。

## 补锌要适当

锌摄入过量是对人体有害的。

锌是我们人体所必需的营养元素，也是一种微量元素。各种人体必需的微量元素如摄入过量都会发生中毒或妨碍其他微量元素的吸收。如过高的锌会影响同为微量元素的硒、铁、铜的吸收，引起贫血等问题。此外，大剂量摄入锌制剂可引起锌中毒，出现恶心、呕吐、上腹部不适、腹痛等消化道反应，重者可致胃溃疡、出血、甚至穿孔。还会影响中性粒细胞和巨噬细胞活力，抑制细胞杀伤力，损害免疫功能。

 中国营养学会推荐锌的每日摄入量为：半岁以内2.0毫克/天；半岁至1岁3.5毫克/天；1～4岁4.0毫克/天。

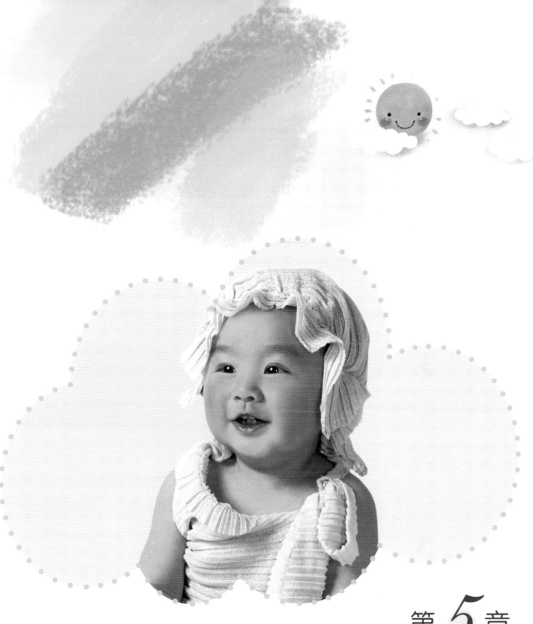

第 **5** 章

# 让宝宝充满活力
# 的营养餐

## ——患病不用急，饮食来调理

# 黄疸宝宝：保证充足水分

新生儿有一半以上出现黄疸，早产的宝宝则更多见，大约80%会出现黄疸。这是因为宝宝在母体内时，红细胞较多，出生后就不需要那么多的红细胞了，这时多余的红细胞被破坏，会有较多的胆红素进入血液。而胎儿在妈妈体内时，其胆红素由妈妈来代替排泄，出生以后胆红素的代谢就只能由宝宝自己来完成了。但宝宝刚出生时肝脏的酶系统发育尚不够成熟，肝细胞排泄胆红素的能力不足，较多的胆红素加上不足的代谢能力，使新生儿很容易出现黄疸。

新生儿黄疸有生理性和病理性之分。生理性黄疸在出生后2～3天出现，4～6天达到高峰，7～10天消退，早产宝宝持续的时间较长，除有轻微食欲不振外，无其他症状。若生后24小时即出现黄疸，2～3周仍不退，甚至继续加深加重或消退后重复出现或出生后一周至数周才开始出现黄疸，则常是疾病的一种表现，宝宝发生病理性黄疸时胆红素浓度过高，会损害脑细胞（常称核黄疸），引起脑瘫、智能障碍等后遗症。所以一旦怀疑宝宝有病理性黄疸，应立即就诊。生理性黄疸常在一周左右即自行消退，一般情况下黄疸宝宝应坚持母乳喂养，通过粪便和尿排出多余的胆红素。如果经医生检查确认宝宝的黄疸是由母乳喂养所引起的，一般也无须停止母乳喂养。但如果黄疸指数超过20mg/dL，可以暂时停喂母乳，用婴儿配方奶代替，待宝宝黄疸指数下降后再重新进行母乳喂养。

发生黄疸的宝宝，应该摄入充足的母乳，以保证有足够的尿量。如果母乳摄入不多或用配方奶喂养的宝宝可适量喂一些水来辅助宝宝消退黄疸。

也可以在中医的指导下喂一些有促进黄疸消退作用食物煮的水。

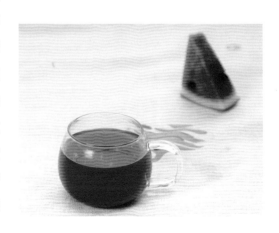

# 牡蛎肉玉米须汤

适合 4 个月以上的宝宝。

🥣 **原料**
鲜牡蛎肉 100 克，玉米须 150 克。

🧂 **配料**
清水适量。

🥄 **做法**
① 将玉米须洗净，切成小段，放入纱布袋中，扎紧袋口备用。

② 将鲜牡蛎肉洗净，用快刀斜剖成片，与玉米须药袋同放入沙锅，加清水适量，快火煮沸，然后改用小火煨煮。

③ 待牡蛎肉熟烂后，取出药袋，滤尽药汁，再煨煮至沸即成。

🥄 **服法：**
每次取少量喂给宝宝。

**功效：**
清热退黄。

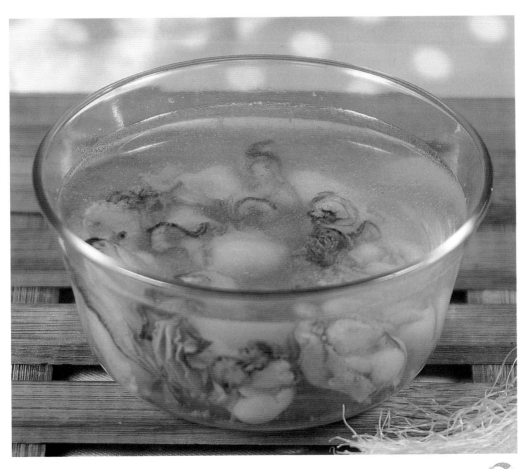

# 蒲公英米汤

适合 4 个月以上的宝宝。

### 🥣 原料
鲜蒲公英 100 克。

### 🧂 配料
米汤 50 毫升。

### 🥄 做法
将鲜蒲公英捣烂后，用洁净纱布包裹，绞压取汁，兑入煮好的米汤中，搅拌均匀。

### 🥄 服法：
早晚各取少量喂给宝宝。

### 功效：
清热解毒，消退黄疸。

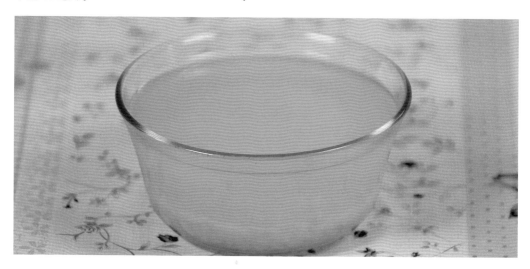

## 多眼屎宝宝：少吃多喝不上火

新生儿眼屎多常常是结膜炎的表现之一。宝宝从母体内分娩出时，妈妈产道内的病菌可侵入宝宝的眼中；妈妈平时卫生习惯不好，用不清洁的手擦了宝宝的眼睛，也可能引起结膜炎。新生宝宝患了结膜炎应及时采取治疗措施，否则炎症将向眼内发展，甚至可能形成慢性结膜炎而较难治愈。哺乳的妈妈应多喝水，吃水果蔬菜，不吃刺激性食物，要注意调节情绪，避免劳累，加强锻炼，保证充分的睡眠。

小叮咛

宝宝眼屎多、生口疮往往是上火的表现，表明宝宝吃多了，让宝宝少吃点是最有效的办法。

# 鹅口疮宝宝：易消化吸收食物

鹅口疮又叫雪口病、白念菌病，是由白色念珠菌感染所引起。鹅口疮多发生在 3 岁以下的婴幼儿身上，轻者口腔布满白屑，一般没有伴随症状；严重者会在口腔黏膜表面形成白色斑膜，并伴有灼热和干燥的感觉，部分患儿伴有低烧的症状，甚至有可能造成吞咽和呼吸困难。患有此病的宝宝经常哭闹不安，吃东西或者喝水时会有刺痛感，所以宝宝经常不愿意吃奶。新生宝宝发生鹅口疮多由产道感染，稍大些的宝宝如果不注意口腔卫生或没有将奶瓶洗干净就很容易患上鹅口疮。一些不良的习惯如喜欢咬手咬玩具、爱叼被角或衣角等也可能会把真菌带进宝宝的口腔。所以应该保持好宝宝口腔的清洁，妈妈喂奶时应先洗手并清洁乳头。人工喂养及吃辅食的宝宝应把餐具和奶瓶、奶嘴、碗勺等

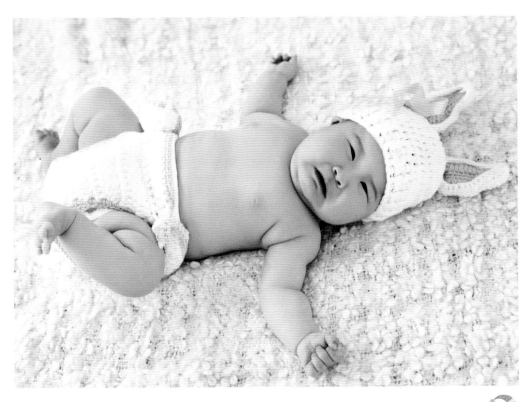

消毒，专人专用。

宝宝添加辅食之后，在饮食上应该注意选择容易消化吸收的食物，并注意多供给富含优质蛋白的食物，以增加宝宝的抵抗力，同时适当增加维生素 C 和 B 族维生素的摄入。除了注意口腔卫生外，如果宝宝患腹泻导致菌群失调，也容易患鹅口疮，所以可以给宝宝补充一些含益生菌的食物，如酸奶、乳酸菌饮料等。同时不要吃粗糙及刺激性的食物，以避免刺激宝宝的伤口引起疼痛。假如宝宝出现喂食情况不佳，有脱水或体重减轻的现象，就要去医院进行补液治疗。

4 个月以前患鹅口腔的宝宝：母乳或配方奶为主，可稍加青菜水。宝宝添加辅食之后可按以下食谱进行饮食调理。

# 苹果泥

**适合 5 个月以上的宝宝**

🥣 **原料**

苹果（选比较软面的）1 个。

🥄 **做法**

将苹果洗净，去皮，然后用刮子或匙慢慢刮起成泥状，即可。

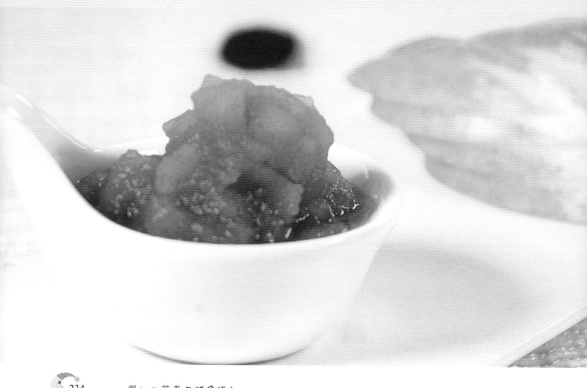

# 瘦肉末碎青菜粥

适合 6 个月以上的宝宝。

🥣 **原料**
大米粥半碗,猪里脊肉 25 克,油菜 3 棵。

🍚 **配料**
鸡汤、植物油少许。

🥄 **做法**
① 猪里脊肉剁碎末,油菜洗净切碎备用。
② 在锅内放入少量植物油,烧热,把肉末放
　 入锅内煸炒;再放入碎油菜,炒熟。
③ 将炒好的猪肉碎菜末放入白米粥,加鸡汤
　 煮开即可。

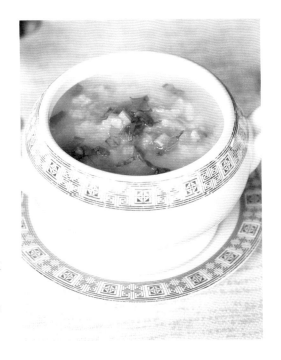

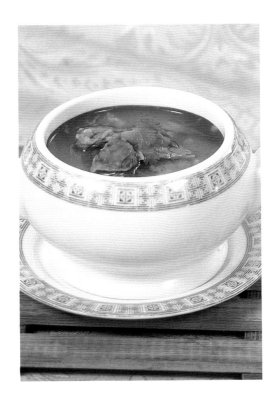

# 蔬菜猪肝糊

适合 6 个月以上的宝宝。

🥣 **原料**
猪肝(或其他动物肝脏)10 克,青菜
3 棵。

🍚 **配料**
水适量。

🥄 **做法**
① 将青菜洗净,煮水。
② 将肝放入水中煮,除去血后换水煮
　 10 分钟至熟,取出剥去外皮,放入
　 碗内研碎。
③ 把研碎的猪肝放入锅中,加入蔬菜
　 水煮至糊状即可。

# 湿疹宝宝：清热利湿饮食

宝宝湿疹又名奶癣，是一种常见的婴幼儿过敏性皮肤病，多发于两岁以下特别是1岁以下的婴幼儿。与成人的湿疹一样，湿疹也会使宝宝感到瘙痒。如果被抓破，则既痒又痛，十分影响宝宝的睡眠和饮食。

很多含蛋白质的食物可以引起婴幼儿皮肤过敏而发生湿疹，如牛奶、鸡蛋、鱼、肉、虾米、螃蟹等。另外，灰尘、羽毛、蚕丝以及动物的皮屑、植物的花粉等，也能使某些婴幼儿发生湿疹。宝宝穿得太厚、吃得过饱、室内温度太高等也都可使湿疹加重。

宝宝得了湿疹后，除了用药物治疗、忌用毛织物和化纤织物之外，饮食也是十分重要的一个方面。

喂奶的妈妈也应注意自己的饮食。观察一下吃了何种食物后会引发宝宝过敏，以后尽量避免食用。妈妈不要吃刺激性食物，如蒜、葱、辣椒等，以免刺激性物质进入乳汁，加剧宝宝的湿疹。如果妈妈吃海鲜类食物会导致宝宝湿疹加重，也应避免食用。

对于未添加辅食的宝宝来说，母乳是致敏性最低的食物，所以应尽量使用母乳喂养。如果宝宝过敏严重，要去医院就诊，在医生指导下选用水解蛋白或氨基酸制剂代替普通的母乳或奶粉，这种制剂既能为宝宝提供足够的蛋白质，又不会引起宝宝过敏。直到宝宝过敏减轻，可以逐渐地改为母乳或普通的配方奶粉以后，可随着宝宝年龄的增加慢慢恢复到正常食物。

对于已经添加辅食的宝宝来说，密切观察哪种食物会使宝宝的过敏变得严重，就避免给宝宝摄入。一般来说，蛋白质食物如牛奶、蛋清、鱼虾等最容易引起宝宝过敏，蛋清比蛋黄容易引起宝宝过敏，面类食物比米类更容易引起宝宝过敏，所以添加辅食都是先从米粉、蛋黄开始，随着宝宝年龄增大，再逐渐增加蛋清和麦粉等食物。

更大些的宝宝可以选用一些有清热利湿作用的食物，如绿豆、红小豆、苋菜、荠菜、马齿苋、冬瓜、黄瓜、莴笋等。还可以多选用富含维生素和矿物质食物如菜汁、胡萝卜水、鲜果汁、西红柿汁、菜泥、果泥等。

# 马齿苋水

适合 4 个月以上的宝宝。

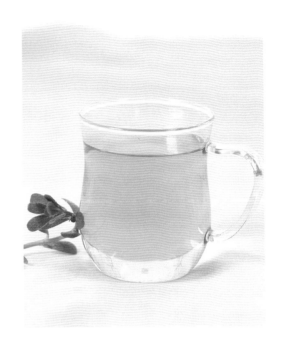

🥣 **原料**
马齿苋 4～5 棵。

🧂 **配料**
水适量。

🥄 **做法**
① 新鲜马齿苋洗净，去掉根，切成小段。
② 锅中放水，烧开，放入马齿苋，煮开。
③ 滤掉菜，留下菜水，即可。

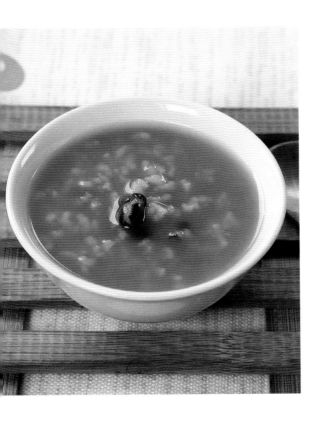

# 红豆粥

适合 6 个月以上的宝宝。

🥣 **原料**
红豆、大米各适量。

🧂 **配料**
水适量。

🥄 **做法**
① 红豆用温水泡 2 个小时后加水煮至
　豆烂。
② 将煮好的红豆放入料理机里搅拌成
　红豆沙。
③ 加入煮至开花的白米粥里煮至黏
　稠，加少许糖即可。

# 莲子百合红豆沙

适合 6 个月以上的宝宝。

🥣 **原料**

红豆 50 克，莲子 5 克，百合 5 克，陈皮 1 小块。

🧂 **配料**

冰糖约 20 克，水适量。

🥄 **做法**

① 先洗干净红豆、莲子、百合，用清水泡浸两小时。

② 煮开水，把红豆（和浸豆水）、陈皮、莲子、百合放入锅中。

③ 煮开后用中慢火煲两小时，再用大火煲大概半小时，快出锅时放入冰糖，煲至红豆起沙即可出锅。

④ 放入料理机中捣成糊状。

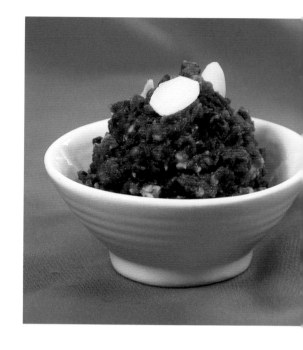

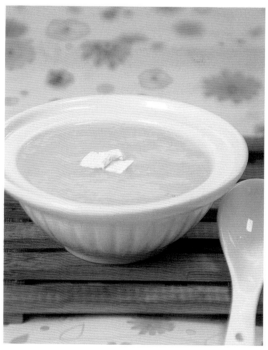

# 菱角羹

适合 4 个月以上的宝宝。

🥣 **原料**

菱角粉 50 克。

🧂 **配料**

水适量。

🥄 **做法**

将菱角粉加水打糊，放入沸水中熬熟即可。

# 腹泻宝宝：禁食禁水讲方法

腹泻是宝宝最常见的疾病，是以腹泻为主要表现的胃肠道功能紊乱综合征。可由各种不同病因引起。如病毒感染、喂养不当、奶或食物过敏等。严重腹泻时，母乳喂养的宝宝可以缩短每次喂哺时间，并延长喂哺的间隔时间。人工喂养的宝宝应暂时禁食5～6小时，使胃肠道得到休息，但如果不是呕吐特别严重，宝宝不要禁水。一旦宝宝出现不能吃、不能喝的情况，要及时去医院补液，以免宝宝发生脱水。

当腹泻好转后，母乳喂养的宝宝可逐渐恢复母乳；人工喂养的宝宝，可用稀释的配方奶粉或或脱脂奶粉，并减少每次喂哺量，而在两次喂哺之间加喂温开水；已经开始吃辅食的宝宝采用清淡流食，如米汤、藕粉、过滤菜水、果汁、杏仁露、胡萝卜汤、酸奶等。1岁以上的宝宝也可以采用苹果泥汤进行治疗。等好转后，先给1～2日蛋汤、蛋羹、过箩大米粥等，再逐渐恢复原来的饮食。

 **专家解析：食物止泻的方法**

食疗只针对已吃过辅食的宝宝。

### 苹果煮米汤

将米炒至焦黄后碾成粉，用水煮热后再加入切成碎末的苹果，煮沸成稀糊状。每天3～4次，每次100～150毫升。米粉加水以后再加热，就成了糊精，有较好的吸附止泻作用，且易于消化。并且米汤还有补充体液的作用。熟苹果则含有果胶和鞣酸，有收敛作用，且能吸附细菌和毒素。

### 胡萝卜汤

将胡萝卜洗净、切碎，加水煮烂，再用纱布过滤去渣，然后加水煮沸（按500克胡萝卜加1000毫升水的比例）。每天2～3次，每次100～150毫升。胡萝卜所含果胶能使大便成形，吸附肠道致病细菌和毒素，是良好的止泻食物。以上两种汤中，均可加适量的盐、糖。也可将两种汤一起做法成"胡萝卜苹果煮米汤"。这些汤不仅能给宝宝提供部分营养，而且有一定的止泻作用。

宝宝发热伴腹泻，可视情况服用糖盐水。大一些的宝宝可配置比例500毫升水加一小匙糖和半酒瓶盖盐混合，同时可补充含钾较高的食物，如柑橘、香蕉等；小一些的宝宝可以用橘水和香蕉泥；症状较重者，暂禁食，同时通过输液以补充水分和电解质。

腹泻、呕吐缓解后可进流质食物，如酸奶、米汤、过滤菜汁、藕粉等，但应禁食容易产气的牛奶和豆浆。

## 肺炎宝宝：清淡易消化食物

根据患病宝宝的年龄特点给以营养丰富、易于消化的食物。吃奶的宝宝应以乳类为主，可适当喝点水。牛奶可适当加点水兑稀一点，每次喂少些，增加喂的次数。若发生呛奶要及时清除鼻孔内的乳汁。年龄大一点能吃饭的宝宝，可吃营养丰富、容易消化、清淡的食物，多吃水果、蔬菜，多饮水。发烧宝宝不要吃蛋白质及脂肪含量太高的食物，可以适当增加水分、米汤、菜水、果水等的摄入。可通过以下方法进行食疗。

# 莲子百合水

**适合 4 个月以上的宝宝。**

🥣 **原料**
干百合 10 克；新鲜莲子 25 克。

🧂 **配料**
清水、蜂蜜各适量。

🖌 **做法**
① 干百合用清水浸泡 3 小时左右，至完全泡发。
② 将莲子剥出果肉备用（莲心最好保留）。
③ 将百合，莲子倒入锅中，加适量清水，煮沸后继续煮 3 分钟左右即可，凉凉后加入蜂蜜即可。

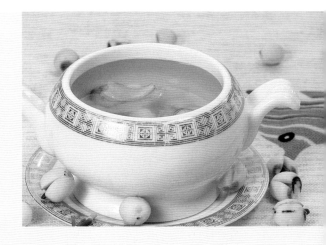

注：宝宝 1 岁前不要加蜂蜜。

# 冰糖雪梨炖银耳

适合 6 个月以上的宝宝。

🥣 **原料**
雪梨 2 个、银耳 1 朵、薏仁 20 克。

🧂 **配料**
冰糖、水、枸杞子各适量。

🥄 **做法**
① 银耳用冷水泡发 1 小时，去除根部，撕成小朵。
② 薏仁用冷水泡 1 小时。
③ 雪梨削皮去核，切成小块。
④ 把所有的原料放入锅中，一次加足所需要的水和冰糖，大火烧开之后改小火，炖 3～4 小时至汤变稠。
⑤ 关火，撒入枸杞子，用汤的余温焖熟枸杞。

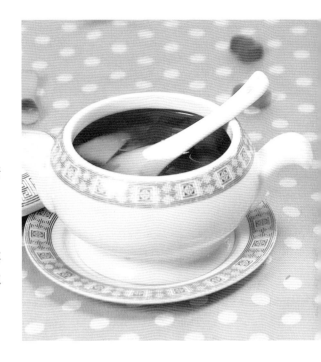

# 山药粥

适合 6 个月以上的宝宝。

🥣 **原料**
山药 50 克，粳米 100 克。

🧂 **配料**
水、枸杞子各适量。

🥄 **做法**
① 山药洗净，去皮，切片；粳米淘净。
② 锅中烧开水，将山药、粳米一同放入煮粥，煮至熟烂时撒枸杞子，再煮片刻即可。

# 杏仁粥

适合 6 个月以上的宝宝。

## 原料

杏仁粉 25 克,粳米 50 克。

## 配料

水适量。

## 做法

① 粳米淘净,放水中煮成粥。

② 待粥熟后放入杏仁粉,搅匀煮开即可。

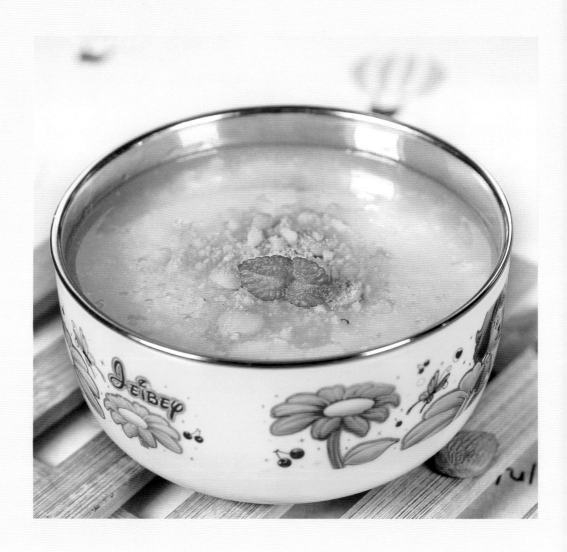

# 发热宝宝：流质半流质饮食

对于感冒发热的宝宝来说，要注意补充水分。有些时候水胜过药，发热身体出汗多，勤喂温水进行补允很有必要。半岁以内宝宝，继续采用母乳喂养。母乳易消化，能保证营养需求，还可补充水分。人工喂养，可喂稀释全脂奶，即2份奶粉加1份水（2∶1），此时宝宝虽然奶量减少些，但补充了水分，更利于宝宝消化吸收。宝宝发热时可适当喂些白开水，也可以喂适量菜水，以补充维生素C，增强抗病能力。饮水量以保持口唇滋润为度，不必过多。

对于已经吃辅食的宝宝，如果发热没有影响宝宝的食欲，则饮食可以不必做大的变动，如按量给予母乳或配方奶粉（也可用低脂奶粉）、藕粉、米粉、烂

米糊等。但对伴有腹泻的宝宝（6个月以内），抵抗力差，胃的蠕动弱，冒黏膜耐受性差，可暂时禁食几小时或给予流质饮食如母乳、米汤等。当宝宝体温下降，食欲好转时，可逐渐恢复饮食。饮食宜以清淡，易消化为原则，油、盐宜少，少量多餐，不要使用刺激性调味品食品。如禁食时间过长，一定去医院做相应处理，以防营养不良，抵抗力下降。

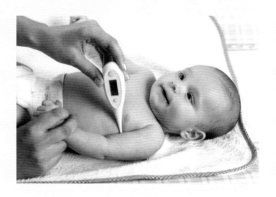

# 便秘宝宝：膳食纤维来帮忙

大便不畅也是宝宝经常遇到的问题。其表现就是粪便在大肠内停留的时间过长，粪便中的水分大量被吸收，粪块变

得干硬，无法顺利排出。如果宝宝的便秘比较严重，最好去医院检查一下，看一看宝宝的肠道是否有疾病。如果排除

了这方面的问题，那就应该在饮食和行为习惯上下些功夫了。

在饮食上，我们应该从缩短粪便的肠道停留时间和增加粪便水分上下功夫。便秘的宝宝要多喝水，养成及时补充水分的好习惯，而不是等感到很渴时再喝。要多摄入一些膳食纤维。在对付便秘上，膳食纤维有"三大功能"，一是缩短粪便的肠道停留时间，二是增加粪便体积，三是保持粪便的水分。这三个功能都有助于排便。含膳食纤维较高的食物有蔬菜、水果和粗粮。这三类食物除了能促进排便外，同时也含有较多的维生素和矿物质，所含的营养素高于同等量的细粮，对于防止肥胖宝宝体重过快增加也有一定帮助。

在行为方面，应该让宝宝养成"定时"的生活习惯。定时吃饭、定时睡觉、定时起床、定时排便。让生物钟正点运

小叮咛 在食物选择上，7～8个月龄的宝宝可以吃些粗粮及芹菜、韭菜等。小些的宝宝可以吃、萝卜、菠菜、苹果、香蕉等。另外，多脂的食物如牛奶、花生、芝麻、核桃等也有助于排便。

行，形成规律。还有非常重要的一点是要让宝宝多运动，宝宝多运动有诸多方面的好处，比如，使宝宝的身体更健壮，长得更高，心情更愉快，能缓解紧张情绪等。还有一点要知道的就是：运动可以加快肠道蠕动，对改善便秘很有好处。

如果宝宝便秘较严重，需要借助于药物治疗时，也不要忽视饮食和行为习惯的调节，这会对药物治疗有辅助作用。并且，药物治疗不可能是终生的，而良好的饮食和行为习惯应该在婴幼儿期养成并保持终生。

## 专家解析：按摩可以帮助通便

0~4个月的宝宝还吃不上含纤维的食品，可以采用按摩的办法，用双手按顺时针方向按摩腹部20次，可以帮助通便，也可以按摩足三里穴，起到一定的作用。

此外也可以让宝宝翻翻身，从左到右，从右到左，或者立起来站一站，用双脚跳一跳，都对排便有所帮助。

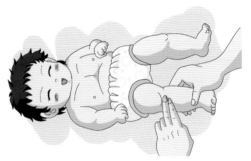

# 二米粥

适合 4 个月以上的宝宝。

🥣 **原料**
大米 50 克, 小米 50 克。

🧂 **配料**
水适量。

🥄 **做法**
① 将两种米混合, 稍淘一下。
② 锅中放适量水, 烧开, 放入两种米,
　熬至熟烂即可。

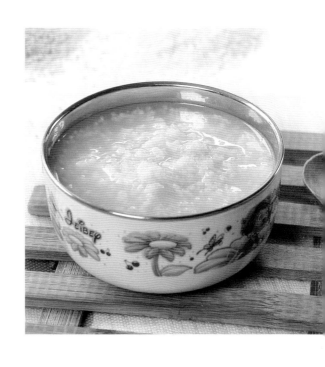

# 菠 菜 泥

适合 4 个月以上的宝宝。

🥣 **原料**
菠菜适量。

🧂 **配料**
水适量。

🥄 **做法**
① 菠菜洗净, 去掉老叶, 将根多切下
　一些。
② 锅中放适量水, 烧开, 把洗好的菠
　菜放进烧开的水里, 烫熟, 关火。
③ 待菠菜稍冷却, 放到料理机中, 稍
　微倒点菠菜水, 打成菠菜泥即可。

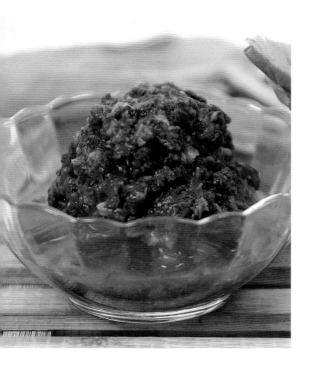

# 香蕉泥

适合 4 个月以上的宝宝。

🥣 **原料**

香蕉 1 根。

🥄 **做法**

方法一：将香蕉剥皮，直接用小勺刮下喂
　　　　给宝宝。

方法二：香蕉剥皮，切成小块，放碗中，
　　　　用勺子碾成泥即可。

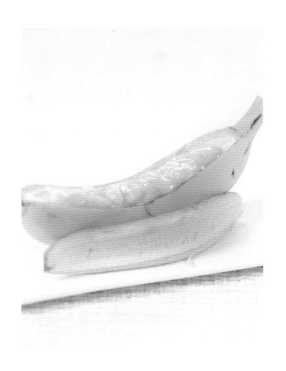

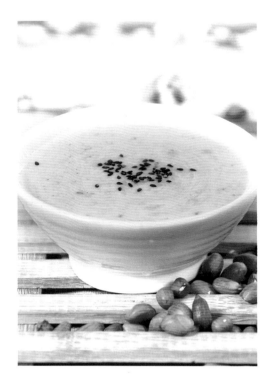

# 芝麻花生米糊

适合 4 个月以上的宝宝。

🥣 **原料**

米粉、黑芝麻、花生米、奶粉。

🥄 **做法**

① 将黑芝麻放入铁锅小火炒香。

② 将花生米放入铁锅小火炒香。

③ 黑芝麻和花生用搅拌机磨成粉末。

④ 加入适量米粉和少量奶粉调成糊状即可。

注：对花生过敏的宝宝慎食。

# 呕吐宝宝：改变喂养方法

宝宝呕吐可能是由于疾病所致，也可能是由于喂养方法不当所致。

如果宝宝发生呕吐，可以根据具体情况调整宝宝的饮食。非常小的宝宝喂完奶后，不要马上放倒，把宝宝立起来头趴在大人肩上，拍一拍，排掉胃中气体，防止吐奶。另外，如果发生吐奶也可使呕吐物吸入肺部，引发窒息或肺炎。

大一些的宝宝呕吐后数小时内，不要吃固体食物，不要立刻喂奶，只饮清水、淡的盐水、淡的白糖水或米汤等做补充，之后可进食一些如稀饭、切片白面包等容易消化的食物。

给宝宝的饮食，采取少量多餐的方式，食物种类以含淀粉质（如米、面）或含淀粉较多的食物（如土豆泥、山药泥等）为主。

在宝宝呕吐症状完全消失后，给宝宝的进食要缓慢增加。

小叮咛

严重的呕吐还会使含有人体所需各种矿物质的水分大量丢失，如果宝宝没能及时摄入足够的水分和电解质，就可能出现脱水和电解质紊乱现象。如果有发生脱水的危险，最好马上送医院进行静脉补液治疗。

## 米汤

适合 4 个月以上的宝宝。

🥣 **原料**
大米适量。

🧂 **配料**
水适量。

🥄 **做法**
① 锅中放水，烧开，放入大米，煮成粥。
② 将粥用消过毒的纱布滤一下，取米汤即可。

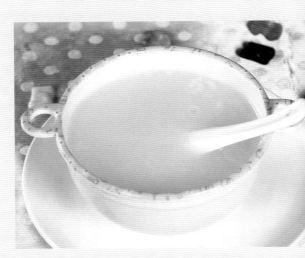

# 藕粉

🥣 **原料**

藕粉适量。

🧂 **配料**

水或奶适量。

🥄 **做法**

方法一： 将藕粉放入碗中，倒入
刚开的水，边倒边搅，
搅匀即可（适合较少量
的藕粉）。

方法二： 将藕粉放入奶锅中，加
入凉水，放火上熬，边
熬边搅，等全部变为透
明即可离火。

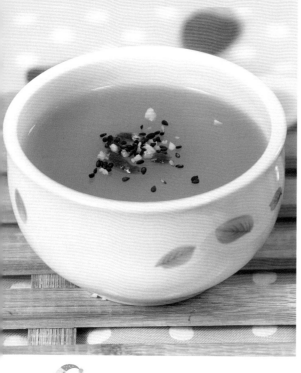
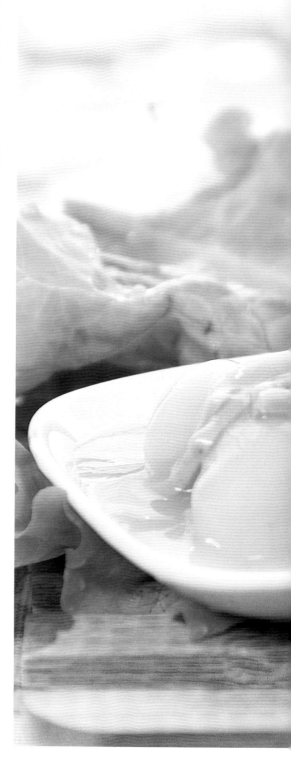

# 土豆泥
## （或山药泥）

适合 4 个月以上的宝宝。

### 🥣 原料
土豆或山药、鸡汤各适量，火腿肠或香肠 1 根。

### 🧂 配料
清水、水淀粉各适量，盐视情况加取。

### 🥄 做法

① 把拌匀的土豆泥挖成小球，或者用手揉成小球，放在盘子里，摆好。若是用手来做小球的话，把手用清水沾湿，就不会粘手了。

② 往小锅里倒入小半碗鸡汤，加切成细丝的火腿丝（或者香肠丝），烧开后，用水淀粉勾芡。

③ 把芡汁倒在土豆球上，看着很可爱，又好吃的鸡汁土豆泥就做好了。

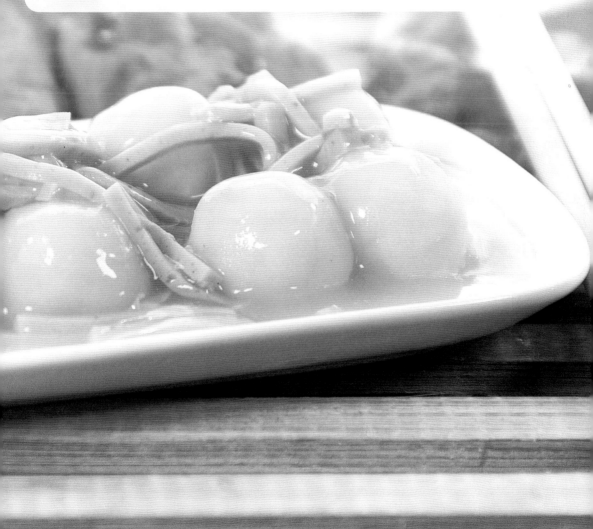

# 烤面包片

适合 6 个月以上的宝宝。

🥣 原料

切片面包 1 片。

🖌 做法

将切片面包放入烤箱或面包机中，可将时间设定得稍长，将面包烤得稍焦一点。

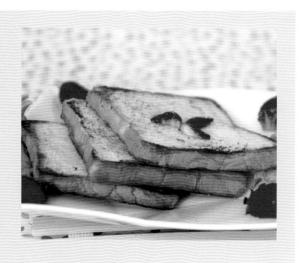

# 牛奶烂米粥

适合 4 个月以上的宝宝。

🥣 原料

牛奶 100 毫升，大米 50 克。

🧂 配料

水适量。

🖌 做法

将水烧开，放入大米，将粥煮熟（可少放些水，以免放入牛奶时粥太稀）放入牛奶，将粥再次煮开即可。

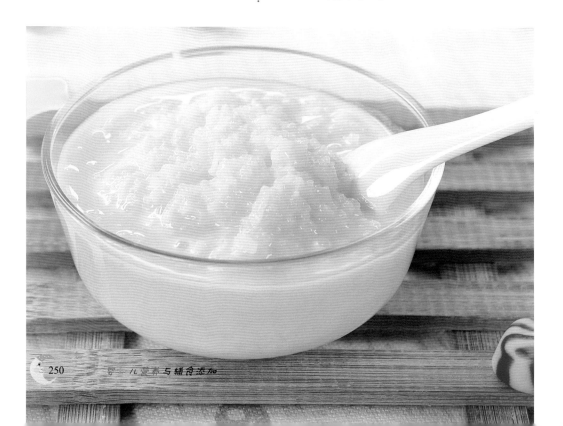

# 佝偻病宝宝：增加含钙及维生素D食物

　　佝偻病是1岁内宝宝常见的一种慢性营养缺乏症，主要是因维生素D摄入不足，以及阳光照射不足，而使体内钙、磷代谢失常，以骨骼系统生长发育障碍为主要临床特征，同时影响神经、肌肉、造血、免疫等系统的功能，造成机体抵抗力降低。本病发病缓慢，易被忽略，一旦骨骼发育畸形，则难以恢复正常。

　　我们可以选择钙和维生素D含量较高的食物，为宝宝做美味可口的膳食。

## 牛奶豆腐

适合6个月以上的宝宝。

🥣 **原料**
豆腐、牛奶、肉汤各15克。

🧂 **配料**
青菜末少许。

✏ **做法**

① 把豆腐放热水中煮后压碎过滤。

② 将压碎的豆腐放入锅内加牛奶和肉汤，均匀混合后上火煮，煮好后撒上一些青菜末。

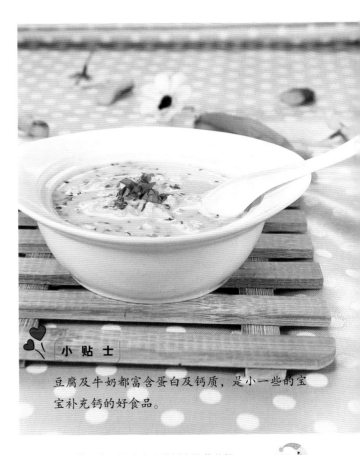

**小贴士**

豆腐及牛奶都富含蛋白及钙质，是小一些的宝宝补充钙的好食品。

# 油菜肝泥

适合 6 个月以上的宝宝。

🥣 **原料**

去梗的油菜叶 3 片，新鲜猪肝 20 克，猪或鸡软骨 10 克。

🧂 **配料**

猪骨汤适量。

🥄 **做法**

① 将油菜叶、猪肝及猪或鸡软骨洗净、切碎，加入适量猪骨汤，一起放入料理机中打成泥。
② 放入碗中上锅蒸熟即可。

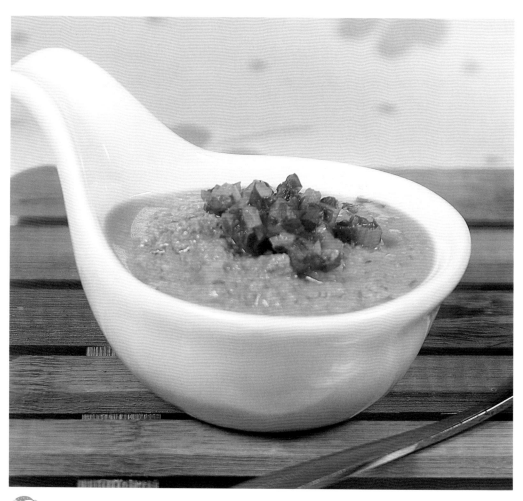

# 消化不良宝宝：细软易消化食物

宝宝消化不良表现为：吸收差，营养状况不好，面色不好，身高体重不达标准，以及出现腹胀、腹泻、呕吐、肠鸣、夜睡不宁、不吃、少吃、挑食、没胃口、瘦小、腹胀、腹泻、吐奶等婴幼儿喂养过程中常见的消化不良表现。

消化不良的宝宝应该给予比平日少一些的蛋白质、低脂肪和矿物质的膳食。食物选择方面应选择细软易消化的食物，既保证足够营养，又不致加重肠道负担。在烹调上尽量使食物细、碎、软烂，以煮、烩、烧、蒸等方法为宜，避免油煎、油炸、爆炒等，以减少脂肪供给量。应注意食物的色、香、味、型，想方设法提高宝宝的食欲。每日以6～7餐为宜，待大便恢复正常再吃平常食物。

如果宝宝仍然没有胃口，而且已经出现发育迟缓的现象，应及时就医，一方面需查明摄入不足的原因，另外，可以在医师或营养医师指导下使用肠内营养制剂。

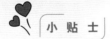

## 木瓜苹果汁

🥣 **原料**

木瓜1块、苹果1个。

🥄 **做法**

① 木瓜洗净去皮去子，切成小块；苹果洗净去皮去核，切成小块。

② 将木瓜块和苹果块放入榨汁机搅成汁，用消毒纱布过滤掉渣子即可。

**小贴士**

木瓜中含有蛋白酶，可以帮助宝宝消化蛋白质食物。但不要一次吃太多，以免宝宝不适应，反而造成肠胃不适。

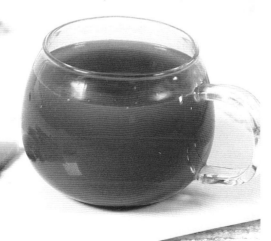

# 山楂莲子粥

适合 6 个月以上的宝宝。

🥣 **原料**

山楂 5～6 个，莲子 5～6 个，粳米 50 克。

🧂 **配料**

水适量。

🥄 **做法**

① 山楂洗净去核；莲子泡软去掉莲子芯；粳米用水淘一下。

② 莲子和山楂用料理机打成浆，与米放一起，加水熬煮，待米煮烂时即可。

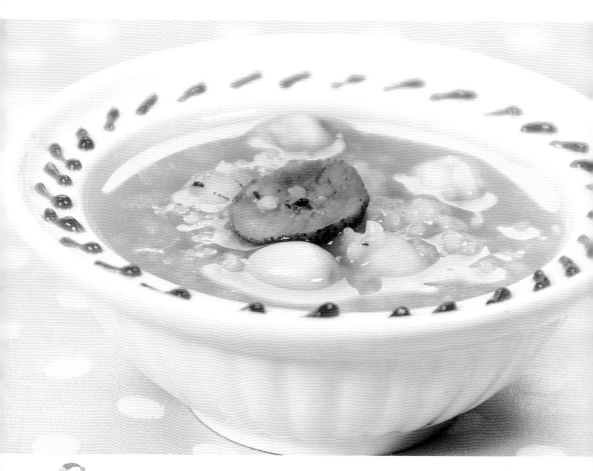

# 乳糖不耐受宝宝的饮食调理

乳糖不耐受症，又称乳糖消化不良或乳糖吸收不良，是指人体内分解乳糖的乳糖酶缺乏或活性不足，从而使乳糖的消化、吸收，利用发生障碍。不能被消化和吸收的乳糖进入结肠，在肠道细菌的作用下分解变成乳酸，对肠道产生刺激。同时产生气体导致肠道胀气。进而容易发生轻度腹泻。

对于这类宝宝可以按如下方法进行饮食调整：

* 不要空腹喝奶。在喝奶之前加一些米汤和水果蔬菜汤，等宝宝大一些加了淀粉类辅食后，可在喂奶前让宝宝吃一些米粉、饼干或面包再吃奶。

* 母乳中乳糖含量相对高，可以为宝宝选择低乳糖的配方奶粉，可以大大减轻宝宝的症状。

* 奶类的量由少到多，逐渐加大摄入量。如可先吃 10 毫升奶，宝宝无症状便加到 20 ~ 30 毫升，再渐渐加大量，直到常量。

# 流口水宝宝：能训练吞咽功能的饮食

2 个月至 1 岁半的宝宝流口水是正常的生理现象。刚出生的宝宝，由于唾液腺的功能尚未发育成熟，因此唾液很少，不会流口水。至 3 月时唾液分泌渐增，有些宝宝就会开始流口水。至 6 ~ 7 个月时，乳牙萌出，刺激神经会增加口水的分泌，加上宝宝口腔容量小，又不会吞咽，于是积储后会自然流出。1 岁后

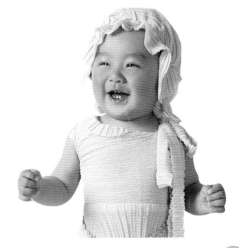

随着脑发育的健全，吞咽能力增加，流口水现象便会减少。到宝宝2～3岁时，吞咽功能及中枢神经进一步完善，就不流口水了。

对于流口水宝宝，可以训练其吞咽功能，在6个月以后，将少量砂糖放入口内，使其逐渐养成吞咽唾液的习惯。饮食上要合理喂养，多食新鲜蔬菜水果，增强抗病能力。改变用力亲吻和手捏宝宝颊部的不良习惯。应该用干净柔软的手帕或纸巾擦掉口水。衣领、衣襟要勤换、勤洗。保护下颏、前胸皮肤，可垫干净纱布或用围嘴等。如果唇周、下颌及颈部皮肤已呈潮红，糜烂甚至脱皮者，应常用温水洗净局部，再涂上少许软膏或油剂。

# 鲤鱼赤豆汤

适合8个月以上的宝宝。

## 🥣 原料
赤豆100克，鲜鲤鱼1条500克。

## 🧂 配料
黄酒少许。

## 🥄 做法
① 将赤豆煮烂取汤汁，将鲤鱼洗净去内脏。
② 将鲤鱼与赤豆汤汁同煮，放黄酒少许，用小火煮1小时。

### ❤ 小贴士
取汤汁分三次喂服，空腹服，连服7天。

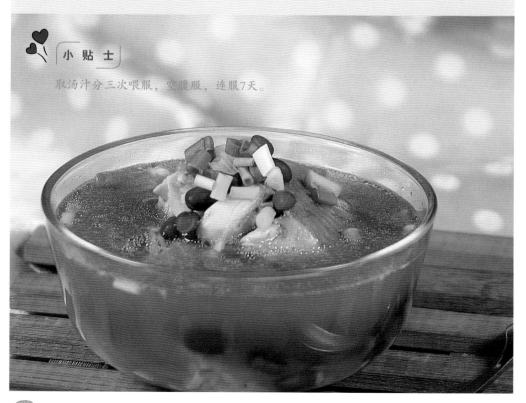

# 米仁山楂羹

适合 6 个月以上的宝宝。

🍚 原料
米仁 100 克，生山楂 20 克（鲜的更好）。

🧂 配料
水 650 毫升。

🥄 做法
小火煮 1 小时，浓缩汤汁。

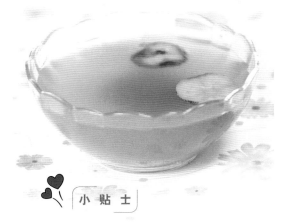

**小 贴 士**

每日服用3次，空腹服，连服7日。

## 感冒宝宝：少食多餐多饮水

感冒发热的宝宝很容易出现食欲减低、恶心、呕吐、腹痛和腹泻等表现，饮食护理非常重要，总体原则是选择易消化的食物、少食多餐。如果强求宝宝进食，将导致宝宝胃肠负担加重，对身体和疾病恢复均有害。每次吃的食物量可少些，吃的次数可多些，让宝宝多喝水，也可以喝一些水果汁，如新鲜橙汁等。也可根据宝宝感冒的类型，选择一些具有清热解毒或温热类的食物。发热消退和消化能力较好的宝宝饮食可稠一些。随着宝宝病情的好转，一般 1 周左右可逐渐恢复到平日饮食。

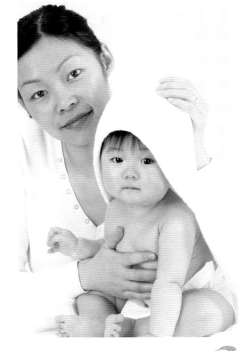

# 百合枸杞猪肉粥

适合 8 个月以上的宝宝。

🥣 **原料**
米 20 克，猪肉 5 克。

🍶 **配料**
百合 20 ~ 30 克，枸杞子 10 克。

🥄 **做法**
① 将米煮成粥，猪肉切碎丁。
② 放入百合、枸杞子、猪肉碎丁一起煮
   至熟烂。

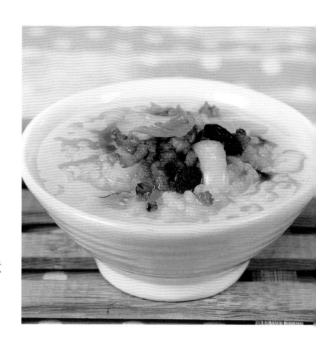

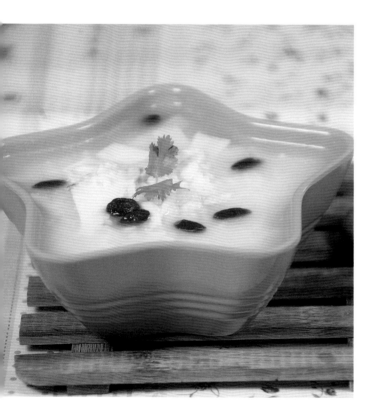

# 山药猪肉粥

适合 6 个月以上的宝宝。

🥣 **原料**
山药 20 克（或生山药切片），大
米 20 克，猪肉 5 克。

🍶 **配料**
清水适量。

🥄 **做法**
① 将大米煮成粥，猪肉切末。
② 将山药、猪肉末一起煮至熟烂。

# 葱白粳米粥

适合 6 个月以上的宝宝。

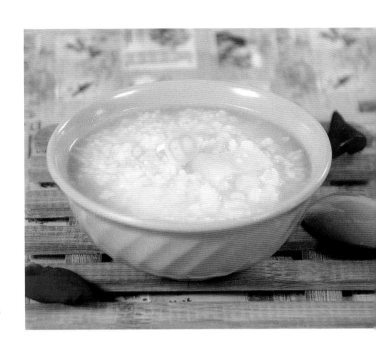

🥣 原料
葱白（葱的根部）5～6 段，粳米适量。

🧂 配料
生姜 6～7 片。

🥄 做法
① 先将粳米煮成粥。
② 将葱白放入粥中，快好时放入生姜煮 5～10 分钟后即可。

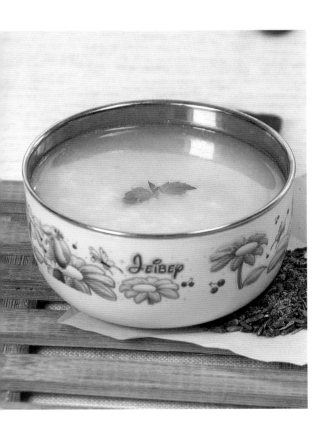

# 薄荷牛蒡子粥

适合 6 个月以上的宝宝。

🥣 原料
薄荷 6 克，牛蒡子 10 克，粳米适量。

🧂 配料
水适量。

🥄 做法
① 将牛蒡子单煮 15 分钟，取出牛蒡子，留下汁水备用。
② 将粳米加水煮成粥，10 分钟后放入薄荷，在粥快好时，放入牛蒡子汁水，煮 5 分钟即可。

# 急疹宝宝：多补维生素

急疹也叫婴儿玫瑰疹，是由病毒引起的一种小儿急性传染病。临床上以突起发热，热退出疹为特点。本病的潜伏期为 7 ～ 17 天，平均 10 天。特点是起病急、热度高。发热 39℃ ～ 40℃，高热早期可能伴有惊厥，有轻微流涕，咳嗽，眼睑浮肿，眼结膜炎等。在发热期间有食欲较差、恶心、呕吐、轻泻或便秘等症状。本病为自限性疾病，无特殊治疗方法，主要是加强护理及对症治疗。

得了急疹的宝宝要多饮水，给予易消化食物，适当补充 B 族维生素、维生素 C 等。可以给宝宝多喝些开水或果汁水，以利出汗和排尿，促进毒物的排出。宝宝的饮食可采用流质或半流质饮食。

## 西瓜汁

适合 4 个月以上的宝宝。

🥣 原料
西瓜瓤适量。

🥄 做法
将西瓜瓤切成小方块，放入干净纱布中，挤汁，给宝宝食用。

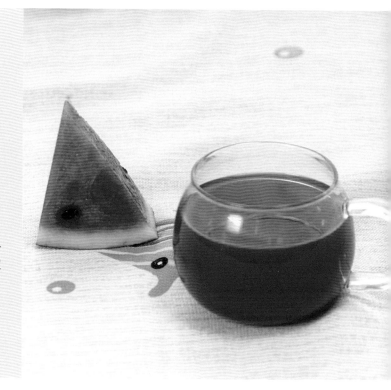

# 鸡蛋青菜羹

适合 5 个月以上的宝宝。

🥣 **原料**
鸡蛋 1 个，绿叶菜 2 棵。

🧂 **配料**
盐适量。

🥄 **做法**
① 绿叶菜洗净、切碎，放入料理机中打成汁。
② 鸡蛋磕开，放碗中，打散。
③ 将菜汁放入打散的鸡蛋中，放少量盐，搅匀。
④ 放蒸锅中或微波炉内蒸熟即可。

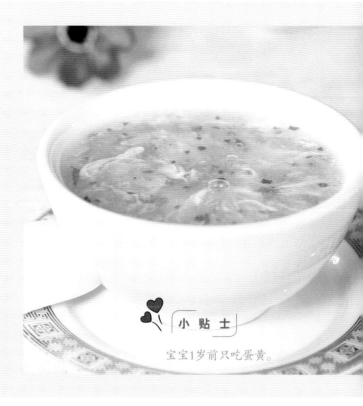

💗 **小贴士**

宝宝1岁前只吃蛋黄。

# 山药莲子粥

适合 6 个月以上的宝宝。

🥣 **原料**
山药 30 克，莲子 15 克，粳米 60 克。

🧂 **配料**
水适量。

🥄 **做法**
将山药、莲子、粳米淘洗后加水入锅煮熟烂，放温服用。

💗 **小贴士**

莲子最好先泡软后去芯，口感更佳。

# 桑葚百合果枣羹

适合 6 个月以上的宝宝。

🥣 **原料**
桑葚 30 克，百合 30 克，青果 9 克，大枣 10 枚。

🫙 **配料**
水适量。

🥄 **做法**
将桑葚、百合、青果和大枣共同煎汤饮用。

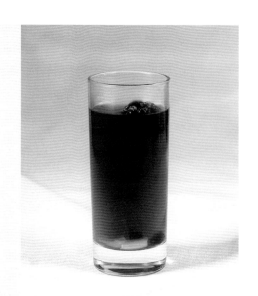

# 马齿苋菜粥

适合 6 个月以上的宝宝。

🥣 **原料**
大米 50 克，马齿苋 30 克。

🫙 **配料**
盐、葱、姜、油各少许。

🥄 **做法**
① 将马齿苋切碎，大米煮成粥待用。
② 锅中放少许油，放入葱、姜，炸黄后捞出，放入马齿苋及适量盐炒至半熟。
③ 将炒好的马齿苋放入粥中再煮开即可。

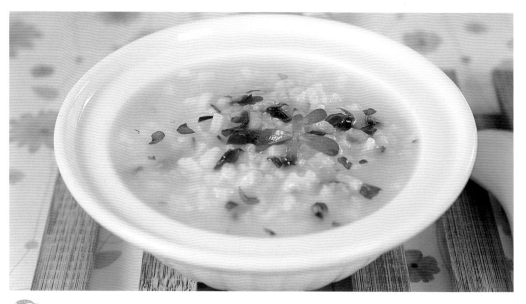

# 营养不良宝宝：从辅食添加做起

宝宝发生营养不良首先应弄清原因，如果是因为疾病所导致，应积极治疗原发病，同时根据病情需要补充营养。如果是因为喂养不当所致，则需要妈妈建立正确的饮食观念，同时给予宝宝正确的饮食喂养。

首先要评价一下宝宝营养不良的程度，可以按照宝宝的月龄与相同月龄孩子进行比较，如果处于正常范围内，即使在平均线以下也不用担心。如果宝宝身高或体重等发育确实处于同年龄宝宝的范围以外，则要根据宝宝营养不良的程度来制订饮食方案。

对于轻度营养不良宝宝，大部分是辅食添加不当所造成。妈妈一定要注意，宝宝的辅食也应在尽可能的范围内均衡，不要只吃一种。在宝宝能接受的范围内每天变换花样，如果宝宝热衷于吃奶而影响辅食摄入的话，妈妈一定要在宝宝吃饭时先喂辅食，再喂奶。

对于营养不良较严重的宝宝，不要一下给予太多的饮食，以免发生消化不良。应遵照循序渐进，逐步补充，不急不躁，耐心谨慎的原则。一开始可采用的食物为配方奶粉、半脱脂奶、豆浆、米汤、稀米粥、藕粉、青菜泥、土豆泥、胡萝卜泥等。

待宝宝情况好转后可采用配方奶粉、牛奶、米粥、面片、面条、鱼肉泥、鸡肉泥、肝泥、蛋羹、菜泥、水果泥等。随着宝宝情况不断好转，可以继续增加食物的量和种类，直到恢复正常饮食。

## 专家解析：捏脊治疗宝宝食欲不佳

捏脊是传统的按摩手法。捏脊时选后脊督脉，自长强穴至颈椎的大椎穴，将双手食指弯曲成90°，指背贴住孩子后背脊柱两旁，向上推使皮肤隆起，然后捏住，再逐渐向上边捏边推，如此反复三次。督脉位于脊椎两侧，是收敛人体阳气重要经络。捏第二次时在脾俞和胃俞各按两下，第三次捏完后从腰眼位置向左右两侧横刮三次。

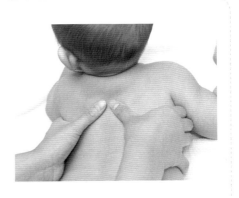

大部分宝宝接受捏脊后产生的主要变化是精神好转，食欲变好，很快就壮起来。

# 咳嗽宝宝：远离刺激性强的食物

宝宝咳嗽时要饮食上应注意，不要给宝宝刺激性强的食物，以免刺激咽喉部，使咳嗽加重；也不要给予易上火和生痰的食物。

不宜吃冷饮或冷冻饮料，从冰箱里取出的牛奶最好加温后再喝。有些咳嗽在寒冷刺激下会加重，这时更应注意。

不宜吃过于酸、甜、咸、辣等的食物。这些食物对宝宝的咽喉有刺激作用，使咳嗽加重。

忌花生、瓜子、巧克力等含较多油脂的食物，食后易滋生痰液，使咳嗽加重。

如果宝宝是因为对食物成分过敏而发生咳嗽甚至哮喘，则一定避免引发这些症状的食物。

宜多喝水。除满足身体对水分的需要外，充足的水分可帮助稀释痰液，使痰易于咳出，并可增加尿量，促进有害物质的排泄。

饮食宜清淡。咳嗽的宝宝食物应以新鲜蔬菜为主，适当吃豆制品，荤菜量应减少，可食少量瘦肉或禽、蛋类食品。食物以蒸煮为主。水果可给予梨、苹果、藕、柑橘等，量不必多。

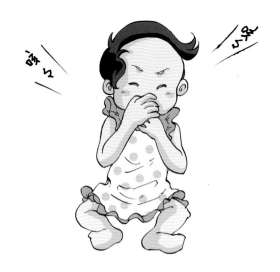

# 雪梨粥

适合 6 个月以上宝宝。

🥣 **原料**
大米 50 克，雪梨 1 个，枸杞子 10 粒。

🍶 **配料**
水适量。

🥄 **做法**
① 大米淘好；雪梨去皮去核，切成小碎块；枸杞子用水清洗干净，泡一下。
② 锅中放入米和水，烧开后倒入梨块和枸杞子，小火烧半小时即可。

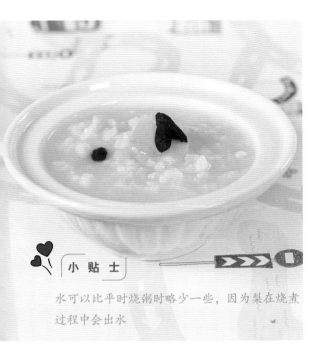

**小贴士**

水可以比平时烧粥时略少一些，因为梨在烧煮过程中会出水

# 橘皮粥

适合 6 个月以上宝宝。

🥣 **原料**
鲜橘皮 30 克，桂花 2 克，粳米 50 克。

🍶 **配料**
冰糖少量，水适量。

🥄 **做法**
① 大米淘好；将鲜橘皮用清水洗净，切成细末。
② 将橘皮与桂花、粳米、冰糖同入砂锅，加水大火煮沸后改用小火煮 20 分钟。
③ 米和橘皮都煮烂即可。

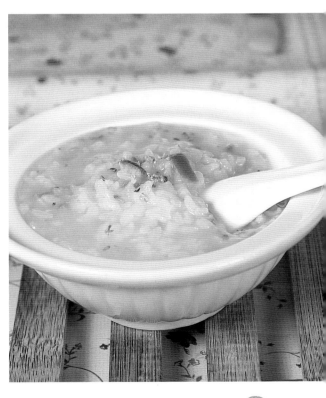

# 百合南瓜粥

适合 6 个月以上宝宝。

🥣 **原料**

大米 50 克，鲜百合 25 克，南瓜 25 克。

🧂 **配料**

水适量。

🖌 **做法**

① 将大米和百合分别用水浸泡半小时。

② 南瓜去皮切块，上锅蒸至熟烂。

③ 蒸好的南瓜捣成南瓜泥。

④ 锅中放水，同时加入大米，锅开后加入南瓜泥、百合，小火煮至粥熟烂即可。

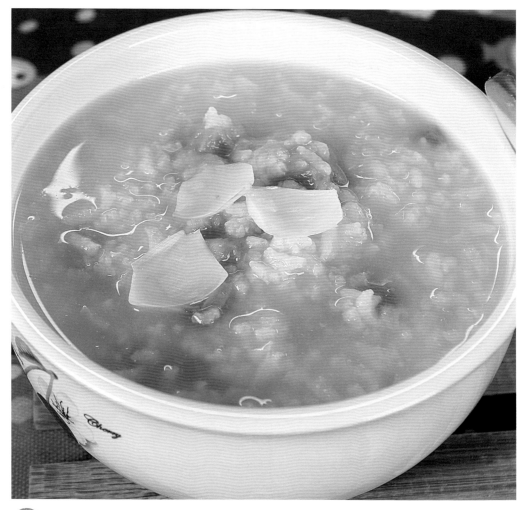

# 营养过剩宝宝：限制热能摄入

宝宝在婴幼儿期就发生肥胖会影响其正常生长发育，还可能因为腿部负荷过重而发生骨骼弯曲，运动不足导致体质下降，呼吸不畅而影响到心功能等，甚至会导致成年后肥胖病、高血压、心脏病、糖尿病的发生率增加。

对于年龄小的宝宝来说，不能过分限制热能的摄入，以免影响宝宝的身体及神经系统的发育，但也应防止体重增加过快。

一般吃到七八分饱，让宝宝有饿的感觉，主动找食物，不要饱了还喂，让食物找宝宝。对于人工喂养的宝宝最好给予母乳配方奶粉，以免摄入过多饱和脂肪。不要过早或过多地给宝宝添加淀粉类食物，宝宝一般在 4～6 个月开始添加谷类食物，但有些宝宝从小食欲旺盛，做父母的担心宝宝吃不饱，在 3 个月前就在奶中加入米粉或麦粉等，这样会影响宝宝蛋白质食物的摄入量，同时摄入较多的热量，容易使宝宝长得虚胖，体质下降。

另外，在宝宝开始添加辅食的时候，也正是宝宝一生饮食习惯养成的时期，此时父母的不良饮食习惯容易传给宝宝，如不爱吃青菜、豆腐等清淡食品，爱吃甜食，爱吃油多的味道香浓的食物、爱吃零食等，大部分是在这一时期养成的。所以父母必须要给宝宝带个好头，从一开始就要培养宝宝良好的饮食习惯。

营养过剩宝宝的饮食应注意以下几点：

主食类的量要控制，大一些的宝宝可适当食用一些粗粮，如玉米、燕麦等。

肉类可选用脂肪含量低的，如鱼虾、兔肉、牛肉、羊肉、鸡肉等，少用猪肉，因为即使是瘦猪肉中所含的脂肪也较高，但可用猪里脊肉，里脊肉的脂肪较少。在各种肉类中，兔子肉的脂肪较低，可考虑多选用些。鱼肉的脂肪含量也较低，鱼肌肉中含水分较多，肌纤维较短，易于消化，刚开始添加肉类的宝宝可首选鱼类。

奶类可以多选用一些低脂奶粉，但以奶类为主食的宝宝不提倡给予完全的脱脂乳，以免造成营养不良。

鸡蛋的量不要太多，如果有足够的肉类及奶类，每天最多 1 个鸡蛋即可。

每天吃些豆腐及豆制品。

含热量少的蔬菜不限量，可多选用一些绿叶菜及深颜色的瓜类蔬菜。

水果每天 1 ～ 2 个。

每日至少保证三顿饭，定时定量，细嚼慢咽。

零食应选择能量低的。

鼓励宝宝多运动。

# 清蒸鱼

🥣 **原料**

鲈鱼 1 条，葱、姜各 15 克，蒸鱼豉油 6 克。

🧂 **配料**

盐 4 克，鱼露、料酒各少许。

🥄 **做法**

① 将葱、姜一部分切丝，一部分切成片或段。

② 将鱼收拾干净，在身体两面都斜切几刀，这样比较容易入味。

③ 在鱼肚内塞点葱段和姜片，鱼身表面抹一点盐和料酒。

④ 烧开锅内的水，将鱼放入蒸鱼碟内，摆在蒸架上，加盖，大火隔水蒸 10 分钟。

⑤ 取出蒸好的鱼，鱼身上撒一层葱丝、姜丝。

⑥ 油烧热，加入蒸鱼豉油和鱼露，趁热立即浇在鱼身上即可。

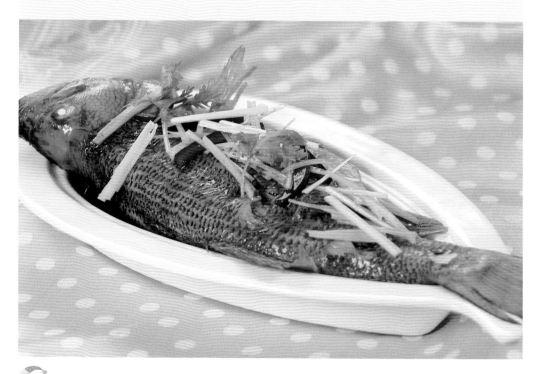

# 鸡肉沙拉

🥣 **原料**

鸡胸肉 200 克，橙子半个，生菜 50 克，草莓 50 克。

🧂 **配料**

盐 4 克，胡椒 2 克。

🥄 **做法**

① 鸡胸肉切成大片，加盐、胡椒腌渍入味。

② 橙子剥皮切成小块；草莓剖成两半。

③ 将腌好的鸡胸肉放入煎盘，用小火煎熟，冷却，切成小块。

④ 把鸡肉块与橙肉混合，拌匀，放入盘中。

⑤ 生菜围在鸡肉块四周，并规则地放上草莓。

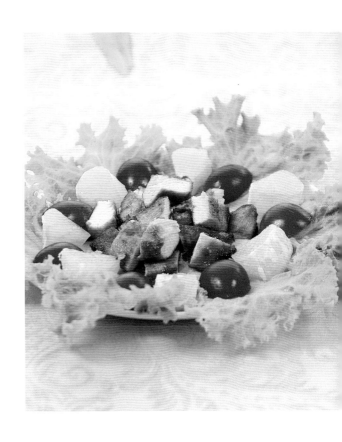

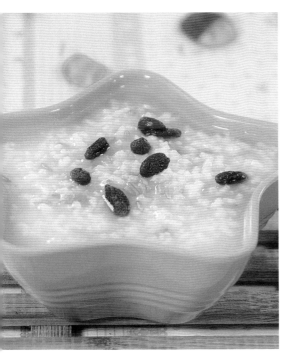

# 燕麦粥

适合 6 个月以上宝宝。

🥣 **原料**

燕麦 50 克；大米 50 克，枸杞子 15 克。

🧂 **配料**

水适量。

🥄 **做法**

① 将大米与燕麦淘洗好，加水泡 2 小时左右。

② 泡好后倒入高压锅中，盖好锅盖。

③ 按煮粥程序，煮 20 分钟。

④ 粥煮好后，撒入枸杞子搅拌均即可食用。

# 睡眠不好宝宝：选择镇静安神的食物

醋：醋中含有多种氨基酸和有机酸，有一定缓解疲劳的作用，也可以帮助睡眠。

全麦面包：全麦面包中含有丰富的B族维生素，它具有维持神经系统健康、消除烦躁不安、促进睡眠的作用。

小米：在所有谷物中，小米含色氨酸最为丰富。此外，小米含有大量淀粉，吃后容易让人产生温饱感，可以促进胰岛素的分泌，提高进入脑内的色氨酸数量。

核桃：核桃也是传统的助眠食物，因此常用来帮助缓解神经衰弱、失眠、健忘、多梦等症状。具体吃法是配以黑芝麻，捣成糊状，睡前给宝宝吃15克的核桃，有助于睡眠。

牛奶：牛奶中含有两种催眠物质，一种是色氨酸，能促进大脑神经细胞分泌出使人昏昏欲睡的神经递质——五羟色胺；另一种是对生理功能具有调节作用的肽类，其中的类鸦片肽可以和中枢神经结合，发挥类似鸦片的麻醉、镇痛作用，让人感到全身舒适，有利于解除疲劳并入睡。对于由体虚而导致神经衰弱的人，牛奶的安眠作用更为明显。

葵花子：葵花子含多种氨基酸和维生素，可调节新陈代谢，改善脑细胞抑制功能，起到镇静安神的作用。晚餐后嗑一些葵花子，还可以促进消化液分泌，有利于消食化滞，帮助睡眠。

大枣：大枣中含有丰富的蛋白质、维生素C、钙、磷、铁等营养成分，有健脾安神的作用。晚饭后用大枣煮汤喝，能加快入睡时间。

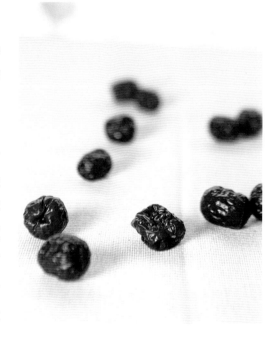

# 红豆莲子羹

适合 6 个月以上宝宝。

🥣 **原料**
新鲜莲子 50 克，红小豆 25 克。

🥣 **配料**
水适量。

🥄 **做法**
① 新鲜莲子剥去外壳、去芯，备用。
② 红豆清洗干净，压力煲中放入红豆，倒入适量水，煮 20 分钟，放气打开，加入莲子，压力锅继续煲 20 分钟即成。

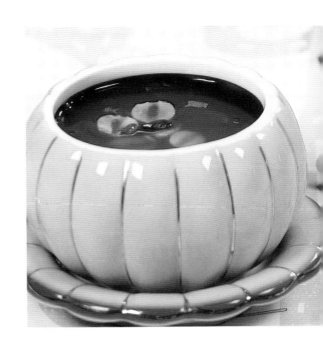

# 牛奶小米粥

适合 4 个月以上宝宝。

🥣 **原料**
小米 50 克，牛奶 200 毫升。

🥣 **配料**
水适量。

🥄 **做法**
① 小米淘净后泡半小时。
② 锅中加适量水煮开，加入小米。水不要放太多。
③ 大火煮开后，转小火熬煮，大约 15 分钟。
④ 等粥黏稠后，加入牛奶，继续煮 10 分钟即可。

# 红枣薏米粥

适合 6 个月以上宝宝。

### 🥣 原料
薏米 25 克，糯米 25 克，红枣 6 个。

### 🧂 配料
水适量。

### 🧹 做法
① 薏米先用凉水洗净泡 24 小时，捞出。
② 锅中加水，先把薏米煮开去掉沫子，然后放入洗净的糯米煮 20 分钟。
③ 放入红枣，继续煮至米烂粥黏稠即好。

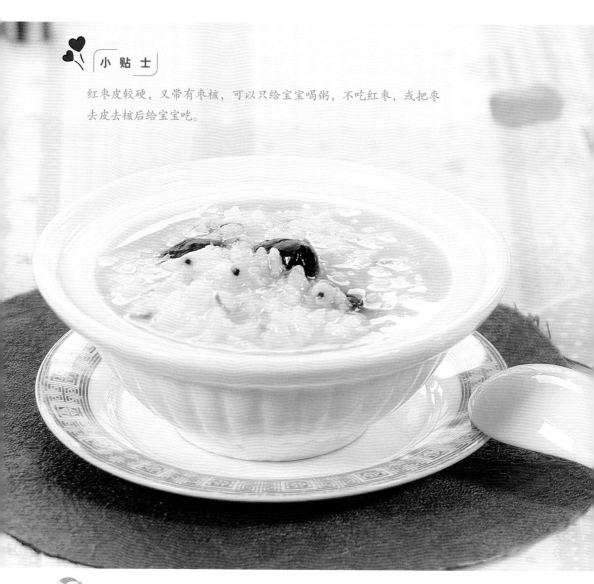

### 💝 小贴士
红枣皮较硬，又带有枣核，可以只给宝宝喝粥，不吃红枣，或把枣去皮去核后给宝宝吃。

# 上火宝宝：上火食物要少吃

中医认为：小儿脾胃功能尚不健全，而生长发育迅速，所需营养物质较多，加之饮食不知自节，故易内伤饮食而上火，导致两眼红赤、鼻腔热烘、口干舌痛以及烂嘴角或便秘等症状。

喝配方奶粉的宝宝，的确容易出现上火症状。虽然问题不大，但宝宝又不能不喝奶粉，怎么办呢？其实学会正确调理宝宝的饮食，就能科学预防上火。

**多喝水：**宝宝早上起来就喝白开水，这样可以补充晚上丢失的水分，清理肠道，排除废物，唤醒消化系统及整体功能的恢复，清洁口腔等。半小时后再喝奶或吃主食，吃完后再喝几口水以清洁口腔。

**多吃果蔬：**果泥、菜泥要成为宝宝每天的必吃食物。苹果用勺子刮成泥状，直接给宝宝吃；香蕉具有润肠的效果，可以用勺背碾成泥，给宝宝吃。此外梨、橙子、西瓜、土豆、胡萝卜、西红柿等，都可以成为宝宝的美味。

**多吃粥：**当宝宝能吃粥以后，妈妈可以逐渐给宝宝添加各种粥，红薯粥、绿豆粥、南瓜粥、蔬菜粥、小米粥等，这些食物中的纤维素可以促进胃肠蠕动，减少便秘发生。

**少吃上火的食物：**如巧克力、花生、炸鸡、炸薯条等，荔枝属于热性水果，有"一颗荔枝三把火"的说法，所以小宝宝也要少吃为好。

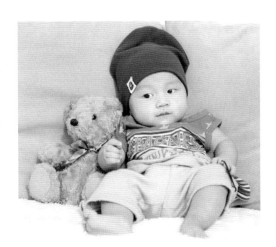

# 苦瓜摊蛋饼

适合 9 个月以上宝宝。

🥣 **原料**

面粉 200 克，苦瓜半根，胡萝卜半根，鸡蛋 1 个。

🧂 **配料**

盐 6 克，油水各适量。

🥄 **做法**

① 胡萝卜、苦瓜擦成细丝。

② 鸡蛋打散，加适量水，放入面粉、胡萝卜和苦瓜丝，加盐，拌匀。

③ 不粘锅中放少量油，五成油温时倒入面糊，将锅不断转动，使面糊均匀地分布在锅底形成一薄层，等熟后即可。

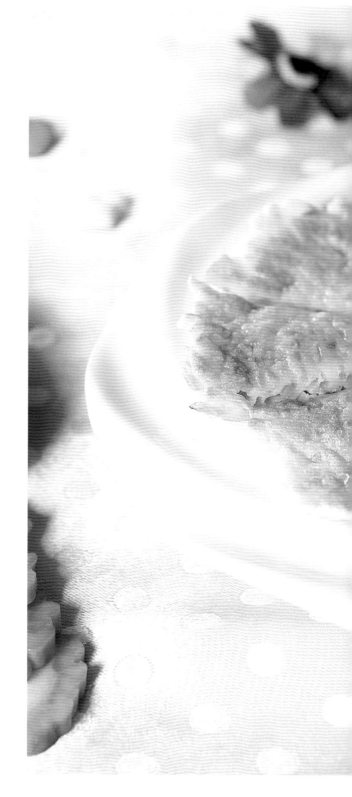

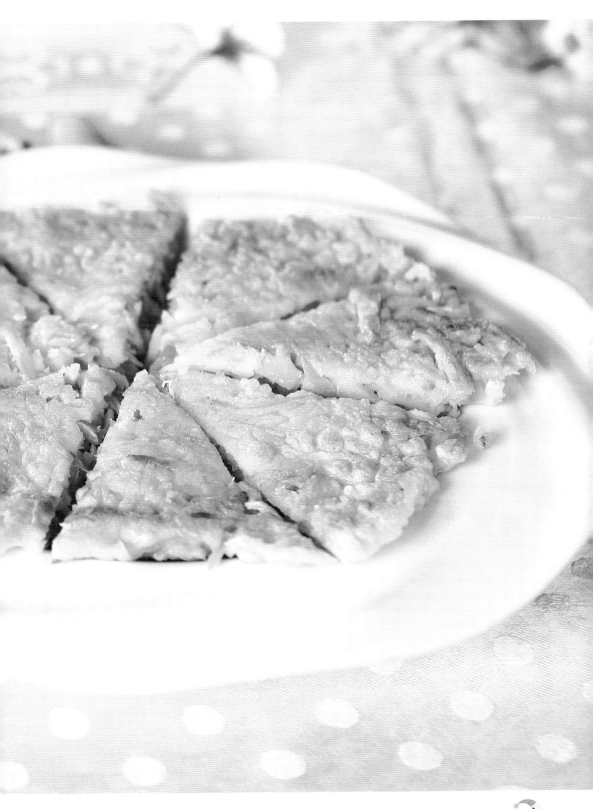

# 草莓酸奶

适合 6 个月以上宝宝。

🥣 原料
鲜牛奶 500 毫升，酸奶 120 毫升。

🧂 配料
草莓 30 克。

🖌 做法
① 鲜牛奶煮开放凉。
② 在鲜牛奶中放入酸奶搅匀，放入酸奶器中发酵。
③ 草莓洗净，切成小碎块（食用前再切）。
④ 发酵好的酸奶及草莓分别放入冰箱中降温保存。
⑤ 吃时把草莓放入酸奶中搅匀即可。

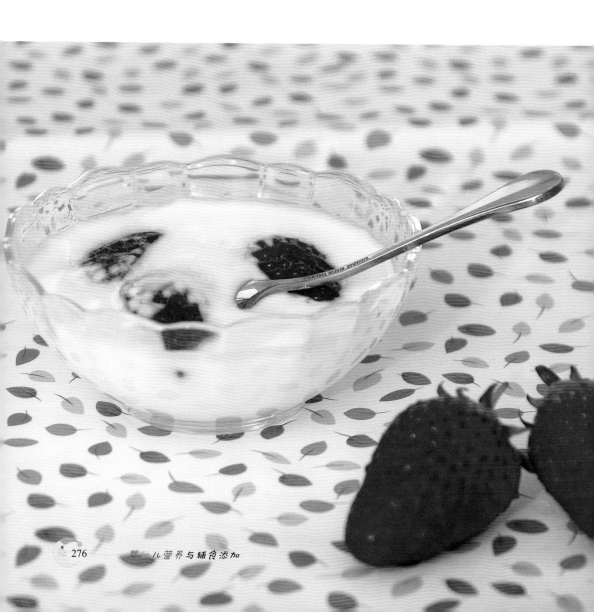

# 中暑宝宝：补充水分最重要

中暑最好的办法是补充水分。如果宝宝不爱喝水，妈妈可以给宝宝富含水分的新鲜水果和蔬菜。还可以煲制一些羹汤给宝宝喝，例如，荷叶冬瓜汤、百合绿豆汤等。

如果宝宝太小，在吃母乳，妈妈要多饮水，适当多吃新鲜水果和蔬菜，使母乳中的水分充足。

如果宝宝喝配方奶粉，或妈妈的水分摄入不足时，要适当给宝宝补充水分。两次喂奶间为宝宝加喂 30 ～ 50 毫升的温开水。

血钾浓度下降是几乎所有中暑者的共性。防止宝宝中暑，应让宝宝多吃西红柿、香蕉、苹果、土豆等食物。例如，可以将苹果榨成果汁，土豆可制成土豆泥。

## 椰汁银耳羹

适合 6 个月以上宝宝。

🥣 **原料**
银耳 30 克，椰汁 125 克。

🧂 **配料**
冰糖 10 克，水 500 克。

✔ **做法**
① 银耳洗净后用温水泡发，除去硬梗。
② 加入椰汁、冰糖及水，煮沸、凉凉即可。

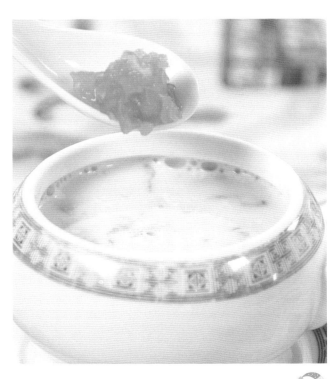

# 绿豆荞麦粥

适合 6 个月以上宝宝。

### 🥣 原料
绿豆 20 克，大米 50 克，荞麦 30 克。

### 🧂 配料
清水适量。

### 🥄 做法
① 将绿豆、大米、荞麦清洗干净。

② 绿豆、荞麦分别用清水泡 4 小时。

③ 锅中加入清水，将三种原料放入锅中，大火煮开，然后转小火，熬煮 1 小时即可。

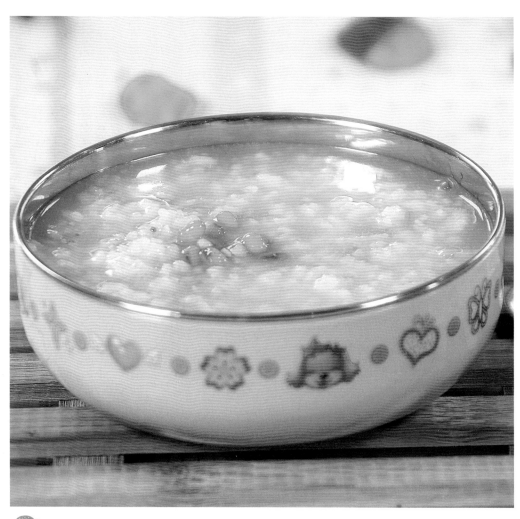

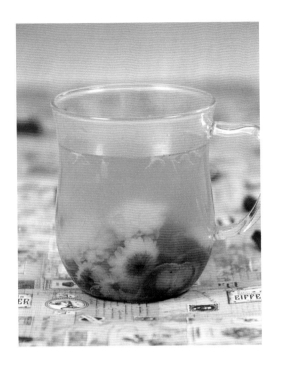

# 山楂白菊汤

适合 6 个月以上宝宝。

🥣 **原料**
干山楂 50 克，酸梅 20 克，白菊花 30 克。

🍶 **配料**
冰糖 30 克，水适量。

🖌 **做法**
① 将干山楂、酸梅加水煮烂，放入白菊花继续烧开。
② 过滤掉残渣，取清液放入冰糖，凉后即可饮用。

# 荷叶凉茶

适合 6 个月以上宝宝。

🥣 **原料**
鲜荷叶半张，白术 10 克，藿香、甘草各 6 克。

🍶 **配料**
白糖 20 克。

🖌 **做法**
① 将鲜荷叶撕成小片，加入白术、藿香、甘草共煮 20 分钟，关火。
② 加入适量白糖，凉后可饮用。

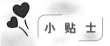

**小贴士**
这款凉茶应咨询医生后再给宝宝服用。

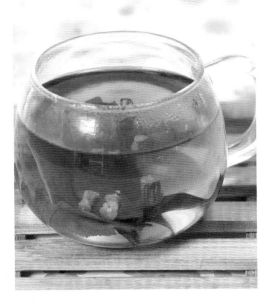

# 出汗多宝宝：找准原因再调理

宝宝睡觉多汗的原因很多，大多数是正常的，叫作生理性多汗。也有少量宝宝多汗是由于疾病的原因，这就是病理性多汗。

生理性的多汗是由于天气炎热、室温过高、穿衣过多或被子太厚等原因造成的。有的家长喜欢在宝宝临睡时喂一瓶牛奶，喂奶后宝宝安静睡着了，但这时正碰上宝宝吃奶后的产热阶段，因此常满头大汗。这类出汗都是属于机体调节体温所致，常在刚睡着时出汗较多，以后就逐渐减少。因为婴儿时期新陈代谢旺盛，皮肤含水量较高，微血管分布较多，植物性神经发育不成熟，因此出汗较多，这完全是正常的。

病理性多汗多则要区分情况对待。

## 活动性佝偻病

1岁以下的婴儿多汗，若缺少户外活动不晒太阳，没有及时添加鱼肝油、钙粉，父母则应观察宝宝除了多汗外，是否伴有佝偻病等其他表现，如果夜间哭闹、睡在枕头上边哭边摇头而导致后脑勺枕部出现脱发圈（又见枕秃）、乒乓头（枕骨处骨质变软，扣之似摸乒乓球的感觉）、方颅（前额部突起头型呈方盒状）、前囟门大且闭合晚等表现。父母应带宝宝去医院请医生检查，以明确诊断。

## 小儿活动性结核病

宝宝往往不仅前半夜汗多，后半夜天亮之前也多汗，称之为盗汗。同时有胃纳欠佳，午后低热（有的高热），颜面潮红，消瘦，有的出现咳嗽、肝脾肿大、淋巴结肿大等表现。往往有结核接触史，家中老人、父母或保姆患有结核病。

## 低血糖

往往见于夏季天热，宝宝出汗多，夜间不肯吃饭，清晨醒来精神萎靡。患儿表现为难过不安，面色苍白，出冷汗，甚至大汗淋漓，四肢发冷等。

## 小儿内分泌疾病

这种疾病引起多汗较为少见，如甲状腺功能亢进，患儿多见学龄儿童，女孩为多。可表现为多汗、情绪急躁、食欲亢进而体重不增，心慌、心悸，甚至眼球突出等。肥胖症的宝宝也容易出汗，动一动或平时走走路就多汗。

## 其他小儿急慢性感染性疾病

同时伴有其他的临床表现：如伤寒、败血症、类风湿病、结缔组织病、红斑狼疮或血液病等。

### 专家解析：多汗孩子应该怎样护理

如果孩子平素身体虚弱，夜间入睡时大汗淋漓，如同水浇，甚则整夜汗出不止，透枕湿衣，且伴有烦躁、哭闹、消瘦等症状，则属于病理性多汗。常见的原因有维生素 D 缺乏性佝偻病。除夜间多汗外，还伴有烦躁、睡眠不宁、易惊醒等症。如果有上述症状，可在医生的指导下适量补充维生素 D 及钙剂。饮食也应注意多食富含钙质的食物，如鱼、虾皮等。通过积极治疗，多汗可被很快纠正。

如果宝宝常在天亮前出现多汗，同时伴有面色苍白、脉搏细弱而快，则有低血糖的可能，这时可给孩子喝些糖水或进食些糕点，即可纠正。但如果经常出现这种情况，建议一定去医院查明原因。

对于生理性多汗，可采用自制的浮小麦糯米粥，能有效止汗。此外，宝宝患结核、贫血、风湿、类风湿等疾病时也可引起汗多现象。故宝宝多汗时，应及时到医院就诊，以排除某些疾病引起的多汗。

护理多汗的孩子，应注意勤换衣被，并随时用软布擦身，或外用扑粉，以保持皮肤干燥。身上有汗时，应避免直接吹风，以免受凉感冒。多汗易造成阴津亏损，阳气受伤，因此要多给患儿饮水，饮食要忌辣椒等辛辣食物和绿豆、苦瓜、柚子等食物，以防止正气受损，汗出更甚。

## 浮小麦糯米粥

适合 6 个月以上宝宝。

🥣 **原料**
糯米、浮小麦各 50 克。

🥄 **做法**
加水适量，小火煮成粥。

🌰 **配料**
水适量。

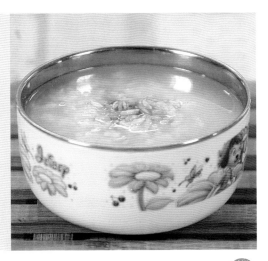

# 党参乌鸡汤

适合 8 个月以上宝宝。

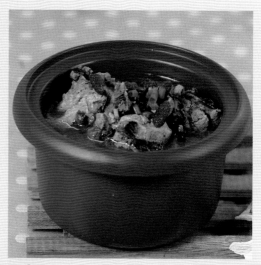

🥣 **原料**

干党参 10 克，母乌鸡半只，干山
药 10 克，沙参 10 克，干香菇 3 枚，
大枣 2 枚，生姜少许。

🧂 **配料**

水适量。

🥄 **做法**

乌鸡在开水中焯去血沫，与上述其
他原料小火炖 2 小时即可。

 **小贴士**

10个月的宝宝可以把鸡肉弄碎吃，
鸡汤可以用来煮面。

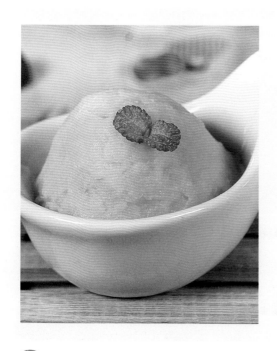

# 山 药 泥

适合 4 个月以上宝宝。

🥣 **原料**

山药 50 克。

🧂 **配料**

白糖 6 克。

🥄 **做法**

将山药洗净，蒸熟，去皮，碾成泥，
放少量白糖调味。

# 扁桃体炎宝宝：清淡易消化，避免过饱

扁桃体发炎的主要症状是发热、咽痛及咽部充血且有白色斑点等。除了临床给予针对性治疗外，还应注意宝宝的饮食及护理。

给宝宝吃清淡易消化富营养的食物，避免油腻辛辣，避免过饱，多吃蔬菜水果，保持大小便通畅，可有效避免宝宝上火及发生上呼吸道感染。

少吃零食、辛辣、油腻、膨化等食物，多吃清淡点有营养的食物。

可食用米汤、藕粉、豆浆、面条汤等；多吃西瓜、葡萄、梨、柑橘等水果，多喝水或各种果汁，补充机体所需的水分。病情好转后，多进食营养丰富且易消化的软食，如蛋羹、绿豆粥、清蒸鱼羹等。

应少量多次喝水，水温不宜太热，以免刺激咽部。可用淡盐水漱咽部，少用咽喉片。

没添加辅食的宝宝可延长喂奶的间隔时间或把配方奶粉按比例稀释。

多晒太阳多进行户外有氧运动锻炼，以增强抵抗力和呼吸道适应性，也有利于预防感冒及扁桃体炎的发生。

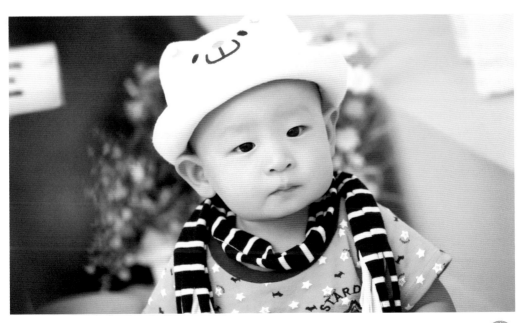

# 川贝雪梨粥

适合 6 个月以上宝宝。

🥣 **原料**
圆糯米 100 克，川贝 40 克，雪梨 1 个。

🥄 **配料**
冰糖 75 克，清水适量。

🍴 **做法**
① 川贝用冷水浸泡 1 小时后取出；圆糯米用冷水浸泡 1 小时后沥干水备用。

② 雪梨洗净，削去外皮剖开去心，切片备用。

③ 粥锅内加清水，用大火煮开，加入川贝及圆糯米转小火煮开后继续煮 40 分钟，再加入雪梨片煮 20 分钟，最后用冰糖调味即可。

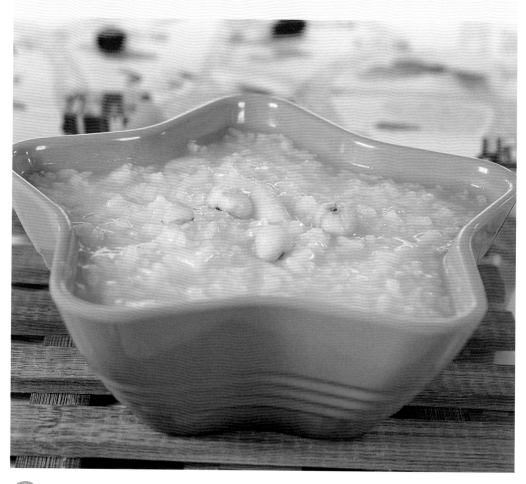

# 百合炖香蕉

适合 6 个月以上宝宝。

🥣 **原料**

百合 15 克，去皮香蕉 2 个。

🧂 **配料**

冰糖 5 克，水适量。

🥄 **做法**

百合剥开，香蕉切片，与冰糖一起放入砂锅中加水同炖 40 分钟。

# 五汁饮

适合 6 个月以上宝宝。

🥣 **原料**

雪梨 100 克，甘蔗 100 克，荸荠 100 克，藕 100 克，鲜芦根 100 克。

🧂 **配料**

水适量。

🥄 **做法**

将原料放入榨汁机中榨汁混合即可。

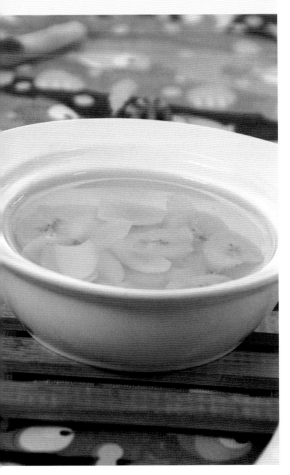

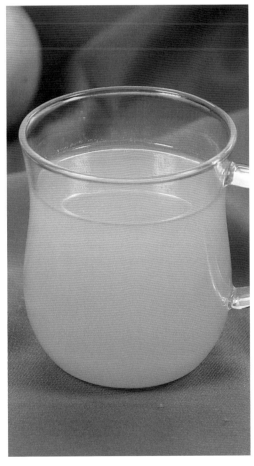

# 磨牙宝宝：健脾和胃饮食

有些宝宝入睡后常把牙齿磨得格格响。医学上称之为夜磨牙症。夜磨牙发生在熟睡时，自己并不察觉，所以也无法控制。夜磨牙是口腔的一种异常功能，其发生的原因，目前还不十分清楚。一般认为与下列因素有关：

肠道内有寄生虫，特别是蛔虫，它靠吸收人体内的营养而生存。它在人的肚子里活动起来，除了使人肚子痛、恶心、呕吐，严重者患肠梗阻外，有时还会使人夜间磨牙。

白天过于疲劳或精神过于激动，特别是宝宝玩得太累，入睡后大脑皮层没有得到完全的休息，部分神经仍处于兴奋状态，也会入睡后磨牙。

胃消化不良，胃的消化功能因某些原因如胃病等，不能有效地消化食物，以致睡觉后磨牙。

牙齿的咬合关系错乱等。

 **专家解析：宝宝是因为什么磨牙**

夜间磨牙会使牙齿磨损严重，影响牙齿的健康。另外，夜间磨牙使咀嚼肌疲劳还容易造成宝宝颌面发育畸形。

防治夜间磨牙应注意下列几方面：

睡觉前让宝宝放松精神，不要做一些紧张激烈的活动，不要在睡前看紧张激烈的电视剧，不要在睡前批评宝宝。

如发现宝宝有肠道寄生虫，应当在医生的指导下驱虫。

有牙齿排列不齐、咬合关系错乱的，要及时进行矫正。

磨牙宝宝多吃一些容易消化、营养丰富的食物，晚餐要清淡，不要吃得过饱。宝宝晚间吃得过饱，入睡时肠道内积累了不少食物，胃肠道不得不加班加点地工作，由于负担过重，会引起睡觉时不自主地磨牙。在饮食上宜荤素搭配，改掉挑食的坏习惯，晚餐要清淡，不要过量。有的宝宝有挑食的习惯，特别是不爱吃蔬菜，造成营养不均衡，导致钙、磷、各种维生素和微量元素缺乏，引起晚间面部咀嚼肌的不由自主收缩，牙齿便来回磨牙。

中医认为，夜间磨牙多与积食及惊吓有关，可以在中医大夫的指导下服用清食、健脾、和胃、安神的中药。

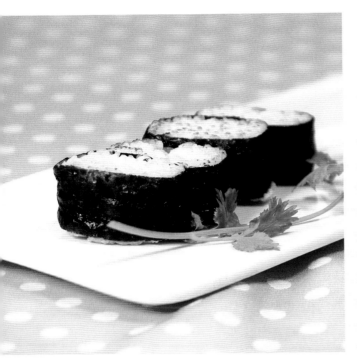

# 紫菜饭卷

适合 11 个月以上宝宝。

🥣 **原料**
米饭、紫菜各适量。

🧂 **配料**
白醋、糖各少许。

🥄 **做法**
① 米饭熟后，凉凉。放一点白醋和糖拌一下。
② 紫菜剪成 5 厘米见方的块，放上米饭。
③ 卷成条形，压紧即可。

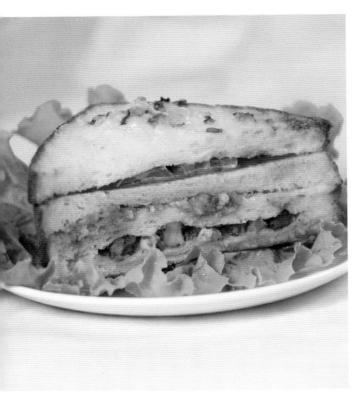

# 鳕鱼三明治

适合 11 个月以上宝宝。

🥣 **原料**
全麦切片面包 2 片，鳕鱼排 1 块。

🧂 **配料**
菜泥 30 克，油适量。

🥄 **做法**
① 将面包去皮，稍微烘烤。
② 锅放油，油热至八成热时放入鳕鱼排，煎至两面金黄色。
③ 菜泥均匀地涂抹在切片面包上，在菜泥上放鳕鱼排，把另一片面包盖在上面。
④ 沿对角线切成小三角形。

# 枣泥山药糕

适合 6 个月以上宝宝。

**🥣 原料**

山药 1 根，无核红枣 50 克。

**🧂 配料**

枸杞子 10 粒，冰糖 1 小块，糯米粉 30 克，清水适量。

**🥄 做法**

① 洗净无核红枣和枸杞子，分别用清水先浸泡一晚。

② 山药去皮切成薄片，以大火隔水清蒸 25 分钟，取出摊凉。

③ 红枣切成细丝，放入小块冰糖，大火隔水清蒸 15 分钟，取出摊凉。

④ 将摊凉的山药压制成泥，加入糯米粉，用手不断揉搓压制成山药面团，让其静置 15 分钟。

⑤ 蒸好的红枣用勺子捣成枣泥，取出备用。

⑥ 取鸡蛋大小的山药面团，压成饼状，夹入适量枣泥作馅，用手将其搓成丸状，一一置入碟中。

⑦ 烧开锅内的水，放入做好枣泥山药糕，大火隔水清蒸 10 分钟，取出放入枸杞子作点缀，
　　即可食用。

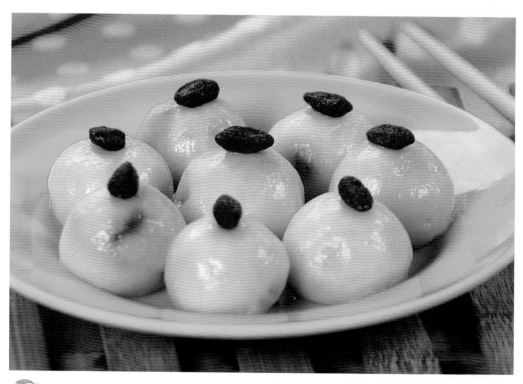

# 水痘宝宝：提高抵抗力饮食

水痘为病毒感染，宝宝感染了水痘病毒后会先有一段潜伏期才会发病，这段时间从10天到21天不等，平均两个星期。然后会有一些类似感冒的前驱症状，接下来会出现发热，皮肤分批出现丘疹、疱疹和结痂。出疹经过24小时后，面部、背部、腹部、四肢等处均出现红疹点和水泡，一部分结痂，看起来是三种疹形并存。用手拨开头发仔细观察时，头皮上也能找到水疱。

宝宝感染了水痘可以进行抗病毒治疗，以及进行对症处理，如局部止痒及涂抹抗生素等，也可以同时采用一些食疗法。

发病初期宝宝会有发热的症状，此时应给予易消化及营养丰富的流质及半流质饮食。如绿豆汤、银花露、小麦汤、粥、面片、龙须鸡蛋面等。待宝宝退热以及疹子结痂后可给予蛋白质稍高的软食，以补充疾病的损失，增加宝宝的抵抗力及促进宝宝恢复。可以选择蛋羹、酸奶、肉末龙须面、虾肉碎、鸡肉糊、鱼肉糊、肝泥、碎青菜等。不要给予油腻、粗糙以及姜、葱、蒜等刺激性食物；宜多饮开水及菜汁、果汁等。也可以选用一些中医认为具有清热解毒，健脾祛湿作用的食物，如薏苡仁、绿豆、荷叶、马齿苋、白茅根、荸荠、胡萝卜、红萝卜、芫荽、金银花等。

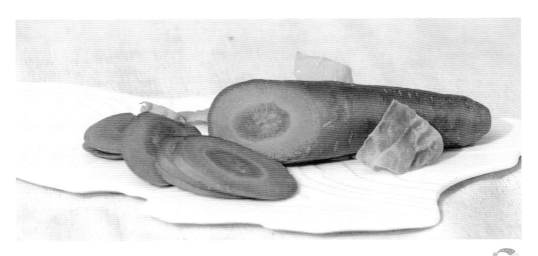

# 金银花甘蔗茶

适合 4 个月以上宝宝。

🥣 原料
金银花 10 克，甘蔗汁 100 毫升。

🫙 配料
水适量。

🥄 做法
金银花水煎至 100 毫升，兑入甘蔗汁代茶饮。

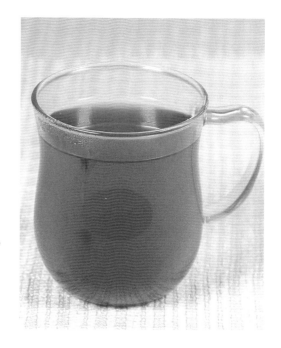

# 薏仁红豆粥

适合 6 个月以上宝宝。

🥣 原料
薏苡仁 20 克，红豆、土茯苓各 30 克，粳米 100 克。

🫙 配料
水、冰糖各适量。

🥄 做法
① 薏苡仁、红豆、粳米用水浸泡 4 小时。
② 薏苡仁、红豆、粳米与土茯苓加水共煮，煮至粥熟豆烂，放入冰糖。

# 马齿苋荸荠糊

适合 6 个月以上宝宝。

🥣 **原料**
鲜马齿苋、荸荠粉各 30 克。

🥄 **配料**
冰糖 15 克，水适量。

✏ **做法**
鲜马齿苋洗净捣汁，取汁调荸荠粉，加冰糖，用滚开的水冲熟至糊状。

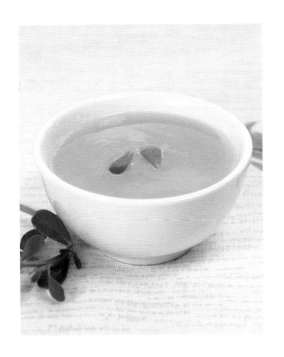

## 厌食宝宝：粗细粮、荤素巧搭配

长期厌食会导致宝宝体力下降，易患贫血、神经炎、口腔炎、夜盲症、佝偻病、营养不良等多种疾病。因此，一定要带厌食宝宝到医院请医生检查，排除器质性病变。如果不是由疾病引起的厌食，可用下列方法进行纠正。

**科学喂养**：从宝宝添加辅食起，就要做到科学、合理的喂养，使食物品种多样化，粗细粮搭配，荤素搭配，色、香、味、形俱全，使宝宝养成良好的饮食习惯。

**不让宝宝吃零食**：宝宝饮食应定时、定量，不吃零食，少吃甜食以及肥腻、油煎食品。

**让宝宝轻松愉快地进食**：宝宝有了缺点，不要在吃饭时管教，以免使宝宝情绪紧张，影响消化系统的功能。宝宝进食时，应该有愉快，安静的环境。

**不要过分迁就宝宝**：不要在宝宝面前谈论他的饭量，以及爱吃什么不爱吃什么。该吃饭时，把饭菜端上桌，耐心喂，如果宝宝不吃，应该把饭菜端走。下顿如还不吃，再照样办，使他饿上一两顿，因为适当的饥饿能改善宝宝的食欲。

**适当服用保健食品或药物**：轻度厌食的宝宝可服保健食品，大些的宝宝可吃山楂糕或单味鸡内金，较严重的宝宝可服中药调脾合剂、健脾丸，或请中医医师依据宝宝的身体情况和相关症状开处方等。

# 贫血宝宝的饮食调理

患缺铁性贫血症已成为宝宝主要的营养缺乏病之一。患儿表现为面色黄或苍白、食欲及精神不振、注意力不集中等。病情重者，甚至导致贫血性心脏病。病程长者可影响生长发育和智力发育，防病抗病能力也较差。

宝宝患了缺铁性贫血，要用药物治疗，更主要的是注意膳食的调节。在这方面应注意以下两点：

**选择富含蛋白质、铁、维生素 C 的食物。** 含蛋白质和铁丰富的食物有：瘦肉、蛋类、动物肝腑类、水产、禽类及绿叶蔬菜等。根据宝宝年龄不同，每天食入 50 ~ 150 克肉类及 1 ~ 2 个鸡蛋就满足了一天中大部分蛋白质和铁的需要量。补充铁比较好的食物为红色瘦肉、动物肝脏和动物血。此外，紫菜、芝麻酱、黑木耳、菠菜等含铁量也比较高，但其中铁的吸收率不如动物性食物。如果食物补铁效果不好，应在医生指导下服用铁剂。

**每天保证一定的饮食摄入量，切忌暴饮暴食。** 注意纠正宝宝的不良饮食习惯，做到生活有规律，以利于宝宝消化吸收。

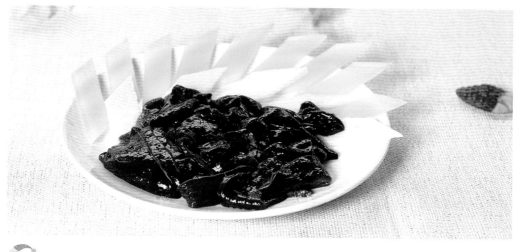

# 猪肝肉泥

适合 4 个月以上宝宝。

🥣 **原料**

猪肝 50 克，瘦猪肉 30 克。

🧂 **配料**

姜汁、料酒、盐、水各适量。

🥄 **做法**

① 猪肝在清水里浸泡 30 分钟。

② 猪肝和瘦猪肉洗净，去筋，放在砧板上，用不锈钢汤匙按同一方向均衡地用力刮，制成肝泥、肉泥。

③ 将肝泥和肉泥放入碗内，加入少许冷水、料酒、姜汁和盐搅匀，上笼蒸熟即可食用。

小叮咛

有利于改善宝宝的贫血症状。肝中铁质丰富，是补血食品中最常用的食物，食用猪肝可调节和改善贫血患者血系统的生理功能；另外猪肝还可以配菠菜做成猪肝菠菜汤，用于贫血的食疗也是非常有效的。

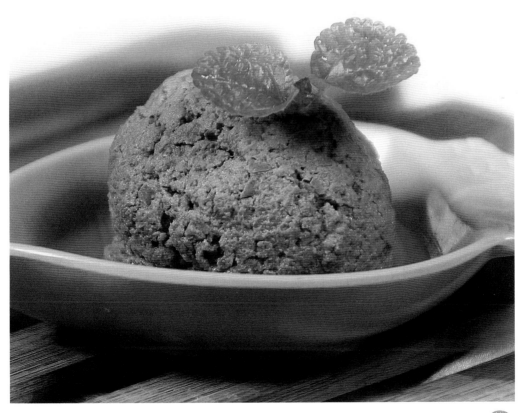

# 桂圆红枣童子鸡

适合 10 个月以上宝宝。

🥣 **原料**

童子鸡 1 只，桂圆肉 10 克，大红枣 5 个，莲子 10 克。

🧂 **配料**

精盐少量，水适量。

🥄 **做法**

① 将童子鸡宰杀后洗净，切成小块，放锅中煮开过凉待用。

② 桂圆肉、大红枣、莲子洗净。取器皿，将加工好的鸡块、桂圆、大红枣、莲子装入。

③ 加适量的水、精盐。置火上烧开，去浮沫转小火炖烂，调好味即可。

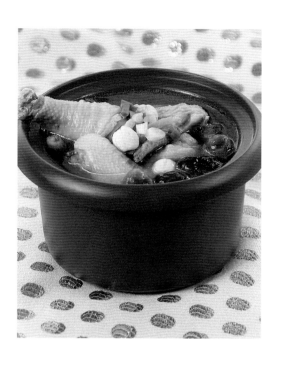

# 鸭血豆腐汤

适合 8 个月以上宝宝。

🥣 **原料**

豆腐 60 克，熟鸭血 50 克，熟瘦肉、熟胡萝卜各 20 克。水发木耳 10 克，鸡蛋半个，鲜汤 250 克。

🧂 **配料**

香油 10 克，酱油、精盐、料酒各适量，葱花 2 克，水淀粉 5 克。

🥄 **做法**

① 豆腐、熟鸭血切成条；水发木耳、熟瘦肉、熟胡萝卜切成丝，放入有鲜汤的锅内。

② 烧开后撇去浮沫，加入酱油、精盐、料酒，烧开后，用水淀粉勾薄芡，淋入鸡蛋液，加入香油、葱花。

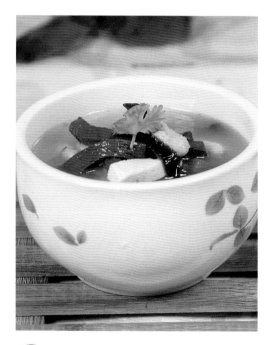

# 积食宝宝：清淡饮食八分饱

睡觉时不停地翻动，有时还会磨牙；肚子胀、肚子疼；胃口明显变小，食欲不振；早上起来有口臭、舌苔又厚又白、鼻梁两侧发青。

发现宝宝积食后，可先对宝宝进行饮食调理，让宝宝少吃或者不吃肉类食物，不吃膨化油炸食品，不喝饮料，多喝白开水。饮食以清淡为主，如多吃面条、面汤、青菜、水果等，每顿饭吃八分饱，也可以给宝宝煮些白萝卜水喝。如果通过饮食调理，宝宝积食症状得不到有效缓解，可以让宝宝吃消食药。

## 山楂麦芽饮

**适合 6 个月以上宝宝。**

🥣 **原料**
山楂 10 克，炒麦芽 10 克。

🍶 **配料**
水 250 毫升，红糖适量。

🥄 **做法**
将山楂、炒麦芽熬汁去渣，加入红糖。

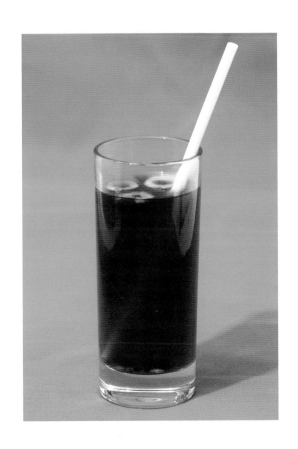

# 山药桂圆米粥

适合 8 个月以上宝宝。

### 🥣 原料
山药 50 克，干桂圆 10 克，大米 80 克。

### 🧂 配料
红糖、水各适量。

### 🥄 做法
① 把山药、大米、干桂圆分别洗净。山药切小丁，桂圆剥皮取果肉。
② 把山药先加水煮 20 分钟，再加大米同煮，煮至半熟时放入桂圆。
③ 煮至米烂汤稠，可视情况加红糖，再煮沸即可。

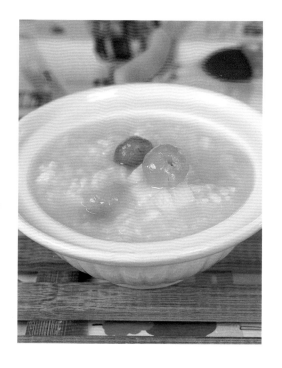

# 白萝卜粥

适合 6 个月以上宝宝。

### 🥣 原料
白萝卜 1 个，大米 50 克。

### 🧂 配料
糖、水各适量。

### 🥄 做法
① 把白萝卜、大米分别洗净。萝卜切小丁，先加适量水煮 30 分钟，再加大米同煮（不吃萝卜者可捞出萝卜后再加米）。
② 煮至米烂汤稠，加入糖，煮沸即可。

# 食欲不振宝宝：食物品种多样化

饮食要定时：定时进食会使消化道形成固定的条件反射，以后每当临近吃饭时，整个消化系统便会动员起来，产生饥饿感，为进食做好准备。

要提高进食兴趣：培养宝宝自己动手吃饭，允许宝宝有挑选食物的自由；烹调时注意食物的色、香、味，经常变换烹调方法，如将馒头做成各种动物的形状等；鸡蛋可烧成蒸蛋、白煮蛋、荷包蛋、蛋花汤等，这样可以提高宝宝进食的兴趣，从而改善食欲。

食物多样化：要给宝宝定时、定量进食，不能采取"填鸭"式的喂哺方法，"宁可稍带儿分饥，也不宜过分饱"，才可以保证脾胃消化食物和吸收营养的时间。

科学喂养：从婴儿添加辅食起，就要做到科学、合理地喂养，使宝宝养成良好的饮食习惯。应该科学喂养，使食物品种多样化，粗细粮搭配，荤素搭配，色、香、味、形俱全。

## 益脾饼

适合 8 个月以上宝宝。

🥣 **原料**
红枣 250 克，鸡内金 15 克，鲜姜 10 克，面粉 500 克。

🥄 **配料**
油、水各适量。

🥄 **做法**
① 将红枣煮熟去枣核后压泥，鲜姜切成末，鸡内金磨成细粉。
② 把枣泥、姜末、鸡内金末混入面粉加水和匀，揉成面团，擀成小薄饼。
③ 平锅内放少量油，烧热，放入薄饼烙熟即可食用。

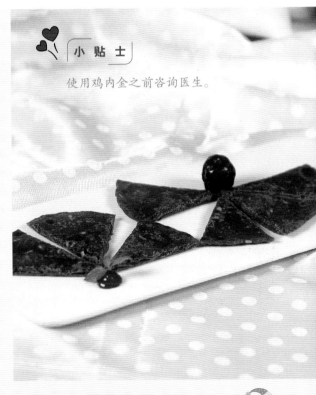

❤ 小贴士

使用鸡内金之前咨询医生。

# 茴香苗

适合 1 岁以上宝宝。

🥣 **原料**
小茴香苗 200 克。

🧂 **配料**
食盐 3 克，芝麻油 5 克。

🥄 **做法**
将小茴香苗洗净切
碎，稍加食盐、芝
麻油，拌匀即可。

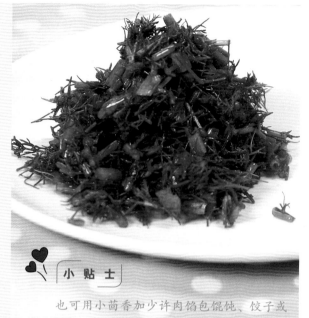

💝 **小贴士**
也可用小茴香加少许肉馅包馄饨、饺子或
包子，让宝宝食用。

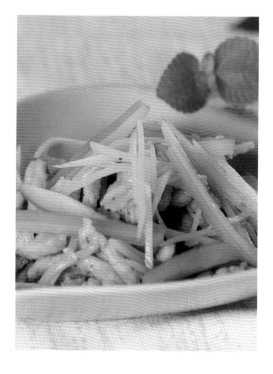

# 姜丝炒肉

适合 1 岁以上宝宝。

🥣 **原料**
嫩姜 200 克，猪里脊肉 200 克。

🧂 **配料**
葱花 10 克，盐 2 克，生抽 2 克，五香粉 1 克，
鸡蛋清 1 个，淀粉 10 克，料酒 3 克，油少许。

🥄 **做法**
① 猪里脊肉洗净，切细丝，加入料酒、盐、
鸡蛋清、淀粉，抓匀备用。
② 嫩姜洗净，用勺子去掉表皮，切成姜丝。
③ 锅中放底油，小火低温把肉丝倒入锅中，
滑炒至肉丝变色即可盛出。

④ 锅中再放底油，加入姜丝、五香粉、盐、生抽，炒至姜丝变软时，加入肉丝，继续翻炒。
⑤ 出锅前加入葱花，即可起锅装盘。

# 偏食宝宝：合理平衡膳食

由于摄入的营养不全面，在宝宝生长发育最迅猛的时期，就会影响宝宝的生长发育。

宝宝不喜欢吃胡萝卜，可以让他吃南瓜，因为两者都富含胡萝卜素；宝宝不爱喝牛奶，可以让他喝酸奶，因为它们都是钙质的优良来源。菜场里至少有几十种蔬菜，这些蔬菜的营养价值大同小异，宝宝应该有权选择吃什么。更何况，自己"点"的菜，吃起来当然就更香了。

大多数宝宝对餐桌上的菜肴是没有"成见"的，今天爱吃黄瓜，明天爱吃冬瓜，只要吃的时候有新鲜感，他就爱吃。很多宝宝对食物的记性也很差，上个星期还说不爱吃的菜，下个星期又会吃得香着呢。所以，不必为了宝宝吃什么，不吃什么而和他较劲儿，最后闹得宝宝只能挂着眼泪吃饭。

合理、平衡的膳食应该包括这几类食物，也就是膳食宝塔的那几层：五谷加薯类、蔬菜水果、鱼禽肉蛋、牛奶大豆及其制品。

## 对偏食宝宝的饮食调理主要从以下 4 方面着手：

**饥：**控制宝宝的零食供给，以定时、定量的"供给制"代替想吃就给的"放任制"。可以给宝宝安排适当的活动，让宝宝在饭前有饥饿感，这样，他就会"饥不择食"了。

**变：**主食和副食要经常变花样，您应该学会利用食物的色、香、形来诱惑宝宝。这样，在食物入口之前，宝宝会

**专家解析：吃杂食要解决认识问题**

宝宝要养成什么都爱吃的习惯。习惯都是从小养成的。

有的家长认为，要营养就得吃得好，于是鸡鸭鱼肉什么贵吃什么，认为贵的就是好的。要纠正这种看法，吃东西好坏要看它营养成分如何，而不是价格。豆腐不贵，但是营养丰富，做好了也好吃。

鱼、虾就是好，因为它游在水里，全身的肌肉都要不断运动。尤其是虾，蛋白质多，脂肪少，而且不饱和脂肪酸高。吃鱼虾要吃小的，越小它的蛋白质纤维就越短，就越容易消化，鱼刺也小，不至于扎人。日本人长寿，可能与他们在海边经常吃小鱼小虾、生鱼片等有关。

通过视觉、嗅觉而产生食欲，他的消化液也会提前分泌，食物吃到口里后，就会觉得非凡美味了。

**带**：家长首先不能偏食。饭菜上桌后，要带头叫好，吃得津津有味，这样才能把宝宝的"馋虫"引出来。

**配**：多烧一些组合菜，因为荤素搭配能相互借味。例如，改炒鸡蛋为西红柿炒鸡蛋，改卤猪肝为甜椒炒猪肝。

**馅**：把菜、肉剁碎了做馅。饺子最"包容"，有粮、有菜、有肉，不妨让宝宝多吃些。

# 酥 鱼

**适合8个月以上宝宝。**

🥣 **原料**
鲜鲫鱼1条，海带100克。

🧂 **配料**
水、葱、姜、蒜、生抽、料酒、胡椒面、鸡精、醋、盐各适量。

🖌 **做法**
① 将鲜鲫鱼放到加入少量盐的清水里泡10～20分钟，在锅底铺上泡过的海带两层，将鱼码在上面，放入葱、姜、蒜、生抽、料酒、胡椒面、鸡精和醋。
② 加水没过鱼，水开后用小火炖至汤少鱼酥即可。

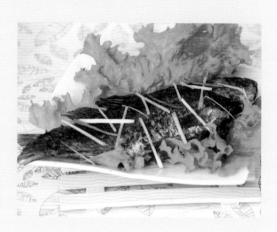

 **专家解析**

酥鱼可放凉了吃，下饭就粥都可以，它的最大特点就是鱼骨头也酥软可吃，口味咸鲜偏酸，所以很适合宝宝。

做酥鱼用的小鲫鱼每100克中含蛋白质17克，脂肪不到3克，肉质嫩滑鲜美，非常好消化。加醋以后骨头变酥了，可以吃进去，这样增加了钙的摄入，而且小孩子也不至于被刺扎伤，醋也可以增加鱼的美味。这道菜中加入了海带以及葱、姜、蒜等调料，使鱼更加好吃，而且葱姜蒜的抗氧化作用挥发出来，是一道非常不错的宝宝餐食。

海鲜产品除了鱼虾以外还有各种蚌、蛤类，也是高营养的产品，其价格便宜，幼儿园或家里蒸蛋羹的时候加几个切碎的小蛤蜊，蒸好后再加点胡椒粉、鸡精等调料，吃起来鲜香无比。

# 味觉异常宝宝：多吃补锌食物

宝宝味觉异常，表现为食异症，比如，有的宝宝特别嗜好吃墙皮，甚至有的喜欢吃炉灰，如果缺锌就会有这样的表现。锌在肌红蛋白里含量最高，比如，牛肉、猪肉、肝脏，还有硬坚果，但宝宝不能吃硬坚果，要注意磨成粉。

缺锌宝宝食欲不好，食欲不好，就更会缺锌，形成恶性循环。所以要补一些锌阻断这种恶性循环。

儿童缺锌可通过食疗方法补锌。

## 三 豆 粥

适合 10 个月以上宝宝。

🥣 **原料**
绿豆、黑豆、红小豆、大米各30 克。

🧂 **配料**
白糖适量。

🥄 **做法**
① 绿豆、黑豆、红小豆、大米分别洗净，放入清水中浸泡2 小时。
② 锅置火上，放入所有原料，大火煮沸，再转小火煮至豆烂粥熟，加入适量白糖调味即可。

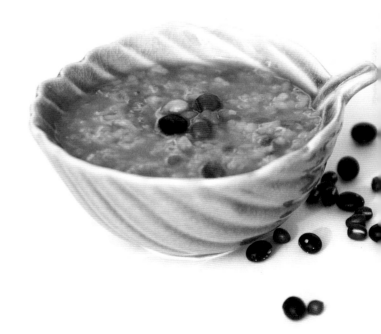

# 栗子糊

适合 6 个月以上宝宝。

🥣 **原料**
栗子 100 克，大米少许。

🧂 **配料**
白糖少许。

🥄 **做法**
① 将栗子放入冷水锅中煮熟，趁热去壳和膜，再上锅蒸酥，用勺子研成粉末。
② 将栗子粉、大米放锅内煮至呈稀糊状，放白糖即可。

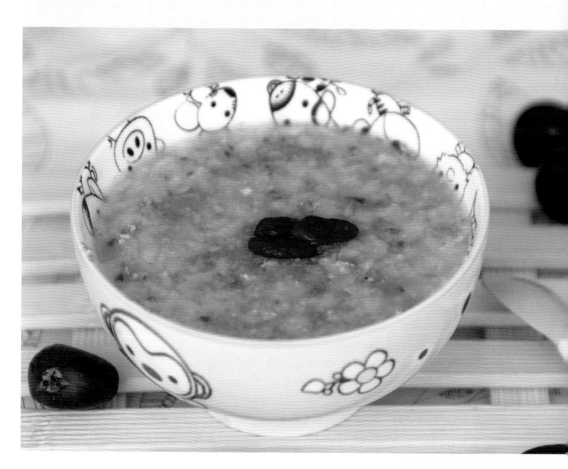

　　将苹果用水洗净削皮，再用汤匙轻轻将苹果刮成泥便成苹果泥，也可以蒸热后再食用，如再用水煎煮取汁便成苹果汁。

　　此外，苹果泥、苹果汁、大豆、牛肉、牛乳和各种鱼类食品含锌也很丰富，也可以让缺锌宝宝适当吃一些。

# 体弱多病宝宝：均衡优质营养提高免疫力

免疫系统良好，宝宝才有强壮的体质。所以，不要让宝宝整天吃垃圾食物、高油、高糖的精致化加工食品。多吃天然食品，多吃富含维生素和矿物质的蔬菜、水果，此外，不要让宝宝偏食而导致营养失调。均衡而优质的营养，造就优质的免疫力，能让宝宝轻轻松松远离病菌。

按月龄给宝宝添加辅食，不能急于求成，遵照由一种到多种、由细小逐渐变粗大、从稀逐渐变稠，循序渐进，避免伤害脾胃。

对于稍大一些的宝宝，可以采取少食多餐的原则，多选择既富有营养又容易消化的食物，如米面类、乳类（包括酸奶）、蛋类、鱼肉类、豆类、水果蔬菜类等，各类食品的搭配要合理，品种要多样化。同时，还应注意食物的色、香、味，加工时要注意精细，最好呈汁、泥状，易于消化吸收。

培养宝宝良好的饮食习惯：每天按时就餐，吃饭时要坐到饭桌上进餐，不要边吃边玩。进餐时，用正面语言鼓励宝贝主动进餐，也可与大人进行吃饭比赛。只要宝贝吃得好，及时给予表扬或鼓励。

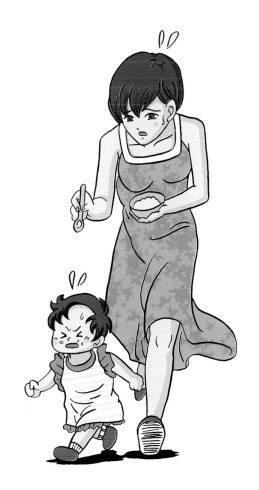

# 肠胃不好宝宝：饮食需节制

宝宝肠胃发育尚未完全，在外容易受到环境变化的影响，由内则易为饮食所伤害，不仅容易发病，而且病情转变迅速，不易掌握，常见的消化道症状包括：吞咽困难、食欲不振、恶心呕吐、腹胀腹痛、便秘、腹泻、黑便等，一旦出现宝宝肠胃不好怎么办，我们应该如何处理？

宝宝肠胃柔弱，如果饮食没有规律，又嗜食瓜果生冷，肠胃最易受伤害，假使平常爱吃零食，肠胃向来就不健康，那么病势就更加严重，发生的病症也较多，所以饮食的节制对宝宝来说甚为重要，从小养成良好的习惯，不要挑食，要多吃蔬菜，少吃零食，肠胃健全，自然就少生病，纵使有小病，也容易痊愈。

那么，肠胃不好的宝宝饮食该如何调理呢？

首先要纠正不良的饮食习惯。多食清淡，少食肥甘及各种刺激性食物，如果含酒精及香料的食物。谨防食物中的过酸、过甜、过咸、过苦、过辛，不可使五味有所偏嗜。

饮食定时定量。每日三餐或加餐均应定时，间隔时间要合理。可以少食多餐，平时应少食或不食高脂、高糖的零食，以减轻胃的负担。

注意营养平衡，平素的饮食应供给富含维生素的食物，以利于保护胃黏膜和提高其防御能力，并促进局部病变的修复。

饮食宜软、温、暖。烹调宜用蒸、煮、熬、烩，少吃坚硬、粗糙的食物。进食时不急不躁，使食物在口腔中充分咀嚼，与唾液充分混合后慢慢咽下，这样有利于食物的充分水化和吸收。不要多吃生冷食物，特别是冰激或冰镇饮料。温度太低的食物进入胃内后造成胃肠道血管收缩，血液供应减少，进一步影响胃肠道的功能。

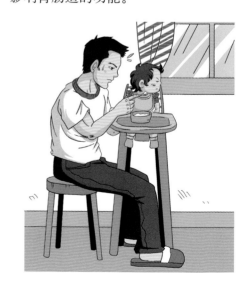

# 圆白菜肉卷

适合 1 岁以上宝宝。

## 🥣 原料
圆白菜嫩叶 3 ~ 4 片，猪肉馅 100 克，鸡蛋 1 个。

## 🧂 配料
盐 2 克，胡椒粉 1 克，姜末 1 克，葱末 1 克，淀粉 5 克。

## 🥄 做法
① 将猪肉馅、姜末、葱末、鸡蛋、盐、胡椒粉、一部分淀粉一起搅匀，做成肉馅。

② 另一部分淀粉调成糊备用。

③ 圆白菜嫩叶在沸水里烫软，将菜叶铺平，抹上一层淀粉糊，放上肉馅，裹成小卷。

④ 入蒸锅用旺火蒸 10 分钟，肉馅熟了即可。

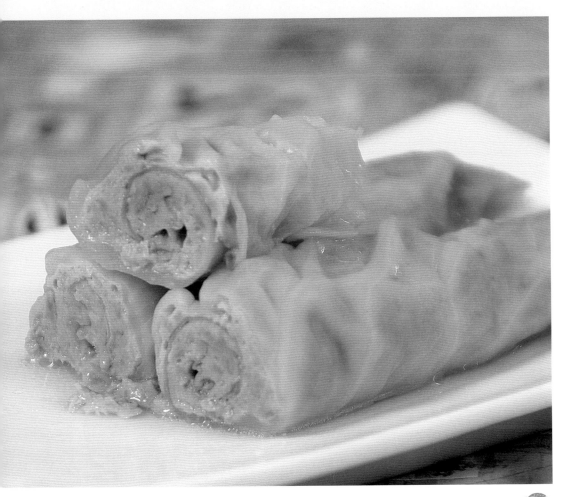

# 小米山药枸杞粥

适合 6 个月以上宝宝。

🥣 **原料**

山药半根，小米 100 克，枸杞子 10 克。

🧂 **配料**

水适量。

🥄 **做法**

① 把山药去皮洗干净，切成小块。

② 小米、枸杞子淘净。

③ 把所有原料倒入电饭锅中，加入水。

④ 煮至粥烂熟即可。

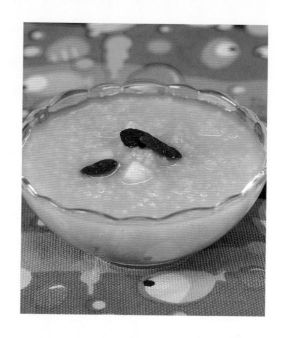

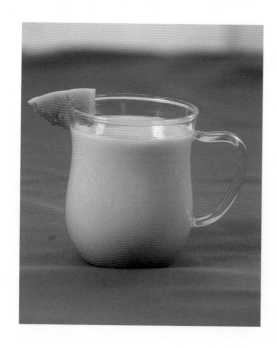

# 牛奶木瓜汁

适合 6 个月以上宝宝。

🥣 **原料**

新鲜熟透木瓜 100 克，鲜牛奶 250 毫升。

🧂 **配料**

白砂糖 10 克。

🥄 **做法**

① 木瓜去皮、去核，切成大块状，备用。

② 将木瓜块、鲜牛奶、白砂糖一起放入果汁机中，打碎成浓汁即可。

# 挑食宝宝：烹饪方法下功夫

挑食虽不是什么大问题，但对比较厉害的偏食宝宝还是会有一些不良影响。爱吃高热量食物容易导致肥胖；不爱吃蔬菜、水果的会便秘；其他可能的影响包括：生长不良、贫血、某种营养素缺乏等。此外，太过挑食也可能造成不好的餐桌礼仪，影响人际关系。

改善烹调技巧。父母也应花点心思在烹调上，使口味更适合宝宝。第一次尝试新食物时，量不要太多，或者当作配菜与其他宝宝爱吃的食物一起烹调，以"浑水摸鱼"的方式让他不知不觉吃下去，若能接受再慢慢加量。

如果宝宝对某类食物很排斥，如不

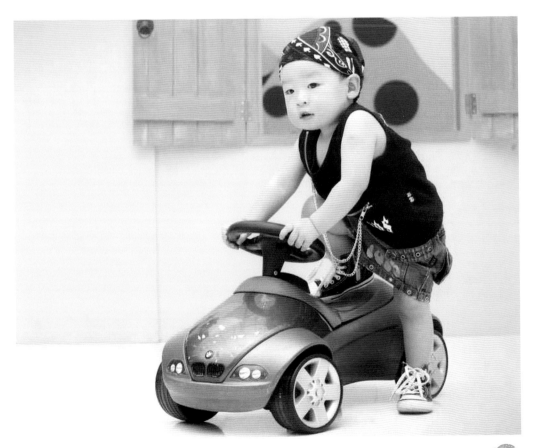

肯吃青菜，此时，家长可稍微打探一下原因，是味道不喜欢、还是不易咀嚼。若能找到可能的原因，则可选择一种较为美味的青菜，以他喜欢的方式来调理，让他能接受青菜这类食物。

让宝宝有自己的餐盘。有些家长让小朋友自己用一套餐盘，把各类食物适量分给小朋友，并鼓励他珍惜食物，把餐点全部吃完。这也是训练小朋友不偏食的好方法。当然，配套措施还有减少"垃圾食物"的食用，以及家长以身作则不挑食，并维持愉快的用餐气氛。

变换宝宝讨厌的食物的做法，常常可以让这些食物很隐蔽地进入宝宝的小胃，也是不错的方法。比如，宝宝很讨厌吃鸡蛋，妈妈就可以变着花样做鸡蛋，如做成水煮蛋、蒸蛋羹、蛋炒饭、蛋皮鱼卷、西红柿鸡蛋等，不爱吃蔬菜，可把蔬菜剁碎后包在面食里，因为大多数宝宝喜欢吃带馅的食物。总之，妈妈要注意食物的色、香、味、形，通过这些来调动宝宝对食物的积极性。

适当运动。另外，适当运动也很重要，消耗量增加，肚子饿了，自然也就不那么挑食了。若宝宝是因为生理因素，无法接受食物，则不应勉强，可以用其他类似的食物来取代。

鼓励和赞美。最后，还要常教育宝宝或讲故事给他听，例如，鼓励他："吃下菠菜会像大力水手一样强壮喔！"当宝宝完成一种新食物的尝试时，要多多表扬他。

# 腹胀宝宝：细嚼慢咽少产气

吃饭时应细嚼缓咽，可减少嗳气的发生。

也有一部分宝宝是由于小肠乳糖酶活性不足而导致的胃肠道反应，如喝牛、羊奶及奶制品后腹胀、腹泻，可改服酸奶或加服乳糖酶制剂。

避免或减少吃易产气的食物，如豆类、白菜、包菜、黑麦、椰子、无花果、桑葚、核桃、甘蔗等，因这些食物中含容易产气的植物蜜糖或菜豆糖等。少喝产气饮料。

如果宝宝的腹胀是因为肚子里气多，排气也多，就减少食物中纤维的含量，以减少产气；如果宝宝是因为便秘导致腹胀，应增加食物中的纤维含量，以加快肠蠕动。

# 茯苓饼

适合 8 个月以上宝宝。

🥣 **原料**

茯苓 50 克，糯米粉 200 克。

🧂 **配料**

白砂糖 10 克，清水适量。

🥄 **做法**

① 把茯苓、糯米粉全部用料放入小
盆内，加清水适量，调成稠糊。

② 在平锅上用小火摊烙成薄煎
饼，随量食用。

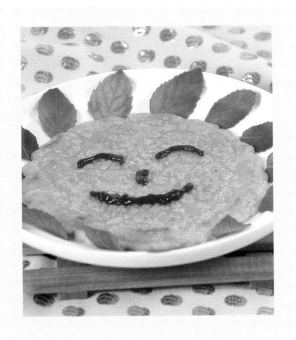

# 砂仁鲫鱼汤

适合 6 个月以上宝宝。

🥣 **原料**

砂仁 3 克，鲫鱼 1 条。

🧂 **配料**

葱 2 段，姜 3 片，精盐 3 克，水适量。

🥄 **做法**

① 将鱼去鳞，鳃、内脏，洗净。

② 砂仁洗净，嵌入鱼腹中。

③ 鱼置于锅中，加水适量。大火烧开
后用小火炖至鱼熟，加精盐、葱段、
姜片焖数分钟即可。

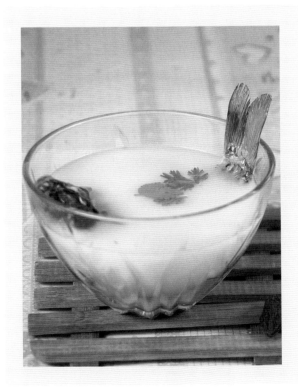

# 血糖低或经常有饥饿感宝宝：
## 高纤维饮食不可少

血糖偏低或经常有饥饿感的宝宝的饮食调理

少吃多餐：三正餐之外可以有几次加餐，一天吃 5 ~ 8 餐。如果夜间经常饥饿，可以在睡前吃适量的加餐。

均衡饮食：碳水化合物、蛋白质和脂肪三者的应有合适的比例。特别是碳水化合物，偏多或过少都不好。一般宝宝的碳水化合物应占全天总能量的 50% ~ 55%、蛋白质 15% ~ 20%、脂肪占 30% 左右。食物种类包括谷类、肉、蛋、奶类、豆制品、蔬菜、水果和坚果。

应加以限制的食物：要严格限制单糖和双糖等简单糖类的摄取量，如各种糖果、甜食、饮料等。要尽量少吃精制及加工产品如藕粉、杏仁茶、粉丝粉条、精白米、富强粉等。各种果汁饮料包括鲜榨果汁等也在限制范围。

增加高纤维饮食：膳食中的纤维可以延缓食物中糖类的吸收，使食物中所含的碳水化合物缓慢释放进入机体，起到稳定血糖的作用。粗粮、蔬菜都是富含膳食纤维，同时所含单糖和双糖极少的食物。

健康人有非常完善的血糖调节机制，一般情况下不会因为吃多吃少或所吃的食物种类不同而发生低血糖。如果宝宝只是偶尔血糖偏低，而且症状并不严重，可以按照上述方法来调整一下。如果宝宝的低血糖发作频繁而且症状较为严重，则一定要引起重视，并带宝宝去医院查明原因，对症处理。

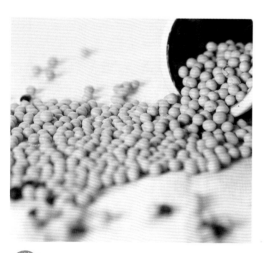
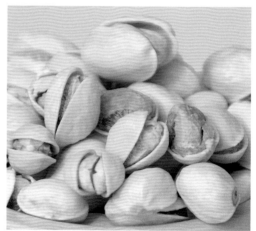

# 红米南瓜鸡肉饭

适合 1 岁以上宝宝。

🥣 **原料**
红米 150 克，南瓜 300 克，鸡肉丁 150 克。

🧂 **配料**
料酒 3 克，花椒粉 2 克，五香粉 2 克，盐 5 克，
生抽 5 克。

🥄 **做法**
① 红米提前浸泡一夜，南瓜切丁。
② 鸡肉丁用料酒、花椒粉、五香粉、盐、生
　 抽腌一下。
③ 锅烧热后不放油，直接翻炒鸡丁，变色后
　 放入南瓜一起翻炒 1 分钟后盛出，与泡
　 好的红米放在小碗里混合。
④ 电饭锅水烧开后放入蒸笼，蒸到红米完全
　 熟了即可食用。

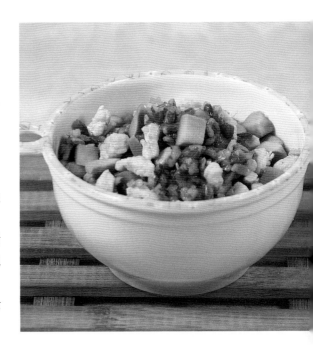

# 牛奶燕麦粥

适合 8 个月以上宝宝。

🥣 **原料**
牛奶 250 克，燕麦 70 克，

🧂 **配料**
清水适量。

🥄 **做法**
① 锅中加入适量的清水烧开后加入燕麦。
② 大火再次煮开后关小火煮至燕麦变得黏稠。
③ 倒入牛奶一起煮至微开小火再煮一会儿即可。

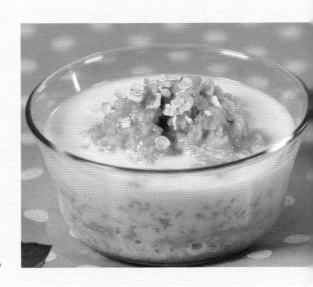